中国针灸大成 通论卷

Zhongguo Zhenjiu Dacheng Tonglunjuan

Compendium of Chinese Acupuncture and Moxibustion

窦太师流注指要赋
元延祐二年《济生拔粹》本

扁鹊神应针灸玉龙经
四库全书本

神应经
日本正保二年刻本

针灸择日编集
清光绪十六年刻本

针灸集书
日本江户抄本

针灸素难要旨
日本宝历三年刻本

"十三五"国家重点图书出版规划项目

总主编／石学敏

执行主编／王旭东　陈丽云　梁尚华

湖南科学技术出版社

《中国针灸大成》编委会名单

主　　编： 石学敏（天津中医药大学第一附属医院）

执行主编： 王旭东（上海中医药大学）

　　　　　　陈丽云（上海中医药大学）

　　　　　　梁尚华（上海中医药大学）

（以下以姓氏笔画为序）

副 主 编： 卞金玲（天津中医药大学第一附属医院）

　　　　　　杜宇征（天津中医药大学第一附属医院）

　　　　　　张建斌（南京中医药大学）

　　　　　　张亭立（上海中医药大学）

　　　　　　尚　力（上海中医药大学）

　　　　　　倪光夏（南京中医药大学）

编　　委： 于莉英　马　泰　马曼华　王旭东　王秋琴　王慕然　卞金玲

　　　　　　卞雅莉　申鹏飞　史慧妍　朱石兵　朱思行　朱蕴菡　衣兰杰

　　　　　　衣兰娟　许军峰　孙增坤　杜宇征　李月玮　李　军　杨丽娜

　　　　　　杨艳卓　杨　涛　杨　杰　杨　萌　宋亚芳　张工彧　张建斌

　　　　　　张亭立　张卫茜　陈杞然　陈丽云　陈雨荟　陈昕悦　林怡冰

　　　　　　尚　力　周　围　周　敏　周文娟　赵晓峰　俞欣雨　施庆武

　　　　　　晁　敏　倪光夏　徐松元　奚飞飞　梁尚华　彭娟娟　戴晓矞

学术秘书： 马　泰　宋亚芳　张亭立

序

岁在庚子，瘟疫横行，年末将近，拙著初成。新冠疫情，日渐偃伏，国既昌泰，民亦心安。天晴日朗，朋辈相聚酒酣；笑逐颜开，握手道故纵谈。谈古论今，喜看中医盛况；数典读书，深爱针灸文献。针矣砭矣，历史班班可考；炳焉蘙焉，成就历历在目。针灸之术，盖吾一生足迹之所跬步蹒跚；集成先贤，乃吾多年夙愿之所魂牵梦绕。湖南科学技术出版社，欲集历代针灸文献于一编，甚合我意，大快我心。吾素好书，老而弥笃，幸喜年将老而体未衰，又得旭东教授鼎力相助，陈丽云、梁尚华诸君共同协力，《大成》之作，蒐材博远，体例创新，备而不烦，详而有体。历代针灸著述，美不胜收；各种理论技法，宛在心目。吾深知翰墨之苦，寻书之难；珍本善本，岂能易得？尤其影校对峙，瑕疵不容，若无奉献精神，哪能至此？吾忝列榜首，只是出谋划策；出版社与诸同道，方为编书栋梁。夫万种医书，内外妇儿皆有；针灸虽小，亦医学宝库一脉。《针经》之《问难》，《甲乙》之《明堂》，皇甫谧、王惟一，《标幽赋》《玉龙经》，书集一百零九种，论、图、歌、文，连类而相继。文献详备，版亦珍奇，法国朝鲜，日本越南，宋版元刻，明清官坊，见善必求，虽远必访。虽专志我针灸，亦合之国策，活我古籍，壮我中华；弘扬国粹，继承发展。故见是书，已无憾。书适成，可以献国家而备采择，供专家而作查考，遗学子而为深耘。吾固知才疏学浅，难为针灸之不刊之梓，尚需方家润色斧削。盼师长悯我诚恳，实乃真心忧，非何求，赐我良教，点我迷津，开我愚钝，正我讹误，使是书趋善近美，助中医药学飞腾世界医学之巅，则善莫大矣！

中 国 工 程 院 院 士
国　医　大　师　石学敏
《中国针灸大成》总主编

穷神极变出针砭 万壑春云一冰台
——代前言

重新认识针灸学

20世纪初，笔者于欧洲巡医，某大赛前一日，一体育明星腰伤，四壮汉抬一担架，逶迤辗转，访遍当地名医，毫无起色。万般无奈之下，求针灸一试，作死马活马之想。笔者银针一枚，刺入人中，原本动则锥心、嗷嗷呼痛之世界冠军，当即挺立行走，喜极而泣。随行记者瞠目结舌，医疗团队大惊失色——在西方医生的知识储备里，穷尽所有聪明才智，也想不出鼻唇沟和腰部有什么关系，"结构决定功能"的"真理"被人中沟上的一根银针击碎了！

这在中医行业内最平常的针灸技术，却被欧洲人看成"神操作"，恰恰展示了中国传统医学引以为豪的价值观："立象尽意"。以人类的智慧发现外象与内象的联系，以功能（疗效）作为理论的本源。笔者以为，这是针灸学在诊治疾病之外，对于人类认知世界的重大贡献。亦即：针灸学远远不只是诊疗疾病，更是人类发现世界真理的另一个重要途径。

2018年3月28日，*Science Reports*杂志发表一篇科学报告，证明了笔者上述观点。国内外媒体宣称美国科学家发现了人体内一个未知的器官，而且是人体中面积最大的一个器官。这一发现能够显著地提高现有医学对癌症以及其他诸多疾病的认知。而这一器官体内的密集结缔组织，实际上是充满流体的间质（interstitium）网络，并发挥着"减震器"的作用。科学家首次建议将该间质组织归为一个完整的器官。也就是说它拥有独立的生理作用和构成部分，并执行着特殊任务，如人体中的心脏、肝脏一样。

基于上述发现是对人体普遍联系方式的一种描述，所以研究中医的学者认为经络就是这样一种结构。人体的十四经脉主要是由组织间隙组成，上连神经和血管，下接局部细胞，直接关系着细胞的生死存亡。经络与间质组织一样无处不在，所有细胞都浸润在组织液中，整体的普遍联系就是通过连续在全身的"水"来实现的。事实上，中药就是疏通经络来治病的，这与西药用直接杀死病变细胞的药理有着根本的不同。可以这样说，证明了经络的存在，也就间接证明了中药药理的科学性，可以理解为什么癌症在侵袭某些人体部位后更容易蔓延。

笔者认为，中医学者对美国科学家的发现进行相似性印证，或许不那么贴切和完全对应，但是，从整体观念而言，这种发现无疑是西方医学的进步。这也佐证了针灸学知识领域内，古老而晦涩的语言文字里，隐含着朦胧而内涵深远的知识，有待我们深入挖掘研究。

应用现有的科学认知来评价针灸的科学性，我们已经吃尽苦头。"经络研究"进行了几十年，花费无数人力、物力、财力，最终却是一无所获。因为这些研究一直是以西方科学的知识结构、价值观和思维方式来检验古代的成果，犯了本质的错误。"人中"和腰椎、腰肌的关系，任何现代医学知识都是无法证实的，但是我们却硬要在实验室寻找物质基础和有形的联系，终究是没有结果的。古代针刺合谷催产，谁能找到合谷和子宫的关联？若是我们以针灸学的认知为线索，将会获得无数新启示，能找到人中与腰部的联系通道的人，获得诺贝尔生理学或医学奖将是一件很容易的事。因此，包括中医药学界的学者专家，并未能完全认识到针灸学术的深邃和伟大。我们欠针灸学术一个客观的评价。

不过，尽管科学在不断证实着针灸学的伟大和深奥，但是，在中国传统医学的版图上，无论是古代还是现代，针灸学术的地位，一直处于从属、次要的地位。笔者只有在外国才从事针灸工作，回到中国境内，便重归诊脉开方之途。其中种种隐曲不便展开，但业内视针灸为带有劳作性质的小科的潜意识，却是业内真实的存在。

再以现存古籍为例，现代中医古籍目录学著作如《中国中医古籍总目》《中医图书联合目录》，收录古籍都在万种以上，但1911年以前的针灸类著作数量却不到200种。郭霭春先生、黄龙祥先生等针灸文献学家都做过类似的统计，如郭先生《现存针灸医籍》129种，黄先生《针灸名著集成》180种（含日本所藏）。且大多是转抄、辑录、类编、汇编、节抄之类，学术含量较高的也就30多种。

如今，"中医走向世界"已成为业内的共识，但是，准确的说法应该是"针灸走向世界"，遍布欧美、东南亚，乃至非洲、大洋洲的"TCM"，其实都是针灸诊所。由于用药受到种种限制，中药方剂至今未被世界各国广泛接受。中医对世界人民的贡献，针灸至少占90%以上。因此，全方位审视针灸学的历史地位和医学价值，是中医界必须要做的工作。

此次湖南科学技术出版社策划，针灸学大师石学敏院士领衔，收集现存针灸古籍，编纂一套集成性的针灸文献丛书，为医学界提供相对系统的原生态古典针灸文献，虽然达不到集大成的要求，但至少能满足针灸学者们从事文献研究时看到古原貌的愿望，以历史真实的遗存来实现针灸文献的权威性。

历尽坎坷的针灸发展史

从针灸文献的数量和质量上，可以看出针灸学术的地位。其实轻慢针灸技术，这不是现代才有的问题，历史上也曾多次发生类似问题。有高潮也有低谷。

针灸学术最辉煌的时期，莫过于历史的两头：即中医学知识体系的形成阶段和20世纪美国总统尼克松访华至今。

一、高光时刻：春秋战国至两汉

春秋战国到西汉时期，是中医学初步成形的时期，药物和药剂的应用还没有成熟，对药物的不良反应的认识也不充分，因此，药物的使用受到极大的限制，即便是医学经典著作，《黄帝内经》中也只有13首方剂。而此时的针灸技术相对成熟得多，《灵枢》中针灸理论和技术的内容竟多达4/5，文献记载当时针灸主治的疾病几乎涉及人类的所有病种。从现有文献来看，这一时期应该是针灸技术最为辉煌的时期。

汉代，药物学知识日渐丰富，在《黄帝内经》理论指导下，药物配伍知识也得到长足的发展。东汉末年，医圣张仲景著成《伤寒杂病论》，完善了《黄帝内经》六经辨治理论，形成了外感热病诊疗体系。该书也是方剂药物运用比较纯熟的标志。仲景治疗疾病的主要方法是方药、针灸，属于针、药并重的态势。至于魏晋皇甫谧之《针灸甲乙经》，则是先秦两汉针灸学辉煌盛世的全面总结。

此后，方药的发展突飞猛进，势不可挡。诚如笔者在《中医方剂大辞典》第2版"感言"中所述："《录验方》《范汪方》《删繁方》《小品方》，追随道家气质；《僧深方》《波罗门》《耆婆药》《经心录》，兼修佛学思想……《抱朴子》《肘后方》，为长寿学先导，传急救学仙方。《肘后备急》，成就诺奖；《巢氏病源》，医道大全。《食经》《产经》《素女经》，《崔公》《徐公》《廪丘公》，录诸医经验，载民间验方，百花齐放，蔚为大观……"方药学术，一片繁荣，逐渐成为治疗疾病的主流技术。到了唐代，孙思邈、王焘等人在强盛国力和社会文明的催促下，对方药治疗的盛况进行了总结，《千金要方》《外台秘要》等大型方书是方药技术成为医学主流的写照。

二、初受重创：中唐以降

方药兴起，一段时间内与针灸并驾齐驱，针灸技术在初唐时期还在学术界具有一定地位。杨上善整理《黄帝明堂经》，著《黄帝内经太素》，孙思邈推崇针灸，《千金要方》《外台秘要》中也载录了不少针灸学著作，但都是沿袭前人，未见新作。不仅没有创新，而且出现了对针灸非常不利的信号：王焘在《外台秘要》卷三十九中对针刺治病提出了质疑，贬低针刺的疗效，"汤药攻其内，以灸攻其外，则病无所逃。知火艾之功，过半于汤药矣。其针法，古来以为深奥，今人卒不可解。经云：针能杀生人，不能起死人。若欲录之，恐伤性命。今并不录《针经》，唯取灸法"。这里，王焘大肆鼓吹艾灸，严重质疑针刺，明确提出：我的《外台秘要》只收《黄帝明堂经》，不收《针经》，因为针刺会死人！《外台秘要》这样一部权威著作，竟然提出这样的观点，对社会的负面影响可想而知！以至于中唐之后很长一段时间内，社会上只见艾灸，少见针刺，针灸学文献只有灸学著作而无针灸之书。这种现象甚至波及日本，当时的唐朝，在日本人心目中可是神圣般的国度，唐风所及，日本的灸疗蔚然成风。

三、再度辉煌：两宋金元

宋代确是中国历史上文化最为繁荣的时代，人文科技在政府的高度重视下得到全面发展。笔者认为，北宋医学最醒目的成就，除了世人熟知的校正医书局对中医古籍的保存和整理之外，王惟一铸针灸铜人，宋徽宗撰《圣济经》，成为三项标志性的成果。

其一，宋代官方设立校正医书局，宋以前所有医学著作得到收集整理，其中包括《针灸甲乙经》等珍贵针灸著作。同时，政府组织纂修的大型综合性医学著作《太平圣惠方》《圣济总录》等，也保留了大量珍贵针灸典籍。

其二，北宋太医院医官王惟一在官方支持下，设计并主持铸造针灸铜人孔穴模型两具，撰《铜人腧穴针灸图经》与之呼应。该书与铜人模具完成了对宋以前针灸理论及临床技术的全面总结，对我国针灸学的发展具有深远而重大的影响。

其三，宋徽宗亲自撰述《圣济经》，将儒家思想、伦理秩序全面注入医学知识体系，促进整体思想和辨证论治法则在中医学理论和临床运用等全方位的贯彻运用。在中国五千年历史中，除了《黄帝内经》托黄帝之名外，这是唯一由帝王亲自撰稿的医学书籍。

宋代是中国历史上商品经济、文化教育、科学创新高度繁荣的时代。陈寅恪言："华夏民族之文化，历数千载之演进，造极于赵宋之世。"民间的富庶与社会经济的繁荣实远超盛唐。虽然重文轻武的治国方略导致外族侵略而亡国，但是这个历史时期为人类文明创造了无数辉煌而不朽的文化遗产，其中就包括针灸技术的中兴。

两宋时期，针灸学术的传承和发展是多方位的，不仅有针灸铜人之创新，更有《太平圣惠方》《圣济总录》之存古，更有《针灸资生经》之集大成。

时至金元，窦默（汉卿）在针灸领域独树一帜，成为针灸史上一位标志性人物。其所著《标幽赋》《通玄指要赋》等，完成了对针刺手法的系统总结，印证了《黄帝内经》对手法论述的正确性。并且采用歌赋的形式把幽冥隐晦、深奥难懂的针灸理论表达出来，文字精练，叙述准确，对后世医家影响很大。

由于金元时期针灸书散佚较多，虽然大多内容被明清针灸著作所引录，但终究不利于后世对这一历史时期针灸学成就的认知。就现有文献的学术水平来看，当时对针灸腧穴、刺灸法的研究程度，已经达到了历史最高水平，腧穴主治的内容都已定型，可以作为针灸临床的规范和标准，且高度成熟，一直影响到现在。

因此，可以毫不夸张地说，两宋金元时期是中国针灸从中兴走向成熟的时代，创造了针灸学术的又一个盛世景象。

四、惯性沿袭：明代

明代，开国皇帝朱元璋出身草莽，颇为亲民，对前朝文化兼收并蓄，故针灸术在窦汉卿的总结和普及下，成为解除战火之余灾病之得力手段，而在民间盛行。尤其在临床技艺、操作手法等方面越来越纯熟。

例如，明初泉石心在《金针赋》中提出了烧山火、透天凉等复式补泻手法，以及青龙摆尾、白虎摇头、苍龟探穴、赤凤迎源等飞经走气法。此后又有徐凤、高武等针灸名家闻名于世，并有著作传世。尤其是杨继洲、靳贤所撰《针灸大成》，是继《针灸甲乙经》《针灸资生经》以后又一集大成者，内容最为详尽，具有较高的学术价值和实用价值。该书被翻译成德文、日文等文字，在世界范围内受到推崇。

明代的针灸学术具有鲜明的特色，即临床较多，理论较少；文献辑录较多，理论创新较少。明代雕版印刷技术发达，书坊林立，针灸书得以广泛传播，但也因此造成了大量抄袭，或抄中有改，抄后改编，单项辑录，多项类编等以取巧、取利、窃名为目的的书籍。大部分存世针灸书都是抄来抄去。从文献的意义上来说，确实起到了存续及传播的作用，但是，就学术发展而言，却缺乏发皇古义之推演、融会新知之发挥。

五、惨遭废止：清代

时至清代，统治在政权稳固后，对中华传统文化的传承和践行，较之前朝有过之而无不及。针灸学术在清代前期尚可延续，乾隆年间的《医宗金鉴》集中医药学之大成，其间的《刺灸心法要诀》等内容，系统记录了古代针灸医学的主要内容，是对针灸学术的最后一次官方总结。道光二年（1882），皇帝发布禁令：废止针灸科。任锡庚《太医院志职掌》："针刺火灸，终非奉君之所宜，太医院针灸一科，着永远停止。"这一禁令，将针灸科、祝由科逐出医学门墙。此后，针灸的学术传承被拦腰斩断，伴随着"嘉道中衰"，针灸医生完全没有了社会地位，只是因为疗效和廉价，悄悄地转入民间。

从本书收录的文献来看，情况也确实如此，《医宗金鉴》之后，几乎没有像样的针灸类刻本传世，大多是手录之抄本、辑本、节本，再就是日本的各种传本。清晚期，针灸有再起之象，业界出现了公开出版物，但是，比起明代的普及，清代针灸学术几乎没有发展。针灸医生的社会地位彻底沦为下九流，难登大雅之堂，而正是这些民间针灸医生的存在，才使得传统针灸并没有完全失传。

六、现代复兴：近代以来

晚清至民国时期，针灸学开始复兴，民间的针灸医生崭露头角，医界的名家大力提倡，出版书籍，成立学校，开设专科，编写教材……各种针灸文献如雨后春笋，层出不穷。晚清以前数千年流传下来的针灸古籍只有100多种，而同治以后铅字排版、机器印刷迅速普及，仅几十年时间，到1949年新中国成立前的文献综述已达到400多种。

个人以为，晚清以后的针灸复兴，与西学东渐的时代潮流密切相关，当西方的解剖学、生理学理论，临床诊断、外科手术之类的技术成为社会常态时，针灸操作暴露身体就完全不值一提。加之针灸学术的历史积淀和现实疗效，更因为其简便实用和价格优势，自然成为中西医学家青睐的治疗技术。

综上所述，针灸学术发展并非一帆风顺，而是多灾多难。这与使用药物的中医其他分支有很大区别。金代阎明广注何若愚《流注指微赋》言："古之治疾，特论针石，《素问》先论刺，后论脉；《难经》先论脉，后论刺。刺之与脉，不可偏废。昔之越人起死，华佗愈躄，非有神哉，皆此法也。离圣久远，后学难精，所以针之玄妙，罕闻于世。今时有疾，多求医命药，用针者寡矣。"反复强调前代的针药并用，夸耀名医针技之神奇，而后世的针灸越来越不景气，以至于患者只能"求医命药"，以药为主。其实，金代的针灸学术氛围并不消沉，还是个不错的历史时期，阎明广尚且如此慨叹，可见其他朝代更加严重。究其原因，不外乎以下三个方面。

医生：针灸的操作性很强，需要工匠精神和手工劳作。在中国古代文化传统的"重文轻技"的观念下，凡是能开方治病的，当然不愿动手劳作。俗语"君子动口不动手"就是这种观念的世俗化表述。除了出自民间，且为了提高疗效的大医之外，大多数医生多少是有这样的想法。南宋王执中在《针灸资生经》卷二中言："世所谓医者，则但知有药而已，针灸则未尝过而问焉。人或诘之，则曰是外科也，业贵精不贵杂也。否则曰富贵之家，未必肯针灸也。皆自文其过尔。""自文其过"，正是这种心态的真实写照。

患者：畏惧针灸是老百姓的普遍心理。《扁鹊心书·进医书表》："无如叔世衰离，只知耳食，性喜寒凉，畏恶针灸，稍一谈及，俱摇头咋舌，甘死不受。"说是社会上的人只知道道听途说，只要听说施用针灸，死都不肯。除了怕疼怕苦以外，不愿暴露身体，也是畏惧针灸的原因之一。

官府：道光皇帝废止针灸科，理由只有一个，"非奉君之所宜"。也就是中国传统文化中的"忠君""奉亲"，儒家理学强调"身体发肤，受之父母，不敢毁伤"，针要穿肤，灸要烂肉，这都有违圣人之道，对自己尚且如此，更不用说用这种技术来治疗"君""亲"之病。除了"不敢毁伤"外，"男不露脐，女不露皮"，暴露身体也是有违圣训的。所以，不惜用强制手段加以禁绝。

其实，无论是平民百姓，还是士者医官，乃至皇帝朝廷，轻视针灸的根本原因，都是根源于儒家伦理纲常。在"独尊儒术"之前，或者儒术不振之时，针灸术就会昌盛。春秋战国百花齐放，所以是针灸的高光时刻；北宋文化昌盛，包罗万象，儒学并未成为主宰，所以平等对待针灸学术；金元外族主政，儒学偃伏，刀兵之下，医学不继，自然推崇针灸。唯有南宋理学兴起，明代理学当道，孔孟之道统治社会，针灸学就会受到制约。这种情况在清代中期到了无以复加的地步，非禁绝不能平其意。

旧时代的伦理确实对针灸术的发展造成了一定的阻碍，但是正如本文标题所说，这是一门学问，是人类认识世界的丰硕成果，正如魏晋时期皇甫谧在《针灸甲乙经·序》中所总结的，"穷神极变，而针道生焉"。穷神极变并不是绞尽脑汁，而是在"内考五脏六腑，外综经络血气色候，参之天地，验之人物……"种种努力之后，方可达成。此类基于天地本质的生命活动，却不是人力所能阻挡。中国针灸，以其原生态的顽强，一直在延续中为人民服务。

200多年前，日本人平井庸信在《名家灸选大成》序言中，已经把药物、针刺、艾灸的适应范围说得很清楚了，对针灸在医学领域中的地位，也有中肯的评价："夫医斡旋造化，燮理阴阳，以赞天地之化育也。盖人之有生，惟天是命，而所以不得尽其命者，疾病职之由。圣人体天地好生之心，阐明斯道，设立斯职，使人得保终平天年也，岂其医小道乎哉！其治病之法，则有导引、行气、膏摩、灸熨、刺焫、饮药之数者，而毒药攻其中，针、艾治其外，此三者乃其大者已。《内经》之所载，服饵仅一二，而灸者三四，针刺十居其七。盖上古之人，起居有常，寒暑知避，精神内守，虽有贼风虚邪，无能深入，是以惟治其外，病随已。自兹而降，风化愈薄，适情任欲，病多生于内，六淫亦易中也。故方剂盛行，而针灸若存若亡。然三者各有其用，针之所不宜，灸之所宜；灸之所不宜，药之所宜，岂可偏废乎？非针、艾宜于古，而不宜于今，抑不善用而不用也。在昔本邦针灸之传达备，然贵权豪富，或恶热，或恐疼，惟安甘药补汤，是以针灸之法，寖以陵迟。"而最后所述，是针灸之术在当时日本的态势。鉴于日本社会受伦理纲常的约束较少，所以针灸发展中除了患者畏痛外，实在要比中国简单得多，正因为如此，所以如今我们要跑到日本去寻访针灸古籍。

针灸文献概览

回望历史，中医药古籍琳琅满目，人们常以"汗牛充栋"来形容中医宝库之丰富，但是，针灸文献之数量，只能以凋零、寒酸来形容。如前所述，在现存一万多种中医古籍中，针灸学文献占比还不到百分之二。就本书收载的109种古籍而论，大致有以下几种类型。

一、最有价值的针灸文献

最有价值的针灸文献指原创，或原创性较高，对推进针灸学术发展作用巨大的著作，如《十一脉灸经》《针灸资生经》《灵枢》《针灸甲乙经》《十四经发挥》《黄帝明堂经》《铜人腧穴针灸图经》《针灸大成》等。

（一）《十一脉灸经》

《十一脉灸经》由马王堆出土帛书《足臂十一脉灸经》《阴阳十一脉灸经》组成，是我国现存最早的经络学和灸学专著，反映了汉代以前医学家对人体生理和疾病的认知状态，与后来发达的中医理论比较，《十一脉灸经》呈现的经脉形态非常原始，还没有形成上下纵横联络成网的经络系统，但是却可以明确看出其与后代经络学说之间的渊源关系，是针灸经络学的祖本，为了解《黄帝内经》成书前的经脉形态提供了宝贵的资料。

（二）《黄帝明堂经》

《黄帝明堂经》又名《明堂》《明堂经》，约成书于西汉末至东汉初（公元前138年至公元106年），约在唐以后至宋之初即已亡佚。书虽不存，但却在中国针灸学历史上开创了一个完整的学术体系——腧穴学，是腧穴学乃至针灸学的开山鼻祖。

"明堂"，是上古黄帝居所，也是黄帝观测天象地形和举行重要政治经济文化活动的场所，具有中国文化源头的象征性意义，在远古先民心目中的地位极其崇高。随着文明的发展进步，学术日渐繁荣，人们发现了经络、腧穴，形成对人体生理功能的理性认知，建立了针灸学的基础理论：经络和腧穴。黄帝居于明堂，明堂建有十二宫，黄帝每月轮流居住，与十二经循环相类。黄帝于明堂观察天地时令，又与腧穴流注的时令节律类似。基于明堂功用与经络、腧穴的基本特性的相似性，将记载经络、腧穴特性的书籍命名为《明堂经》。沿袭日久，不断演变，但"明堂"作为腧穴学代名词和腧穴学文献的象征符号，却被历史固定了下来。

《黄帝明堂经》的内容，是将汉以前医学著作中有关腧穴的所有知识，如穴位名称、部位、取穴方法、主治病症、刺法灸法等，加以归纳、梳理、分类、总结，形成了独立的、完整的知识体系。因此，该书是针灸学术发展的标志性成果，也是宋以前最权威的针灸学教科书和腧穴学行业标准。晋皇甫谧编撰综合性针灸著作《针灸甲乙经》，其中腧穴部分即多来源于该书。

盛唐时期，政府两次重修该书，形成了两个新的版本，一是甄权的《明堂图》，一是杨上善的《黄帝内经明堂》，又名《黄帝内经明堂类成》。后者较好地保留了《黄帝明堂经》三卷的内容。唐末以后，明堂类著作迅速凋零，几乎荡然无存，所幸本书曾随鉴真东渡时带至日本，然至唐景福年间（893年前后）亦仅残存一卷，内容为《明堂序》和第一卷全文。目前日本保存多个该残本的抄本，其中永仁抄本、永德抄本为较早期之抄本，藏于日本京都仁和寺，被日本政府定为"国宝"。清末国人黄以周到日本访书时，得永仁抄本，此书得以回归。本书影印校录了仁和寺的两个版本，这两个版本的书影在国内流传不广，故弥足珍贵。

（三）《针经》和《灵枢》

先秦至汉，我国先后流传过多种名为《针经》的著作，如《黄帝针经》九卷、《黄帝针灸经》十二卷、《针经并孔穴虾蟆图》三卷、《杂针经》四卷、《针经》六卷、《偃侧杂针灸经》三卷、《涪翁针经》、《赤乌神针经》……这些著作现在都已经失传了，在现代中医人心目中，凡是说到《针经》，那一定是指《灵枢》。几乎所有的工具书都称《灵枢》为《针经》。如，今人读张仲景《伤寒论·序》"撰用《素问》《九卷》"，注《九卷》为《灵枢》；读孙思邈《千金要方·大医习业》"凡欲为大医，必须谙《甲乙》《素问》《黄帝针经》、明堂流注……"，注《黄帝针经》为《灵枢》……现今已是定规，固化为中医学的思维定式。

回望历史，这里存在一个难解的历史之谜：在现存历史文献中，《灵枢》作为书名，最早出现在王冰注《素问·三部九候论篇第二十》，此时已是中唐，此前再无痕迹。王冰在《素问》两处不同地方引用了同一段文字，一处称"《针经》曰"，另一处却称"《灵枢经》曰"，全元起《新校正》认为这是王冰的意思：《针经》即《灵枢》。北宋校正医书局则据此将《针经》《灵枢》认定为同一本书而名称不同，并大力推崇，到了南宋史崧编订，《灵枢》已与《素问》等同，登上中医经典的顶峰地位。

更加诡异的是，直到宋哲宗元祐八年（1093）高丽献《黄帝针经》，此前中国从未见到《灵枢》或者相同内容书名不同者。1027年王惟一奉敕修成《铜人腧穴针灸图经》，国家级的纂修而未见到的书，道理上说不过去。而高丽献书之后的《圣济总录》，也不认这部伟大的巅峰之作，"凡针灸腧穴，并根据《铜人经》及《黄帝三部针灸经》参定"。高丽献书后，《宋志》著录既有《黄帝灵枢经》九卷，也有《黄帝针经》九卷，恰好证明此前将《灵枢》《针经》视作同一著作是有疑问的。

后世史论著述和史家评述，均对《灵枢》存疑多多。如晁公武《读书志》、李濂《医史》以及周学海等，或认为是冒名之作，或认为是后人补缀，或认为即使存在其价值也不如《甲乙经》甚至《铜人经灸经》，而更多人则认为王冰以前即便有《灵枢》，也不能将其认作《黄帝针经》。亦有人认为是南宋史崧对《灵枢》进行了大量增改然后冒名顶替《针经》……

最典型的例证，莫过于历代文献学家均不重视《灵枢》。明代《针灸大成》卷一的《针道源流》可谓是针灸历史考源之作，其中对28种重要针灸著作进行了评述，唯独没有《灵枢》。只是在论述《铜人针灸图》三卷时，称该书穴位："比之《灵枢》本输、骨空等篇，颇亦繁杂也。"说明至少在明代针灸学家心目中，《灵枢》地位并不崇高。

以上存疑，尚需我中医学界深入研究。

（四）《针灸甲乙经》

《针灸甲乙经》成书于三国魏甘露元年（256）至晋太康三年（282）之间，是我国现存最早的针灸学经典著作。作者将前代《素问》《针经》《黄帝明堂经》等针灸经典中的文字汇辑类编，首次系统记载人体生理、经络、穴位、针灸法，以及临床应用，成为后世历代针灸著作的祖本。

（五）《铜人腧穴针灸图经》

《铜人腧穴针灸图经》可视为官修腧穴学，属针灸名著之一。

（六）《针灸资生经》

《针灸资生经》系综述性针灸临床著述，内容丰富，资料广博，且有腧穴考证和修正。

（七）《十四经发挥》

《十四经发挥》是经络学重要著作。

（八）《针灸大成》

《针灸大成》是明以前针灸著述之集大成者，也是我国针灸学术史上规模较大较全的重要著作。

二、保留已佚原创书的著作

唐《千金要方》《千金翼方》，保留了大量唐代以前已佚针灸书，如已佚之《甄权针经》，又如《小品方》所引《曹氏灸方》，原书、引书均亡（《小品方》仅剩抄本残卷），但书中内容被《千金要方》载录。尤其是《甄权针经》，作者为初唐针灸的大师级人物，临证实验非常丰富，该书即出自甄氏经验，强调刺法且描述明晰，穴位、刺法与主治精准对应，临床价值和学术价值都非常高。可惜早已亡佚，幸得孙思邈《千金翼方》记述了该书主要内容，这对宋以后针灸学术发展意义非常重大。

《外台秘要》保留了已佚崔知悌《骨蒸病灸方》。

《太平圣惠方》卷九十九保留了早已失传的《甄权针经》和已佚的隋唐间重要腧穴书内容，是宋王惟一《铜人腧穴针灸图经》乃至后世所有《针经》之祖本；卷一百则收录唐代失传之《明堂》，其中包括《岐伯明堂经》《扁鹊明堂经》《华佗明堂》《孙思邈明堂经》《秦承祖明堂》和已失传之北宋医官吴复珪《小儿明堂》，后世所有冠以《黄帝明堂灸经》的各种版本，均是从本书录出后冠名印行，故乃存世《明堂》之祖本。可知该两卷实际上是现存针灸典籍之源头。

《圣济总录》引述了已佚之《崔丞相灸劳法》《普济针灸经》。

《医学纲目》转录了大量金元亡佚的针灸书内容。如，完整保存了元代忽泰《金兰循经取穴图解》一书所附的全部四幅"明堂图"。

以上著作多是综合性医著，亦有针灸专门著作中存有失传古籍的，如《针灸集书》中的《小易赋》，可知前代在蒐集资料、保留遗作方面，建有卓越之功。

三、实用性著作

如前所述，针灸学在其发展过程中遭受颇多摧残，学术发展之路并不顺利，多处于民间实用层面，如《针经摘英》内容简要，言简意赅，是一本简易读本。《扁鹊神应针灸玉龙经》为针灸歌诀。《神应经》临床实用价值较大，颇似临床针灸手册。自明代以后直至晚清，针灸学文献多为循经取穴、临床应用、歌赋韵文等内容，基本上与《针灸大成》大同小异。如《针灸逢源》《针方六集》。另外，辑录、类编、抄录前代文献的著作较多，如《针灸聚英》《针灸节要》等。

再如《徐氏针灸大全》《杨敬斋针灸全书》《勉学堂针灸集成》等，虽然内容都是互相转抄，但是却起到了传播和普及针灸学术的作用。

四、值得研究的针灸文献

上述重要针灸文献都是需要后世深入研究的宝库，如前述《灵枢》的形成发展源流和真相。除此之外，还有一些貌似不重要，其实深藏内涵的文献。

《黄帝虾蟆经》，分9章，借"月中有兔与虾蟆"之古训，记述逐日、逐月、逐年、四时等不同阶段虾蟆和兔在月球上所处位置，与之相应，人体不同穴位、不同经络的血气分布亦不同，由此指出针灸禁刺、禁忌图解、补泻方式等与针灸推拿相关的基础知识。其中有较多费解之处，文字难读，术语生涩。虽列入针灸门类，但是与针灸临床的关系，尚需深入考证和研究。

《子午流注针经》，现代人认为子午流注属古代的时间医学、时间针灸学，但该书内容如何应用到临床，以及其客观评价，亦须深入研究。

《存真环中图》《尊生图要》《人体脏腑经穴图》等彩绘针灸图，可以从古代画师的角度，研究历史氛围下的古代身体观及相关文化。

关于灸学文献

本文标题有"万壑春云一冰台"之句，"冰台"，即艾草。《博物志》："削冰令圆，举而向日，以艾承其影则得火，故艾名冰台。"在相当长的一个历史阶段内，灸学在针灸领域内占据着统治地位。

现存最早的针灸文献《十一脉灸经》，便是以"灸"命名。有学者据此认为灸法早于针法。但这仅仅是灸法、针法两种医疗技术形成过程中的先后次序问题。待到针法成熟，与灸法并行，广泛运用于临床之后，针灸学术史上有过"崇灸、抑针"的历史现象，而此风至晋唐始盛：晋代《小品》，唐代《外台》，均大肆宣传"针能杀人"，贬针经，崇明堂，甚至以"明堂"作为艾灸疗法的专用定语。这一现象存续多年，历史上也留存有相当数量的灸学专著，或仅以"灸"

字命名的著作。最典型的就是《黄帝明堂灸经》，沿袭者如《西方子明堂灸经》，也有临床灸学如《备急灸法》，甚至单穴灸书，如《灸膏肓腧穴法》。此风东传，唐以后日本有专门的灸家和流派，灸学著作众多，如《名家灸选》《灸草考》《灸焫要览》等灸学专著。明清时期，也曾出现过艾灸流行的小高潮，出现了《采艾编》《采艾编翼》《神灸经纶》等著作。

其实，有识之士一直提倡多法并举，根据病人需要而采用不同疗法。约在公元前581年（鲁成公十年），《左传》记载医缓治晋侯疾，称"疾不可为也，在肓之上，膏之下，攻之不可，达之不及"，据杜预注，此处的"攻"即灸，"达"即针。《灵枢·官能》："针所不为，灸之所宜"。可见，一个全面的医生，应该针灸并重，各取所长。如果合理使用，效果很好，如《孟子·离娄·桀纣章》："今之欲王者，犹七年之病，求三年之艾。"

不过，文献记载中的艾灸，尽管有种种神奇疗效的宣传，但却和现代艾灸是完全不同的治疗方法。尽管现代针灸学著作上介绍艾灸有"直接灸""间接灸"两大类，但如今直接灸几乎绝迹，临床全都是温和舒适的间接灸。

古代多用直接灸、化脓灸，用大艾炷直接烧灼皮肤，结果是皮焦肉烂，感染化脓，然后等待灸疮结痂。灸学著作中还要告诫医患双方："灸不三分，是谓徒冤。"——烧得不到位，等于白白受罪。然而，此法无异于酷刑加身。为了减轻患者痛苦，古人只得麻醉患者，让他们服用曼陀罗花和火麻花制成的"睡圣散"，麻翻后再灸。

"睡圣散"之类的麻醉药只能减轻当时疼痛，灸后化脓成疮依旧难熬，因此，到了清代，终于有人加以变革，产生了"太乙神针"之法，此法类似于后世"间接灸"。这种创新，在崇古尊经的时代，容易遭受攻击，被指离经叛道，于是编造出种种神话故事，或称紫霞洞天之异人秘授，或称得之汉阴丛山之壁神授古方……都是时人假托古圣之名，标榜源远流长，以示正宗之惯用套路。尽管此法经过不断渲染，裹上神秘的面纱，但其本质却很简单：药艾条、间接灸而已。此类书籍有《太乙神针心法》《太乙神针》《太乙离火感应神针》等。

古代的直接灸（化脓灸）过于痛苦，现今已不再用，而是采用艾条、温针，更有为方便而设计出温灸器。即便用直接灸的方法，也不会让艾炷烧到皮肉，而是患者感觉热烫，即撤除正在燃烧的艾炷，另换一炷，生怕烫伤，有医院将烫伤起疱都要算作医疗事故。其实，古代的烧灼皮肉虽然痛苦，但真的能够治疗顽疾，诸如寒痹（风湿性关节炎、类风湿关节炎）、顽固性哮喘等，忍受一两次痛苦，可换取顽疾消除。如何取舍？我以为更应以患者意愿为主。

总之，古今艾灸文献中同样蕴含着无数值得探索的秘密，即便是温和的间接灸，也有无穷无尽的待解之谜。笔者常用艾灸治疗子宫内膜异位症所致顽固痛经，仅用足三里、三阴交两个穴位，较之西医的激素、止痛药更为有效，而现今流行的"冬病夏治"三伏药灸，防治"老寒腿""老寒喘""老寒泻"，更是另有玄机。

本书编纂概述

2016年，石学敏院士领衔，湖南科学技术出版社组织申报，《中国针灸大成》入选"十三五"国家重点图书出版规划项目，距今已有5年。笔者在石院士的坚强领导下，在三所院校数十位师生的大力协助下，为此书工作了整整4年。至此雏形初现之时，概述梗概，以志备考。

一、本书的体例和版式

石院士、出版社决定采用影印加校录的体例，颇有远见卓识。但凡古籍整理者，最忌讳的就是这种整理方式，因为读者不仅能看到现代简体汉字标点校录的现代文本和相关校注，更能看到古代珍贵版本的书影，只要整理者功力不足，出现任何错漏，读者立马可以通过对照原书书影而发现。上半部分的书影如同照妖镜，要求录写、断句、标点、校勘不能出一点错误。因此，这种出版形式，对校订者要求极高。出版物面世后，一定会招致方家吹毛求疵，因此具有一定的风险。然而，总主编和出版社明知如此，仍然采用影校对照形式，一是要以此体现本书整理者和出版社编校水平，二是从长远计，错误难免，但是可以通过未来的修订增减，终将成为各种针灸古籍的最佳版本。

二、本书的版本访求和呈现

为体现本书作者发皇针灸古籍的初心，对版本选择精益求精，千方百计获取珍本善本图书。这在当前一些藏书单位自矜珍秘、秘不示人，或者高价待沽、谋求私利的现状下，珍贵版本的访求难上加难。本书收录109种古籍书影，虽不能尽善尽美，但已经殚精竭虑，尽呈所能，半数以上都是行业内难以见到的古籍。将如此众多珍贵底本展示给读者，凸显了本书的特色。

学术研究到了一定水平，学者最大的心愿便是阅读原书，求索珍本。石院士、出版社倾尽心力，决心以版本取胜，凸显特色。特别是为了方便学者研究，对一些版本的选择独具匠心，如《针灸甲乙经》，校订者在拥有近10种版本的基础上，大胆选用明代蓝格抄本，就是为学界提供珍稀而不普及的资料。

此外，本书首次刊行面世的，有不少是最新发现的孤本或海外珍藏本，有些版本连《中国中医古籍总目》等目录学著作中都未曾收录。例如：

《铜人腧穴针灸图经》三卷，明正统八年（1443）刻本，该版本为明代早期刻本，仅存孤本，藏于法国国家图书馆。而国内现存最早版本为明代天启年间（1621年后）三多斋刻本。

《神农皇帝真传针灸经》与《神农皇帝真传针灸图》合编，著者不详，成书于明代。此二书国内无传本，无著录，仅日本国立公文书馆内阁文库及京都大学图书馆各有一抄本，亦为本书访得。

《十四经穴歌》，未见著录，《中国中医古籍总目》等中医目录学著作亦无著录。本书收载底本为我国台湾图书馆所藏清代精抄本。

《针灸集书》，成书于明正德十年（1515）。书中"小易赋"则是已经失传的珍贵资料。卷下"经络起止腧穴交会图解"，以十四经为单位，介绍循行部位和所属腧穴。此与《针灸资生经》等前代针灸书以身体部位排列腧穴的方式有明显不同。本书国内仅存残本（明刻朝鲜刊本卷下）一册，足本仅有日本国立公文书馆藏江户时期抄本一部，故本书所收实际上就是孤本，弥足珍贵，亦为首发。

《十四经合参》，国内失传，《中医联合目录》《中国中医古籍总目》等目录学著作均未著录，现仅存抄本为当今孤本，藏于日本宫内厅书陵部。此次依照该本影印刊出。

《经络考略》，清抄孤本，《中医联合目录》《中国中医古籍总目》等目录学著作均无著录。原书有多处缺文、缺页、装订错误导致的错简，现均已据相关资料补出或乙正。

《节穴身镜》二卷，张星余撰。张氏生平里籍无考，书成何时亦无考。但该书第一篇序言作者为"娄东李继贞"，李氏乃明万历年间兵部侍郎兼右都御史，其余两篇序言亦多次提及"大中丞李公"，则此书必成于万历崇祯年间无疑。惜世无传承，现仅有孤抄本存世，抄年不详。本书首次整理出版。

《经穴指掌图》，湖南中医药大学图书馆藏有明崇祯十二年（1639）抄本残卷18页。现访得日本国立公文书馆内阁文库藏有明崇祯年华亭施衙菖斋藏板，属全帙。本书即以该版录出并点校刊印。

《凌门传授铜人指穴》未见文献著录，仅存抄本。本书首次点校。

《治病针法》是《医学统宗》之一种。《医学统宗》目前国内仅存残本一部。现访得日本京都大学图书馆藏明隆庆三年（1569）刊本，属全帙，今以此本出版。

《针灸法总要》，抄本，越南阮朝明命八年（1827）作品。藏越南国家图书馆。国内无著录，本书首次刊出。

《选针三要集》一卷，日本杉山和一著，约成书于日本明治二十年（1887）。国内仅有1937年东方针灸书局铅印本及《皇汉医学丛书》等排印本。今据富士川家藏本抄本影印。

《针灸捷径》两卷，约成书于明代正统至成化年间（1439—1487）。本书未见于我国古籍著录，亦未见藏本记载。书中有现存最早以病证为纲的针灸图谱，颇具临床价值，亦合乎书名"捷径"之称。此次刊印，以日本宫内厅藏明正德嘉靖间建阳刊本为底本，该藏本为海外孤本，有较高的针灸文献学价值。

《太平圣惠方·针灸》，本书采用宋代刻（配抄）本为底本，该版本极其珍贵，此次是该版本首次以印刷品形式面世。

以上所列书目，或首次面世，或版本宝贵，仅此一项，已无愧于学界，造福读者。

三、针灸文献的学术传承和素质养成

目前中医药领域西化严重，一切上升渠道都要凭借实验研究、临床研究，而文献整理挖掘研究的现状，只能用"惨不忍睹"来形容。俗语有"心不在马"之譬，原本形容不学无术之人，本书编纂之初，文献专业的研究生居然实证了这个俗语：交来的稿子中，所有的"焉"字全都录作"马"字！而且不是个别人！此情此景，看似搞笑，实则心酸。

通过4年多的工作，老师们不断审核，学生们不断修改，目前的书稿，至少在繁体字识读上，参与者的水平与4年前判若两人。实践出真知，实战锻炼人，本书编委会所有成员有共同体会：在当前的学术大环境下，此书并不能带来业绩，然而增长学问，养成素质，却是实验研

究和SCI论文中得不到的。

文献、文化研究的学术氛围，目前依然不是很景气。本书编纂一半之时，本人年届退休，因有重大项目在身，必须完成后方可离任，书记因此热情挽留，约谈返聘，然最终还是不了了之，其中因果未明。本书编纂也因此陷入困境。所幸上海中医药大学青睐，礼聘于我，在人力、物力上大力支持，梁尚华、陈丽云两位执行主编亲力亲为，彰显了一流大学重视人才的气度和心胸，也使得本书得以顺利完成。谨此向上海中医药大学致敬、致谢！

成稿之余，颇有感慨，现代人多称"医者仁心"，其实，仅仅靠"仁心"是当不好医生的。明代裴一中在《言医·序》中言："学不贯古今，识不通天人，才不近仙，心不近佛者，宁耕田织布取衣食耳，断不可作医以误世。"本书所收所有古籍，都可以让我们学贯古今，识通天人，有神仙之能，有慈悲之心，成为一名真正的医者。

上海中医药大学科技人文研究院教授

《中国针灸大成》执行主编　　王旭东

2020年12月20日

目录

窦太师流注指要赋　/ ○○一

扁鹊神应针灸玉龙经　/ ○二三

神应经　/ 一一一

针灸择日编集　/ 一八一

针灸集书　/ 二○五

针灸素难要旨　/ 三六七

窦太师流注指要赋

元·窦杰 撰　卞雅莉 施庆武 校订

元延祐二年《济生拔粹》本

《窦太师流注指要赋》一卷，又名《窦太师先生流注赋》《流注指要赋》《通玄指要赋》，金代医家窦杰（字汉卿）撰于正大九年1232年。书中将常用的43个针灸要穴主治编成一篇歌赋，赋后附有针灸补泻等几篇短论。本次整理以元延祐二年（1315）《济生拔粹》本为底本。

窦太师流注指要赋

引云：望闻问切，推明得病之源；补泻迎随，揭示用针之要。予于学始。迄于今，虽常覃思以研精，竟未钩玄而赜隐。俄经传之暇日，承外舅之训言。云乃世纷，孰非兵扰。其人也，神无依而心无定；或病之，精必夺而气必衰。兼万国因乱而隔殊，医物绝商而那得，设方有效，历市无求，不若砭功，立排疾势，乃以受教，遂敏求师。前后仅十七年，一二无真简辈。后避屯于蔡邑，方获诀于李君。斯人以针道救疾也，除疼痛于目前，愈瘵病于指下，信所谓伏如横弩，应若发机，万举万痊，百发百中者也。加之以好生之念，素无窃利之心。尝谓予曰：天宝不泄于非人，圣道须传于贤者，仆不揆，遂整有求之恳，获成无吝之诚，授穴之秘者四十有三，疗疾而弗瘥者万无一失，遂铭诸心而著之髓，务极其困而扶其危，而后除疼痛迅若手拈，破结聚涣如冰释。夫针也者，果神矣哉！然念兹穴腧而或忘，借其声律则易记。辄裁八韵，赋就一篇。讵敢匿于己私，庶或传于同志。

必欲治病，莫如用针巧运神机之妙，工开圣理之深。外质砭金，能蠲邪而扶正；中含水火，善回阳而倒阴。原夫络别支殊，经交错综。会沟池溪谷以岐异，或山海丘陵而隙共。斯流派以难揆，在条纲而有统。理繁而昧，纵补泻以何功。法捷而明，自迎随而得用。行步艰移，太冲最奇。人中除脊膂之强痛，神门去心性之呆痴。风伤项急，使求于风府。头晕目眩，要觅于风池。耳闭，须听会而治也。眼疼，必合谷以推之。胸膈身黄，取涌泉而即可。脑昏目赤，泻攒竹以偏宜。但见若两肘之拘挛，杖曲池而平扫。牙齿痛，吕细堪治。颈项强，承浆可保。太白宣导于气街，阴陵开通于水道。腹膜而胀，夺内庭以休迟；筋转而疼，泻承山之在早。大抵脚腕疼，昆仑解愈。股膝痛，阴市能医。痫发颠狂兮，凭后溪而料理；疟生寒热兮，仗间使以扶持。期门罢胸满血膨而可以，劳宫退胃翻心痛以何疑？稽夫大敦去七疝之偏疼，王公谓此三里却五劳之羸瘦。华老言斯因知腕骨祛黄，然骨泻肾，行间治膝肿目疾，尺泽去肘疼筋紧。目昏不见，二间宜取。鼻窒无闻，迎香可引。肩井除两胛痛难任，丝竹空疗偏头疼不忍。咳嗽寒痰，列缺堪凭。瞪瞵冷泪，临泣尤准。宽骨将腿疼以祛残，肾腧把腰疼而泻尽。以见越人治尸厥于维会，随手而苏；文伯泻胎死于三阴交，应针而陨。足表诸痛为实，但麻曰虚。实则自外而入也，虚则从内而出于。以故济母而裨其不足，夺子而平其有余。观二十七之经络，一一明辨；据四百四之疾证，件件皆除。从此天柱都无，跻斯民于寿域；几微已判，彰往古之贤书。抑又闻心胸病求掌后之大陵，肩臂患责肘前之三里。冷痹肾余，取足阳明之土；连脐腹痛，泻足少阴之水。脊间心后者，针中渚而立痊；胁下肋边者，刺阳陵而即止。头项拟后溪以安然，腰脚在委中而已矣。夫用针之士，于此苟明者，焉收却邪之功而在于捻指。

离合真邪说

古有离合真邪云者，盖圣人欲使其邪相离而勿合之谓也。若邪入于真，则真受其蛊而不遂其纯一之真。真之不遂，则其所谓真也罹害。有不可言者，真被乎邪窃其柄，而肆其横逆之邪。邪之既横，则其邪为患，复可胜言哉？呜呼！真邪之不可合也，如此胡为真，胡为邪？真之为言也，天理流行，付与万物，万物得以为生者，皆真也，圣人保之如持盈。邪之为言也，天地间非四时五行之正气，而差臻迭至者，皆邪也。圣人避之犹矢石，其防微杜渐之严如是，渊有旨哉！盖真立其邪远，邪丽则真残。邪固可除，真尤宜养。养真之道，无须异求，但饮食男女，节之以限；风寒暑湿，御之以时。复能实慈恕以爱人，虚中襟而应物，念虑必为之防，举止必为之敬。如斯，内外交养周备，则吾之生不求生而生无期，寿而寿矣。不然，摄养少或不严，则六邪乘隙竟入，诸疾交生，众害并作，则吾生之真所与存者几希。故圣人忧之，揆度权衡，机宜所在，示之以克邪之方使屏之，如雪污拔刺而无遗者。以此古人有云：植德务滋，除恶务本，以此意也。然去邪之方，经所俱存，再拜遗诠，敬为节录。

帝问：邪气在经，其病何如？取之奈何？对曰：邪之在经，如水得风，波涌陇起。其行脉中循循然，其中手也，时大时小，动无常处，在阴与阳，不可为度。卒然逢之，早遏其路，吸则纳针，无令气忤，静以久留，无令邪布。吸则转针，以得气为故，候呼引针，呼尽乃去，大气皆出，故命曰泻。

帝曰：不足者补之奈何？先必扪而循之，切而散之，推而按之，弹而弩之，爪而下之，通而取之，外引其门，以闭其神，呼尽纳针，静以久留，以气至为故。如待所贵，不知日暮，其气以至，适而自护，候吸引针，气不得出，各在其处，惟阖其门，令神气存，大气留止，故命曰补。

诸穴治证

太冲，肝经腧穴也，在足大指本节后三寸，或一寸半动脉中，治证已具在前。

人中一穴，在鼻柱下，一名水沟，督脉手阳明之会。治消渴饮水无度，水气偏身肿，失笑无时，癫痫，语不识尊卑，乍喜乍哭，牙关不开，面肿唇动，状如虫行，卒中恶。针入四分，留五呼，得气即泻，久亦得。

神门，心经腧穴也。在掌后兑骨之端，治证在前。

风府一穴，督脉、阳维之会，一名舌本，在项发际上一寸，大筋内宛宛中。疾言其肉立起，言休立下。禁不可灸，不幸使人失瘖。治头痛，颈项急，不得回顾，目眩，鼻衄，喉咽痛，狂走，目妄视。针入三分。

风池二穴，在颞颥后发际陷中，足少阳、阳维之会。治洒浙寒热，温病汗不出，目眩苦，头痛，痎疟，颈项痛，不得回顾，目泪出，欠气多，鼻䪼衄，目内眦赤痛，气发耳塞，目不明，腰伛偻，引项，筋无力不收。针入七分，留七呼，灸七壮。

听会二穴，在耳前陷中，上关下一寸，动脉宛宛中，张口得之，手少阳脉气所发。治耳聋，中状如蝉声通耳；食牙车脱，日相离二寸。其穴侧卧张口取之。针入七分，留三呼，得气即泻，不须补，久亦良。日可鲛灸五壮，至二七壮止，十日后依前复灸之即愈。忌食动风之物。

合谷，一名虎口，大肠经原穴也，在大指次指骨间，治证在前。

涌泉，肾经井穴也，一名地冲。在足心陷中，治证在前。

攒竹二穴，一名始光、光明、眉柱。在两眉头陷中，足太阳脉气所发。治目䀮䀮视物不明，眼中赤痛，及脸瞤动。针入一分，留三呼，泻二吸，徐徐而出针，不宜灸，宜以细三棱针刺之，宣泄热气。三度刺，目大明，忌如前。

曲池，大肠经合穴也，在肘，治证在前。

吕细穴，足太阳膀胱经。

承浆一穴，一名悬浆。在颐前，唇下宛宛中，足阳明任脉之会。疗偏风口㖞，面肿，消渴，口齿疳蚀生疮。灸亦佳，日可灸七壮，至七七壮止灸，即血脉通宣，其风应时立愈。其艾炷不用大，一依小竹筯头作炷，脉粗细，状如细线。艾炷破肉，但令当脉灸，亦能愈疾。凡灸脐下久冷，疝瘕痃癖气块，伏梁，积气，宜灸炷大，腹背宜五百壮。四肢则但去风邪，不宜多灸。七壮，至七七壮止，不得过随年数。如巨阙、鸠尾，虽是胸腹之穴，灸不过七七壮。艾炷不须大，以竹筯头作炷，正当脉上灸之。若灸胸腹，艾炷大，灸多令人永无心力。如头项穴，若灸多，令人失精神。臂脚穴灸多，令人血脉枯竭，四肢细瘦无力，既复失精神，又加于细瘦，即脱人真气。针入三分，得气即泻。

太白穴，足太阴脾经腧穴也，在足侧核骨下陷中，治证在前。

阴陵泉，脾经合穴也，在膝下内侧辅骨陷中。治证在前。

内庭，胃经荥穴也，在足大指次指外间陷中。治证在前。

承山，膀胱经，一名鱼阳、伤山、肉付，在兑腨肠下分肉间。治腰背痛，脚气，膝下肿，转筋。针入七分，可灸五壮。

昆仑，膀胱经经穴也，在外踝后跟骨上陷中。治证在前。

阴市，胃经，在膝上三寸，伏兔下。治寒疝小腹痛，胀满，腰以下伏兔上寒如水。针入三分，忌灸。

后溪，小肠经腧穴也，在小指外侧屈节后陷中。治证在前。

间使，包络经经穴也，在掌后三寸两筋间陷中。治证在前。

期门，肝之募，在两乳第二肋端，足太阴、厥阴、阴维之会。治胸中烦热，贲豚上下，目青而呕，霍乱，泄利，腹坚硬，大喘不得安卧，胁下积气，女子产余疾，食饮不下，胸胁支满，心中切痛，善噫。若伤寒过经不解，当针期门，使经不传。针入四分，可灸五壮。

劳宫，包络经荥穴也，在掌中，屈指取之。治证在前。

大敦，肝经井穴也，在大指端，爪甲如韭叶。治证在前。

内侧为隐白，外侧为大敦。

三里，胃经合穴也，在膝下三寸，筋骨外廉内宛宛中。治证在前。

腕骨，小肠原穴也，在手外侧腕骨前，起骨下陷中。治证在前。

然骨，肾经荥穴也，在足内踝前，大骨下陷中。同前。

行间，肝经荥穴也，在大指间，动脉应手。同前。

尺泽，肺经合穴也，在肘约横纹中。同前。

二间，大肠经荥穴也，在大指次指本节前陷中。同前。

迎香，在禾髎上一寸，鼻孔傍五分，手足阳明之会。治鼻有息肉，不闻香臭，衄血，偏风口㖞，面痒，浮肿，风动叶叶，状如虫行，或唇肿痛。针入三分，留三呼，不宜灸，忌如常法。

肩井，在肩上陷，缺盆上，大骨前一寸半，以三指按取之，当中指下陷中者是。一名髆井，手足少阳、阳维之会。治五劳七伤，颈项不得回顾，臂膊闷，两手不得向头，或因扑伤，腰髋疼，脚气上攻。《甲乙经》云：只可针入五分。此髆井足阳明之会，乃连入五脏气，若刺深则令人闷倒，不识人，即速须三里下气，先补不泻，须臾平复如故。凡针肩井，皆以三里下其气。若妇人堕胎后，手足厥逆，针肩井立愈。若灸，更胜针，可灸七壮。

丝竹空，一名目髎，在眉后陷中，手足少阳脉气所发。禁不可灸，不幸使人目小，又令人目无所见。治目眩，头痛，目赤，视物眩眩，风痫，目戴上，不识人，眼睫毛倒，发狂，吐涎沫，发即无时。针入三分，留三呼，宜泻不宜补。

列缺，去腕侧上一寸五分，以手交叉，头指末筋骨罅中，手太阴络别走阳明。疗偏风口㖞，手腕无力，半身不遂，咳嗽，掌中热，口噤不开，寒疟，呕沫，善笑，纵唇口，健忘。针入二分，留三呼，泻五吸，即可。灸七壮，慎如前。

临泣，足少阳腧穴也，在足小指次指本节后间陷中。治证在前。

髋骨，膀胱经。

肾腧，在十四椎下两傍，相去各一寸五分，与脐平。治虚劳羸瘦，耳聋，肾虚，水脏久冷，心腹䐜胀，两胁满引，少腹急痛，目视䀮䀮，少气，瘀血，小便浊，出精，阴中疼，五劳七伤，虚惫，脚膝拘急，足寒如冰，头重身热，振栗，腰中四肢淫泺，洞泄，食不化，身肿如水。针入三分，留七呼，可灸，以年为壮。

临泣，在目上，直入发际五分陷中，足太阳、少阳之会。治卒中风，不识人，目眩，鼻塞，目生白翳，多泪。针入三分，留七呼，得气即泻。

维会督脉。

三阴交，在内踝上三寸，骨下陷中，足太阴、厥阴、少阴之交会。治痎癖，腹中寒，膝股内痛，气逆，小便不利，脾病，身重，四肢不举，腹胀肠鸣，溏泄，食不化，女子漏下不止。可灸三壮，针入三分。

大陵，心包络腧穴也，在掌后两筋间陷中。治证在前。

手三里，在曲池下二寸，按之肉起，兑肉之端。治手臂不仁，肘挛不伸，齿痛，颊颔肿，瘰疬。可灸三壮，针入二分。

委中，膀胱经合穴也，在腘中央约纹中动脉。治证在前。

中渚，三焦经腧穴也，在手小指次指本节后间。同前。

泻法，先以左手揣按得穴，以右手置针于穴下，令病人咳嗽一声，捻针入腠理。得穴，令病人吸气一口，针至六分，觉针沉涩，复退至三四分，再觉沉涩，更退针一豆许，仰手转针头向病所，以手循经络循扪至病所，以合手以回针引气，过针三寸，随呼徐徐出针，勿闭其穴，命之曰泻。

补法，先以左手端揣按得穴，以右手置针于穴上，令病人咳嗽一声，捻针入腠理。得穴，令病人呼气一口，将尽纳针至八分，觉针沉紧，复退一分许，如更觉沉紧，仰手转针头向病所，依前循扪其病所，气至病已，随吸而走出针，速按其穴，命之曰补。

春夏秋冬深浅补泻法：春夏者皆先深而后浅，秋冬者皆先浅而后深，凡补泻皆然。

寒热补泻法

其补泻皆如前法，若病人患热者，若觉针气至病所，即退针三二分，令病人口吸气，鼻出气，依经生成数足，觉针下阴气隆至，依前法出针。若病人患寒病者，觉针气至病所，即进针至二三分，令病人鼻吸口呼，依本经生数足，觉针下阳气隆至，依前法出针。

灸法补泻

气盛则泻之，虚则补之。以火补者，毋吹其火，须自灭也。以火泻者，疾吹其火，传其皮，其火灭也。

取寸法

取病人男左女右，手中指第二节为内度，两横纹相去为一寸。

刺心痛诸穴

心痛，引腰脊欲呕，刺足少阴。

心痛，腹胀啬啬然，大便不利①，取足太阴。

---

① 利：原无，据《灵枢·杂病》补。

心痛，引小腹满，上下无常处，便溺难，刺足厥阴。

心痛，但短气不足以息，刺手太阴。

太溪穴，可灸三壮，或五七壮，此泻热厥心痛。

昆仑穴，可灸三壮，或五七壮，泻热厥痛。

接经法

心痛与背相接，善恐，如从后触其心，伛偻者，肾心痛也。先刺京骨、昆仑，不已，刺合骨。 心痛，腹胀，胸满，心尤痛者，胃心痛也。刺大都、太白二穴。 心痛如锥刺，乃心痛也。刺然骨、太溪。 心痛，苍然如死状，终日不得休息，乃肝心痛。取行间、太冲。 心痛，卧若徒居间，动作痛益甚，其色不变，此肺心痛也。刺鱼际、太渊，宣通气行，无所碍滞，则病愈也。

假令胆病，善洁面青，善怒，得弦脉，人病心下满，当刺胆井。如见善洁面青，善怒，脉又弦，人病身热，当刺胆荥。如依前色脉，人病体重节痛，当刺胆俞。如见善洁面青，善怒，脉又弦，人病喘咳寒热，当刺胆经。如依前色脉，又病逆气而泄，当刺胆合。余经例，皆仿此。

假令肝病，淋溲难，转筋，兼人病或心下满，或身热，或体重节痛，或喘咳，或逆气而泄，依前刺之，谓刺肝经诸穴也，脉沉而弦。

假令小肠经病，面赤，口干，喜笑，或心下满，刺井。或身热，刺荥。或体重节痛，刺俞。或喘咳寒热，刺经。或逆气而泄，刺合。脉浮而洪。

假令心经病，烦心，心痛，掌中热而哕，脉沉而洪。或心下满，刺井。或身热，刺荥。或体重节痛，刺俞。或喘咳寒热，刺经。或逆而泄，刺合。

假令胃经病，面黄，善噫，善思，善味，脉浮而缓，依上法刺之。

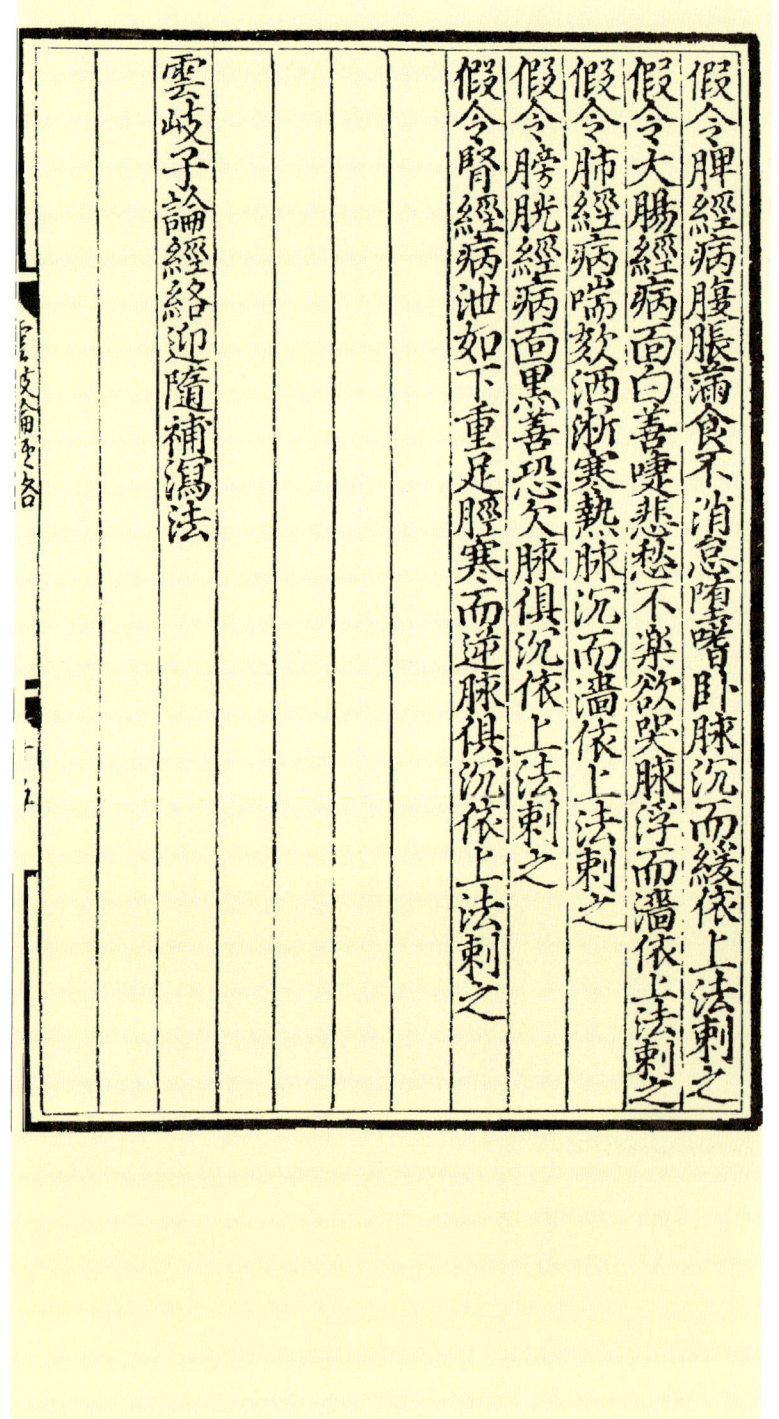

假令脾经病，腹胀满，食不消，怠惰，嗜卧，脉沉而缓，依上法刺之。

假令大肠经病，面白，善嚏，悲愁不乐，欲哭，脉浮而涩，依上法刺之。

假令肺经病，喘咳，洒淅寒热，脉沉而涩，依上法刺之。

假令膀胱经病，面黑，善恐欠，脉俱沉，依上法刺之。

假令肾经病，泄如下重，足胫寒而逆，脉俱沉，依上法刺之。

云岐子论经络迎随补泻法

扁鹊神应针灸玉龙经

元·王国瑞 撰
卞雅莉 校订

四库全书本

　　《扁鹊神应针灸玉龙经》一卷。元·王国瑞撰。刊于天历二年（1329）。刻本流传甚少。收辑编入《四库全书》，为皇家珍藏，轻易不得见。本书主要内容分为《一百二十穴玉龙歌》《注解标幽赋》《天星十一穴歌诀》《人神尻神歌诀》《六十六穴治证》《流注序》《磐石金直刺秘传》《灸法杂抄切要》及《飞腾八法起例》9个部分，书中扩充了奇穴，首次提出了经外奇穴名，倡用应穴、配穴，针刺多用透穴，讲求时日干支的配合，文义浅近，用语通俗，多用歌赋，便于诵读与记忆，并且发扬窦氏用穴，为历代医家所推崇，对后世影响极大，现今临床选穴也大多不出此范围。此次出版以1934年商务印书馆选印的《四库全书珍本》版为底版，该本为目前仅可查见版本。

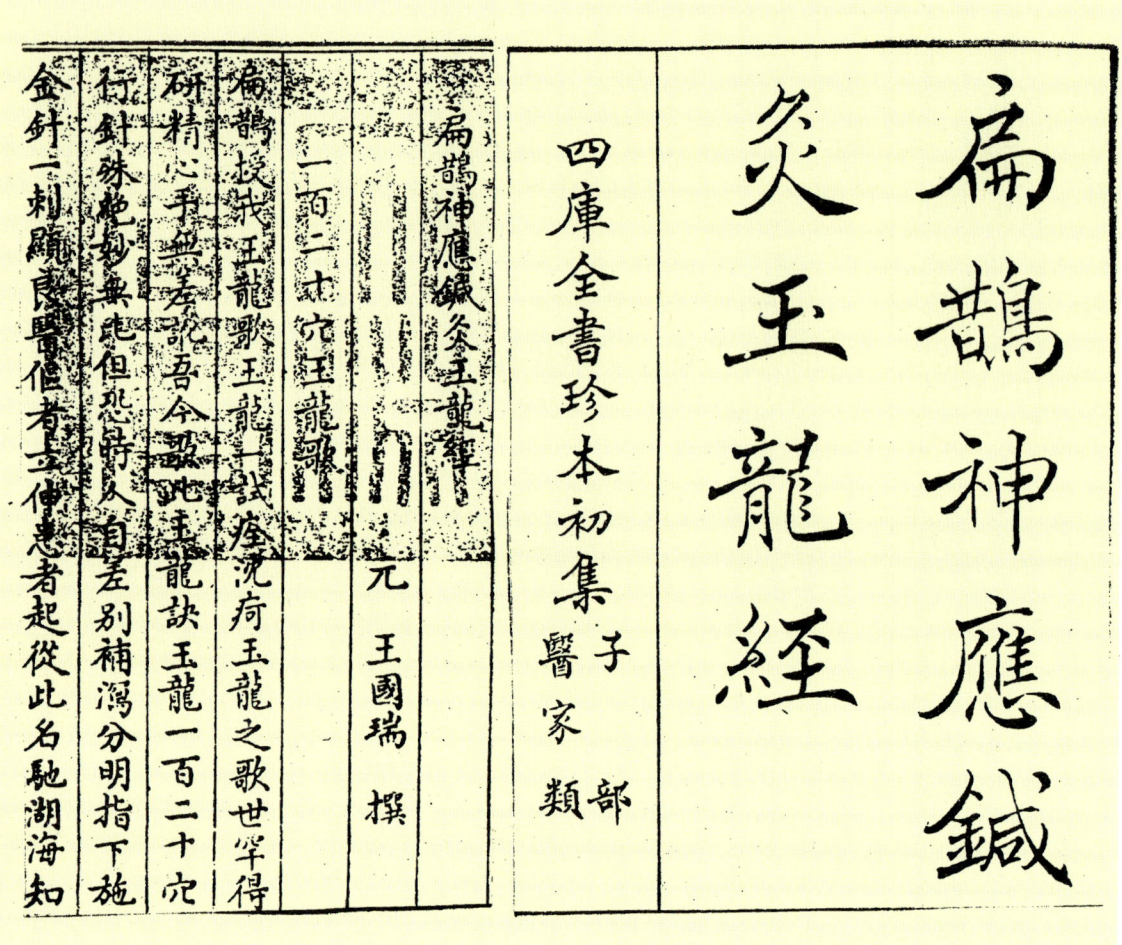

扁鹊神应针灸玉龙经

扁鹊神应针灸玉龙经

元 王国瑞 撰

《一百二十穴玉龙歌》

扁鹊授我玉龙歌,玉龙一试瘥沉疴。玉龙之歌世罕得,研精心手无差讹。

吾今歌此玉龙诀,玉龙一百二十穴。行针殊绝妙无比,但恐时人自差别。

补泻分明指下施,金针一刺显良医。伛者立伸患者起,从此名驰湖海知。

曲池补，人中泻；风池补，绝骨泻。

中风

中风不语最难医，顶门发际亦堪施。百会穴中明补泻，即时苏醒免灾危。

顶门即囟会穴，上星后一寸，禁不可刺，灸七壮，针泻之。

百会顶中央旋毛中，取眉间印堂至发际折中是穴。针一分许，中风，先补后泻，多补少泻。灸七壮，无补。

口眼㖞斜

中风口眼致㖞斜，须疗地仓连颊车。㖞左泻右依师语，㖞右泻左莫教差。

地仓在口傍直缝带路下，针一分。颊车在耳后坠下三分，沿皮向下透地仓一寸半，灸二七壮。

头风

头风呕吐眼昏花，穴在神庭刺不差。子女惊风皆可治，印堂刺入艾来加。

神庭在鼻直上入发际五分。针三寸，先补后泻，泻多补少。

印堂在两眉间宛宛中。针一分，沿皮先透左攒竹，补泻后转归元穴；退右攒竹，依上补泻。可灸七壮，小儿惊风灸七壮。大哭者为效，不哭者难治。随症急慢补泄。急者慢补，慢者急泄，通神之穴也。

偏正头风

头风偏正最难医，丝竹金针亦可施。更要沿皮透率谷，一针两穴世间稀。

丝竹在眉后入发际陷中，沿皮向后透率谷，在耳尖上一寸。针三分，灸七壮。开口刺，痛则泻，眩晕则补。

头风痰饮，宜泻风池穴

偏正头风有两般，风池穴内泻因痰。若还此病非痰饮，合谷之中仔细看。

风池在耳后颞颥骨筋下入发际，横针一寸半入风府。先补后泻，可灸七壮、二七壮。

合谷一名虎口。在手大指次指岐骨缝中，脉应手。直刺入一寸半，看虚实补泻。

头项强痛

项强兼头四顾难，牙疼并作不能宽。先向承浆明补泻，后针风府即时安。

承浆在唇下宛宛中。直针三分，可灸七壮，泻之。

风府在项后入发际一寸，两筋间，言语则起，不言语则陷，下处是穴。针三分，不可深，深则令人哑喋。

牙疼 附呕吐

牙疼阵阵痛相煎，针灸还须觅二间。翻呕不禁兼吐食，中魁奇穴试看看。

二间在手大指次指骨缝中。针一分，沿皮向后三分。灸七壮，看虚实补泻。

中魁在中指第二节尖。灸二七壮，泻之。禁针。

乳鹅

乳鹅之症更希奇，急用金针病可医。若使迟延难整治，少商出血始相宜。

少商在大指甲边内侧端，去爪甲如薤叶。针入一分，沿皮向后三分，泻之，三棱针出，血应合谷。

鼻渊

鼻流清涕名鼻渊，先泻后补疾可痊。若更头风并眼痛，上星一穴刺无偏。

上星在发际一寸半，取穴以手掌后横文按鼻尖，中指头尽处是穴。直针三分，灸七壮。鼻渊则补，不闻香臭则泻。应太渊穴，见后痰嗽歌。

不闻香臭

不闻香臭从何治，须向迎香穴内攻。先补后泻分明记，金针未出气先通。

迎香在鼻孔旁五分缝中，直针一分，沿皮向后上三分，泻多补少。禁灸。

眉目间痛

眉目疼痛不能当，攒竹沿皮刺不妨。若是目疼亦同治，刺入头维疾自康。

攒竹在眉尖陷中。针二分，沿皮向鱼腰，泻多补少。禁灸。

头维在额角发际，沿皮向下透至悬厘，是穴在额角。疼痛泻，眩晕补，灸二七壮愈。

心痛

九般心痛及脾疼，上脘穴中宜用针。脾败还将中脘泻，两针成败免灾侵。

上脘在脐上五寸。直刺三分半，看虚实补泻。

中脘在脐上四寸。法用草从鸠尾下至脐，折中是穴。直刺二寸五分，灸五十壮，止补多泻。

三焦

三焦邪气壅上焦，舌干口苦不和调。针刺关冲出毒血，口生津液气俱消。

关冲在手小指次指内侧端，如韭叶大。针一分，沿皮向后三分，泻。禁灸。小指次指者，无名指也。

上焦热　附心虚胆寒

少冲穴在手少阴，其穴功多必可针。心虚胆寒还泻补，上焦热涌手中寻。

少冲在手小指内侧端，去爪甲如韭叶大。直刺一分，沿皮向后三分，看虚实补泻。禁灸。

通里在腕后起骨上一寸。直针一分，宜泻不宜补，愈补愈发。禁灸。

痴呆

痴呆一症少精神，不识尊卑最苦人。神门独治痴呆病，转手骨开得穴真。

神门在手掌后，高骨陷中。针入三分，灸七壮。应后溪穴。

目赤

眼睛红肿痛难熬,怕日羞明心自焦。但刺睛明鱼尾穴,太阳出血病全消。

睛明在目内眦泪孔中。针入一分半,略针向鼻,泻。禁灸。

鱼尾即瞳子髎,在目上眉外尖。针一分,沿皮向内透鱼腰,泻。禁灸。太阳,在额紫脉上可出血。

目病隐涩

忽然眼痛血贯睛,隐涩羞明最可憎。若是太阳出毒血,不须针刺自和平。

太阳在额紫脉上,出血,三棱针刺之。应睛明穴。

目热

心血炎上两眼红,好将芦叶搐鼻中。若还血出真为美,目内清凉显妙功。

内迎香在鼻孔内,用芦叶或箬叶作卷,搐之,血出为好。应合谷穴。

目烂

风眩烂眼可怜人,泪出汪汪实苦辛。大小骨空真妙穴,灸之七壮病除根。

大骨空在手大拇指第二节尖上。灸七壮。

小骨空在手小指第二节尖上。灸七壮，禁针。

目昏

肝家血少目昏花，肝腧之中补更佳。三里泻来肝血益，双瞳朗朗净无瑕。

肝俞在背九椎两旁各一寸半。灸七壮，针入二分。

三里在膝下三寸，贴骨外廉。针三分，泻之。

耳聋　附红肿生疮

耳聋气闭不闻音，痛痒蝉吟总莫禁。红肿生疮须用泻，只从听会用金针。

听会在耳珠前陷中，口开方可下针。横下针刺半寸，灸二七壮。应合谷、足三里。

聋、病二症

若人患耳即成聋，下手先须觅翳风。项上倘然生病子，金针泻动号良工。

翳风在耳后陷中，开口得穴。针入半寸，泻之，灸七壮。

瘖哑

哑门一穴两筋间，专治失音言语难。此穴莫深惟是浅，刺深翻使病难安。

哑门在项后入发际五分，直针三分，莫深，深则令人哑。泻之，不补，灸七壮。

痰嗽喘急

咳嗽喘急及寒痰，须从列缺用针看。太渊亦泻肺家疾，此穴仍宜灸更安。

列缺在大指直上，叉手中指尽处是穴。针入三分，横针向臂，泻之。

太渊在掌后陷中三分。泻之。

咳嗽腰痛　附黄疸

忽然咳嗽腰脊痛，身柱由来穴更真。至阳亦医黄疸病，先泻后补妙通神。

身柱在背第三椎骨节。针三分，灸七壮，泻之。

至阳在背第七椎骨节尖。针三分，灸七壮，看虚实补泻。

伤风

伤风不解咳频频，久不医之劳病终。咳嗽须针肺腧穴，痰多必用刺丰隆。

肺俞在第三椎下，两傍各一寸五分宛中。灸三壮。

丰隆在足腕解溪上八寸。直针二分半，看虚实补泻，灸二七壮。

咳嗽鼻流清涕

腠理不密咳嗽频，鼻流清涕气昏沉。喷嚏须针风门穴，咳嗽还当艾火深。

风门在第二椎下，两傍各一寸半陷中。

喘

哮喘一症最难当，夜间无睡气遑遑。天突寻之真妙穴，膻中一灸便安康。

天突在结喉陷中。针可斜下半寸，灸七壮，泻之。

膻中在两乳中间。可泻，灸七壮，禁针。

气喘

气喘吁吁不得眠，何当日夜苦相煎。若取璇玑真个妙，更针气海保安然。

璇玑在天突下一寸。直针入三分，泻之，灸七壮。

气海在脐下一寸五分宛宛中。刺入三分，灸七壮，看病补泻。

哮喘痰嗽

哮喘咳嗽痰饮多，才下金针疾便和。腧府乳根一般刺，气喘风痰渐渐磨。

腧府在巨骨下，璇玑傍二寸陷中。针三分，灸三壮，看虚实补泻。

乳根在乳下一寸六分陷中，仰而取之。针一分。灸五壮至七壮，看病补泻。

口气

口气由来最可憎，只因用意苦劳神。大陵穴共人中泻，心脏清凉口气清。

大陵在掌后横纹中。针三分，泻之。

人中在鼻下三分陷中。针三分，直针向上。

气满

小腹胀满气攻心，内庭二穴刺须真。两足有水临泣泻，无水之时不用针。

内庭在足两指歧骨间。直刺三分，可泻补，灸二七壮。

临泣在夹溪①上三指四指间。针三分，禁灸。可以出一身之水，泻用香油抹孔穴则针孔不闭。

气　附心闷　手生疮

---

① 夹溪：应为"侠溪"。

劳宫穴在掌中心，满手生疮不可禁。心闷之疾大陵泻，气攻胸腹一般针。

劳宫在掌心，屈无名指，尽处是穴。针三分，灸七壮。大陵见前。

肩肿痛

肩端红肿痛难当，寒湿相搏气血狂。肩髃穴中针一遍，顿然神效保安康。

肩髃在肩端上，举手陷中。针二寸半。若手臂红肿疼痛，泻之；寒湿麻木，补之。

肘挛筋痛二首

两肘拘挛筋骨痛，举动艰难疾可憎。若是曲池针泻动，更医尺泽便堪行。

曲池在肘后外辅。

尺泽在肘中大筋外陷中。用手如弓，方可下针。先补后泻，针半寸，禁灸。

筋急不和难举动，穴法从来尺泽真。若遇头面诸般疾，一针合谷妙通神。

尺泽　合谷并见前。

臂痛

两胛疼痛气攻胸，肩井二穴最有功。此穴由来真气聚，泻多补少应针中。

肩井在肩端上，缺盆尽处。直针寸半停针。此穴五脏真气聚，不宜补，不宜灸停针。气虚人多晕乱，急泻之三里。应支沟穴。

肩背痛

肩臂风连背亦疼，用针胛缝妙通灵。五枢本治腰疼病，入穴分明疾顿轻。

五枢在臂部肩端骨下直缝尖。针入二寸半，灸二七壮，看虚实补泻。

虚

虚羸有穴是膏肓，此法从来要度量。禁穴不针宜灼艾，灸之千壮亦无妨。

膏肓在背骨四椎下，微约五椎上，微少四肋之间是穴，各三寸。用竹杖、两手撑开，陷中是穴。

虚弱夜起

老人虚弱小便多，夜起频频更若何。针助命门真妙穴，艾加肾腧疾能和。

命门在背骨十四椎下,与脐平。灸二七壮,禁针,针则愈甚,宜补不宜泻。

肾腧在命门两傍各一寸半。灸法依前,针法依前。

胆寒心惊鬼交白浊

胆寒先是怕心惊,白浊遗精苦莫禁。夜梦鬼交心腧泻,白环腧穴一般针。

心俞在背五椎两傍一寸半,沿皮向外一寸半。灸七壮,不可多,先补后泻,亦不宜多补。

白环腧在二十一椎两傍一寸半。直针一寸半,灸五十壮。夜梦鬼交,妇人白浊,宜补多。

劳证

传尸劳病最难医,涌泉穴内没忧疑。痰多须向丰隆泻,喘气丹田亦可施。

涌泉在脚底心,转足三缝中,又以二指至足跟尽处折中是穴。直针三分。伤寒劳瘵,有血可疗,无则危。先补后泻。

丹田在脐下三寸。针八分,补多泻少,可灸百壮。丰隆见前。

盗汗

满身发热病为虚,盗汗淋漓却损躯。穴在百劳椎骨上,金针下著疾根除。

百劳在背第一椎骨尖上。针三分，灸二七壮，泻之。应肺腧穴。

肾虚腰痛

肾虚腰痛最难当，起坐艰难步失常。肾腧穴中针一下，多加艾火艾无妨。

肾腧 见前

腰脊强痛

脊膂强痛泻人中，挫闪腰疼亦可针。委中也是腰疼穴，任君取用两相通。

人中即水沟穴，在鼻下三分衔水突起处是穴。针三分，向上些，少泻无补，法灸七壮。

委中在膝后腘纹动脉中。针一寸，见血即愈。

手腕疼

腕中无力或麻痛，举指酸疼握物难。若针腕骨真奇妙，此穴尤宜仔细看。

腕骨在手腕起骨前陷中，翻手得穴。针入三分，灸二七壮，泻之。手麻木则补，可灸三七壮。

臂腕痛

手臂相连手腕疼，液门穴内下针明。更有一穴名[1]中渚，

---

① 名：原作"明"，据文意改。

泻多勿补疾如轻。

液门在手小指次指本节后。针入一分，沿皮向后透入阳池，泻之。

中渚在小指次指岐骨间，本节后。针入一分，沿皮向后透腕骨，泻之。

虚烦

连日虚烦面赤妆，心中惊恐亦难当。通里心原真妙穴，神针一刺便安康。

通里在腕后侧，起骨后一寸。直针半寸，泻之，禁灸。

腹中气块

腹中气块最为难，须把金针刺内关。八法阴维为妙穴，肚中诸疾可平安。

内关在手掌后横纹二寸，两筋间。直刺，透外关，先补后泻。名阴维穴。禁灸。应照海穴。

腹痛

腹中疼痛最难当，宜刺大陵并外关。若是腹疼兼闭结，支沟奇穴保平安。

外关在腕后骨上二寸。直针透内关，先补后泻，灸七壮。大陵见前。

支沟在腕后三寸，对间使。针三分，透间使，灸七壮。间使见后疟疾下。

吹乳

妇人吹乳痛难熬，吐得风痰疾可调。少泽穴中明补泻，金针下了肿全消。

少泽在手小指端外侧，去爪甲如韭叶大。则一分沿皮向后三分，乳疽疾疼痛补，以吐为效。

白带

妇人白带亦难治，须用金针取次施。下元虚惫补中极，灼艾尤加仔细推。

中极在脐下四寸。直针二寸半，灸五十壮。妇人无子，宜刺灸，则有子，先泻后补。血气攻心，先补后泻。

脾疾翻胃

脾家之疾有多般，翻胃多因吐食飡。黄疸亦须腕骨灸，金针中脘必痊安。

腕骨在手腕侧，起骨前陷中。针二分，看虚实补泻，灸三七壮。

中脘在脐上四寸。针二寸五分，灸五十壮，补多泻少。

腿风

环跳为能治腿风，居窌二穴亦相同。更有委中出毒血，任君行步显奇功。

环跳在髀枢研骨下一指，侧卧，伸下足，屈上足方可。针三寸半，补少泻少，可灸。

委中见前。

居窌在环跳上一寸，取法如前。

膝腿无力

膝疼无力腿如瘫，穴法由来风市间。更兼阴市奇穴妙，纵步能行任往还。

风市在膝外廉上七寸，垂手中指尽处是穴。针入半寸，多补少泻，灸七壮。

阴市在膝上正七寸，垂手中指点穴。针入半寸，先补后泻，灸二七壮。

腿痛

髋骨能医两腿疼，膝头红肿一般同。膝关膝眼皆须刺，针灸堪称劫病功。

髋骨在膝盖上一寸，梁丘穴两傍各五寸。直针半寸，灸二七壮，随病补泻。

膝关在膝盖骨下，犊鼻穴傍。横针透膝眼，灸二七壮，随病补泻。

膝眼在膝下是穴，针三分，禁灸。

膝风

红肿名为鹤膝风,阳陵二穴便宜攻。阴陵亦是神通穴,针到方知有俊功。

阳陵泉在膝外辅骨下一指陷中。横针透阴陵泉,针入二寸,看病补泻。

阴陵泉在膝内辅骨下空陷中。横针透阳陵泉。又法:取曲膝之横纹尖头是穴。针二寸五分。

脚气

寒湿脚气痛难熬,先针三里及阴交。更兼一穴为奇妙,绝骨才针肿便消。

三里穴见前。

三阴交在内踝上三寸,取中骨陷中。又云:在内踝上八寸。脚气,三寸,泻;妇人鬼胎,八寸,针三分。

绝骨在足外踝上三寸。横针二分半,灸二七壮。

脚肿

脚跟红肿草鞋风,宜向昆仑穴上攻。再取太溪共申脉,此针三穴病相同。

昆仑在足外踝后陷中。横针透吕细穴,灸二七壮,泻多补少。

太溪在内踝后,跟骨上动脉陷中。

申脉在足外踝骨节下，赤白肉际横纹。刺半寸，泻多补少，禁灸。

脚背痛

丘墟亦治脚跗疼，更刺行间疾便轻。再取解溪商丘穴，中间补泻要分明。

丘墟在足外踝前三分。麻木补之，如脚背红肿，出血甚妙。

行间在足大指次指虎口两岐骨间。针半寸，灸二七壮，疼痛泻之，痒麻补之。

解溪在足腕上大筋外宛宛中。针半寸，灸七壮，如头重、头风，先补后泻，此即草鞋带穴也。

商丘在足内踝下，微前三寸。斜针三分，后透昆仑。

脚疾

脚步难移疾转加，太冲一穴保无他。中封三里皆奇妙，两穴针而并不差。

太冲在行间上二寸。直针半寸，禁灸。三里，见前。

中封在足腕上，筋内宛宛中。针半寸，灸二七壮。

疟疾

疟疾脾寒最可怜，有寒有热两相煎。须将间使金针泻，泻热补寒方可痊。

间使在掌后横纹直上三寸，两筋直透支沟，灸二七壮，热多则泻，寒多则补，针入半寸。

时疫疟疾

时疫疟疾最难禁，穴法由来用得明。后溪一穴如寻得，艾火多加疾便轻。

后溪在手小指本节后，握拳横纹尖。针半寸，灸七壮，同间使补泻法。

瘰疬

瘰疬由来瘾疹同，疗之还要择医工。肘尖有穴名天井，一用金针便有功。

天井在肘尖骨上陷中。取法用手叉腰方可下针，内少海穴，外少海穴。三分，泻之。

痔瘘

九般痔疾最伤人，穴在承山妙如神。纵饶大痛呻吟者，一刺长强绝病根。

承山在仆参上八寸，腿肚下分肉间。

长强在二十一椎下，尾闾大骨当中是穴。针一寸，大痛方是穴。灸二七壮，泻之。又治胡孙劳。

大便闭塞

大便闭塞不能通，照海分明在足中。更把支沟来泻动，方知医士有神功。

照海足内踝下白肉际。针四分，泻之。支沟，见前。

身痛

浑身疼痛疾非常，不定穴中宜细详。有筋有骨须浅刺，灼艾临时要度量。

不定穴又名天应穴，但疼痛便针，针则卧，针出血无妨，可少灸。

惊痫

五痫之症不寻常，鸠尾之中仔细详。若匪明师真老手，临时尤恐致深伤。

鸠尾在胸前鸠尾骨下五分。针二寸半，不宜多灸，灸多令人健忘，各一七壮。非老师高手不可下针，至嘱至嘱。

水肿

病称水肿实难调，腹胀膨脐不可消。先灸水分通水道，后针三里及阴交。

水分在脐上五分。灸五十壮。单腹胀宜泻，气满腹疼，先补后泻。

三里见前。

三阴交见前。与绝骨相对，灸一七壮，治法同水分。

疝气三首

由来七疝病多端，偏坠相兼不等闲。不问竖痃并木肾，大敦一泻即时安。

大敦在足大趾端，去爪甲如韭叶大及三之毛中。针三分，沿皮向后三分，有泻有补。此穴亦治足寒湿脚气。

竖痃疝气发来频，气上攻心大损人。先向阁门施泻法，大敦复刺可通神。

阁门在玉茎毛际两傍各三寸。针一寸半，泻之，灸五十壮。

冲心肾疝最难为，须用神针病自治。若得关元并带脉，功成处处显良医。

关元在脐下三寸。针二寸，灸随年壮。即丹田也。补，不泻。

痔漏

痔漏之疾亦可针，里急后重最难禁。或痒或痛或下血，二白穴从掌后寻。

二白在掌后横纹上四寸，两穴对并一穴，在筋中间，一穴在大筋外。有一法用草从项后转至结喉骨尖，骨尽折了，将草折于两，中对大指虎口缝，双圈转，两头点掌后臂上，草尽处是穴。灸二七壮，泻之，禁灸。

泄泻

脾泄为灾若有余，天枢妙穴刺无虞。若兼五脏脾虚证，艾火多烧疾自除。

天枢在脐两傍各二寸。针一寸，灸五十壮，宜补。应脾腧穴。

伤寒

伤寒无汗泻复溜，汗出多时合谷收。六脉若兼沉细证，下针才补病痊瘳。

复溜在足内踝上二寸。针一分，沿皮向骨下一寸半，灸二七壮。神效。

合谷在手虎口陷中。寒补，热泻。

伤寒过经

过经未解病沉沉，须向期门穴上针。忽然气喘攻胸胁，三里泻之须用心。

期门在乳下四寸第三肋[①]端。针一分，沿皮向外一寸五分。先补后泻，灸二七壮。

---

① 第三肋："肋"，原作"筋"，据《针灸甲乙经》卷三第二十二改。又，"第三肋"，《针灸甲乙经》《千金翼方》等书均作"第二肋"。

脚细筋疼

脚细拳挛痛怎行，金针有法治悬钟。风寒麻痹连筋痛，一刺能令病绝踪。

悬钟在足外踝三寸。针三分。应环跳穴。

牙疼

风牙虫蛀夜无眠，吕细寻之痛可蠲。先用泻针然后补，方知法是至人传。

吕细在足内踝骨肉下陷中。针三分，大泻尽方补，痛定出针，灸二七壮。

心腹满痛 附半身麻痹、手足不仁

中都原穴是肝阴，专治身麻痹在心。手足不仁心腹满，小肠疼痛便须针。

中都在足内踝上七寸。针一寸半，沿皮向上一寸，灸七壮。

头胸痛、呕吐、眩晕

金门申脉治头胸，重痛虚寒候不同。呕吐更兼眩晕苦，停针呼吸在其中。

金门在足外踝附骨下陷中。针三分，直透申脉，泻实补虚，灸二七壮。

申脉在足外踝骨下赤白肉际横纹。刺入半寸，泻多，补少，禁灸。

小肠疝气连腹痛

水泉穴乃肾之原，脐腹连阴痛可蠲。更刺大敦方是法，下针速泻即安然。

水泉在足内踝附骨横量一寸，直下一寸。针五分，泻之，灸七壮。

脾胃虚弱

咽酸口苦脾虚弱，饮食停寒夜不消。更把公孙脾腧刺，自然脾胃得和调。

公孙在足内侧本节后一寸陷中。蜷两脚底相对。针一寸三分。

脾腧在背脊十一椎两傍一寸半。针三分，灸三壮。

臂细筋寒骨痛

臂细无力转动难，筋寒骨痛夜无眠。曲泽一针依补泻，更将通里保平安。

曲泽在肘横纹筋里，与尺泽穴对，筋外尺泽穴，筋内曲泽穴，陷中。针三分，痛，泻，禁灸。

穴法歌 穴法相应三十七穴

穴法浅深随指中，砭焫尤加显妙功。劝君若治诸般病，何不专心记《玉龙》。

圣人授此《玉龙歌》，补泻分明切莫差。祖师定穴通神妙，说与良医慎重加。

承浆应风府，风池应合谷；迎香应上星，翳风应合谷；

听会应合谷，哑门应人中；攒竹应太阳，太阴应合谷睛明；

内迎香应合谷，人中应委中；肾腧应委中，髋骨应风市；

足三里应膏肓，肩井应足三里；阳陵泉应支沟，昆仑应命门；

昆仑应行间，申脉应合谷；太冲应昆仑，髋骨应曲池；

肩井应支沟，尺泽应曲池；肩髃应髋骨，间使应百劳；

关冲应支沟，中渚应人中；少冲应上星；后溪应百劳；

神门应后溪，通里应心腧；百劳应肺俞；膏肓应足三里；

风门应列缺；照海应昆仑；鸠尾应神门；中极应白环腧；

天枢应脾腧。

《注解〈标幽赋〉》

拯救之法，妙用者针，察岁时于天道，定形气于予心。春夏瘦而刺浅，秋冬肥而刺深。不穷经络阴阳，多逢刺禁。既论脏腑虚实，须向经寻。

第一韵专论针刺之当谨慎，不可造次，须辨经络阴阳、脏腑虚实而行补泻也。

原夫起自中焦，水初下漏，太阴为始，至厥阴而方终；穴出云门，抵期门而最后。

第二韵专明十二经脉常行之，度一日一周，自寅手太阳之脉，出云门也，至丑足厥阴之脉，穴出期门也，为终。周而复始循环，与滴漏天度无差，号曰斗合人统也。

正经十二，别络走三百余支

十二经络、督任两经贯串三百六十余穴，以同日度并诸络。十二经、奇经八脉、皇络、孙络、横络、丝络，未取尽名。然不过一昼夜脉行一万三千五百息，血行八百一十丈，一周而已矣。

正侧偃伏，气血有六百余候

背为阳，行于阴俞；腹为阴，行于阳俞，总三百六十余穴，左右胁助合穴六百余候。

手足三阳，手走头而头走足；手足三阴，足走腹而肩走手

手三阳，从手走至头；足三阳，从头走至足；足三阴，从足走至腹；手三阴，从胸走至手，《难经》所载明矣。

要识迎随，须明逆顺

顺经络而刺是谓补，逆经络而刺是谓泻。手法在人，依经用度。

况乎阴阳气血多少为最，厥阴、太阳，少气多血；太阴、少阴，少血多气；而又气多血少者，少阳之分；气盛血多者，阳明之位。先详多少之宜，次察应至之气。

气血多少，已注经络，不必重论。

轻滑慢而未来，沉涩紧而已至。

指弹其穴，穴下气轻、滑、慢，气未至也，勿刺，待气至方可刺也。穴下气来沉、涩而急，即可刺也。

既至也，量寒热而留疾。未至者，据虚实而候气。

气至也，可留则留，可速则速。寒则留，热则速，不可失时。候气未至，或进或退，或按或提等，引气至方可刺也。

气之至也，若鱼吞钩饵之浮沉

气至穴下，若鱼吞钩，若蚁奔走，或浮或沉也。

气未至也，似潜处幽堂之深邃。

穴下气不至，若虚堂无人，刺之无功，不可刺也。

气至速而效速，气至迟而不治。

气之至也,刺之即愈。气未至也,如刺绣工,徒劳人尔。

观夫九针之法,毫针最微,七星可应,众穴主持。

古针有九名,毫针按七星斡运璇玑,最为常用。

本形金也,有触邪扶正之道。

金者,刚健中正之性,可以去邪,扶持正气也。本形言针之为物。

短长水也,有决凝开滞之机。

水有开山穿石之力,以润下为功。针之短长深浅,如水之用也。

定刺象木,或斜或正。

针刺,可曲,可直,可斜,可正,犹木之曲直也。

口藏比火,进阳补赢。

口温针热,补调荣卫,毋令冷热相伤,犹火之能炎上也。

循机门而可塞,以象土。实应五行而可知。

土可以塞水,针可以塞病,源是以象土也。一针之用,五行俱全。

然是一寸六分，包含妙理。虽然拟于毫发，同贯多岐。

恒所用者毫针也。按黄帝铜人流注之法，肘前膝下一寸六分，止有八分为针柄，是针二寸四分也。按气血、经络变化无方，惟针所治。

可平五脏之寒热，能调六腑之虚实。

脏腑要分表里、虚实、寒热，针法在斯矣。

拘挛闭塞，遣八邪而去矣；寒热痛痹，开四关而已之。

太乙移宫之日，八风之邪。主人寒热头痛，若能开辟四关，病可除也。四关者，两手、两足，刺之而已矣。正所谓六十六穴之中也。

凡刺者，使本神朝而后入；既刺也，使本神定而气随。神不朝而勿刺，神已定而可施。

神者脉也。脉息见于穴下，气至可刺之，脉息不至则不均，不全则不定，穴下气分不可刺也。至慎、至慎。

定脚处取气血为主意，下手处认水土是根基。

先占口鼻，呼吸匀者可刺。水土者，太溪、冲阳也。绝则勿刺焉。

天、地、人，三才也，涌泉同璇玑、百会。

百会在顶，应天主乎气；涌泉在足底，应地土乎精；璇玑在胸，应人主乎神。得之者生，失之者亡，应乎三才者也。

上中下，三部也，大包与天枢、地机。

上中下三部，谓之三要。大包在腋下三寸，主脾之大络，一要也；天枢者，夹脐旁二寸，谓之关，二要也；地机者，脾舍之郄，在膝下五寸，下部之总，三要也。

阳跷、阳维并督脉，主肩背腰腿在表之病。

督脉起下极之俞，主肩背夹脊之病。阳跷在足外踝下白肉际，足太阳膀胱穴。阳维在膀胱下命门穴，与督脉皆属阳，为补泻兼治胻酸、身颤、癫痫之疾。督脉为阳脉之海。

阴跷、阴维、任、带、冲，主心腹胁肋在里之疑。

任脉起中极之俞，上毛际曲骨俞。冲脉起气冲并足阳明至胸，散诸部中。带脉起于季胁下一寸八分，周回一身，与任脉同治，阴脉之海也。阴跷起于跟中。阴维起于诸阴交会处，所治腹里诸疾也。

二陵、二跷、二交，似续而交五太。两间、两商、两井，相依而列两肢 两肢当作四肢

阳陵泉、阴陵泉、阳跷、阴跷、交信、交仪。五太者，相接太冲、太白、太溪、太钟、太陵、商丘、商阳、二间、三间、天井、肩井，相依乎手足四肢也。上下左右，前后内外交平而百病可治也。

足见取穴之法，必有分寸。先审自意，次观肉分。或伸屈而得之，或平直而安定。在阳部筋骨之侧，陷下为真；在阴分郄腘之间，动脉相应。 自意当作字意。

取穴莫熟于分寸，详字意最紧。手背、足背、脊背，阳部在两筋之旁，以指按陷下者是穴。手心、脚底、肚腹，阴之分，在筋骨郄腘之间，以指下动脉应之是穴也。

取五穴用一穴而必端，取三经使一经而可正。

取五穴者，谓如阳经用甲、丙、戊、庚、壬时，取一时，分井、荥、俞、经、合，五穴既定然后取一穴得时刺之。三经者假令胆经受病宜取肝经，拘关又取脾经，甲胆与己脾为奇偶，三经只取一经。余同此例。

头部与肩部详分，督脉与任脉异定。

此言经络须要精熟，督脉、任脉，一阳一阴，在明师手指，不可造次。

明标与本，论刺深刺浅之经；住痛移疼，取相交相贯之迳。

日法寅、卯、辰，上为标；申、酉、戌，下为本。巳、午、未，上为标；亥、子、丑，下为本，故知标病大本病轻浅也，交贯之路谓阴交阳会走经走络配合之处也，皆可互标而刺之。

岂不闻脏腑病，而求门、海、俞、募之微。

门、海出入之道，俞、募终始之处，五脏各有俞、募。

经络滞，而求原、别、交、会之道。

阴俞阴，谓之交；阳原阳，谓之会。

更穷四根，三结，依标本而刺无不痊。

《素问》云：太阳根于至阴，结于命门；阳明根于厉兑，终于颡颊；少阳根于窍阴，结于窗笼；太阴根于隐白，结于太仓；少阴根于涌泉，结于廉泉；厥阴根于大敦，结于玉英，此谓三结四根。有足太阳根于复溜，溜于京骨，注于昆仑，入于天柱、飞扬也；足少阳根于窍阴，溜于丘墟，注于阳辅，入于光明、天容也；足阳明根于厉兑，溜于冲阳，注于下陵，入于人迎、丰隆也；手太阳根于少泽，溜于阳谷，注于少海，入于天窗、支正也；手少阳根于关冲，溜于阳池，注于支沟，入于天牖、外关也；手阳明根于商阳，溜于合谷，注于阳溪，入于天突、偏历也；手太阴根于少商，溜于太渊，注于列缺，入于迎香；手少阴根于少冲，溜于神门，注于通里，入于极泉；手厥阴根于中冲，溜于大陵，注于内关，入于天池、郄门也。按：《素问》此篇不载后一段。

但用八法、五门，分主客而针无不效。

用针八法者，迎随一也，转针二也，指法三也，针头四也，虚实五也，阴阳六也，提按七也，呼吸八也。补虚泻实，损益在此八法。五门者，井、荥、俞、经、合也。春刺井，夏刺荥，秋刺经，冬刺合，四季月刺俞穴。五门一月一同，一日亦有五门同年辰例。客者，客邪也；主者，主气也。知之者，刺之无有不效。

八脉始终连八会，本是纪纲；十二经络十二原，是为枢要。

甲光明走乙肝，乙蠡沟走甲胆，丙腕骨走丁心，丁通里走丙小肠，戊丰隆走巳脾，己公孙走戊胃，庚偏历走辛肺，辛列缺走庚大肠，壬飞扬走癸肾，癸大钟走壬膀胱，三焦与包络相为表里，此为十二原穴。八脉者，奇经也。有督脉、任脉、冲脉、带脉、阴维、阳维、阴跷、阳跷，是为八脉也。八会者，腑会中脘，脏会章门，筋会阳陵泉，髓会阳辅，血会膈俞，骨会大杼，脉会太渊，气会膻中，此八穴阴通八脉，相符而用。

一日刺六十六穴之法，方见幽微；一时取十二经之原，始知要妙。

一日刺六十六穴之法，用甲、丙、戊、庚、壬五穴，每时相配乙、丁、己、辛、癸。一时十穴，五六三十，两手两足相对，共计六十穴。一时平取十二经之原，亦可遍经而已矣。

原夫补泻之法，非呼吸而在手指；速效之功，要交正而识本经。

《经》云：宁失其穴，勿失其经；宁失其时，勿失其气。古人云：有八法，弹、捻、循、扪、摄、按、爪、切，用此如神，故不再执呼吸也。

交经缪刺，左有病而右畔取；泻络远针，头有病而脚上针。

手足大病，左因右侵凌，右因左攻击。黄帝云：是动则病经气，更取所生者病，血络更然，故上下、前后、左右、腹背，交经平刺也。

巨刺与缪刺各异，微针与妙刺相通。

巨、微、妙，毫针之刺；缪，交平而刺；巨，随气色而针之，故不同也。

观部分而知经络之虚实；视浮沉而辨脏腑之寒温。

此言三部九候，刺虚实、寒热、表里也，而后刺法行焉。且夫先令针耀，而虑针损；次藏口内，而欲针温。

古人云：口温针暖，毋令针冷，与皮肉相合，故不损折也。

目无外视，手如握虎，心无内慕，如待贵人。左手重而多按，欲令气散；右手轻而徐入，不痛之因。

手法之原，先要左手穴在重按有准，右手轻捻至分寸，自不痛也。

空心恐怯，直立侧而多晕；背目沉掐，坐卧平而没昏。

此明用针规矩法式也。

推于十干、十变，知孔穴之开合；论其五行、五脏，察日时之旺衰。伏如横弩，应若发机。阴交、阳别而定血晕，阴跷、阳维而下胎衣。

三阴之交与三阳别走阴跷、阳维，皆治产难、下胎、血晕，此之谓也。

痹厥偏枯，迎随俾经络接续；漏崩带下，温补使气血依归。

风科有一痹，言风寒湿冷而为痹也。接续，刺包、焦诸穴。女人血下有四：崩者急下，漏者点滴下，渗者浸浸而下，带者随便溺而下。荣卫气息安定，方可刺之。

静以久留，停针候之。

用针刺产难、崩漏淹涎等病，皆可停针留法，罔不效也。

必准者，取照海治喉中之闭塞；端的处，用大钟治心内之呆痴。

照海通阴跷，足少阴经也，可刺喉闭。大钟走足太阳，可刺失心之病。

大抵疼痛实泻，痒麻虚补。体重节痛而俞居，心下痞满而井主。

百病麻痒不仁，清冷者，虚也，可补之；疼痛者，实也，可泻之。五门所主不同，井心主下满闷；荥主气热恍惚；俞[1]主体节疼痛；经主寒热喘嗽；合主气逆泄利也。

心胀咽痛，针太冲而必除；脾痛胃疼，泻公孙而立愈。胸满腹痛刺内关，胁疼肋痛刺飞虎。筋挛骨痛而补魂门，体热劳嗽而泻魄户。头风头痛刺申脉与金门，眼痒眼疼，泻光明与第五。泻阴郄止盗汗，治小儿骨蒸。刺偏历利小便，医大人水蛊。中风环跳而宜刺，虚损天枢而可补。

此一节俞穴明注，不必重解。

由是午前卯后，太阴生而疾温；离左酉南，月朔死而速冷。

子、丑、寅三时，阴中之少阳不足为用也。午前卯后

---

[1] 俞：原作"愈"，据文意改。

乃辰巳之时，阳中之老阳，可治万病之虚寒。酉、戌、亥三时，阴中之老阴，不足生发也。离左酉南，乃未申之时，阳中之少阴，可治万病之烦躁者。温其虚寒则针而补之，灸而呵之；冷其烦躁则针而泻之，灸而吹之。以丈夫同室女、妇人，比童子治之。

循扪弹弩，留吸母以坚长。爪下伸提，疾呼子而嘘短。

此言八法，虚补其母，实泻其子也。

动退空歇，迎夺右而泻凉；推内进搓，随济左而补暖。

此明左右转针补泻，取手俯、手仰法也。

慎之！大患危疾，色脉不顺而莫针；寒热风阴，饥饱醉劳而切忌。

天有六气，阴、阳、风、雨、晦、明；地有六邪，风、寒、暑、湿、温、燥；人有六情，喜、怒、哀、乐、好、恶。共十八事，皆禁忌，不可针也。

望不补而晦不泻，弦不夺而朔不济。

望日魂魄皆满，血气坚盈，不可补也。晦日月空已尽，人气亦衰，不可泻也。朔日月会也，月之阴魄未成，日之阳魂始生，人气亦然，故不可泻也。上弦月始生，气血始结，卫气始行，不可夺也。下弦月始减，人气血亦空，不可迎也。古圣有云，针刺之法，大禁一月之内晦、朔、弦、望四日，谓之四忌。

精其心而穷其法，无灸艾而坏其皮；正其理而求其源，免投针而失其位。位者，胃也。

灸不当其穴，损伤荣血，肝也。刺不中其法，丧败卫气，胃也。

避灸处而和四肢，四十有九；禁刺处而除六俞，一十有二。

忌针灸之穴，见《针经》第四卷。

抑又闻高皇抱疾未瘳，李氏刺巨阙而得甦；太子暴死为厥，越人针维会而复醒。肩井、曲池，甄权刺臂痛而复射；悬钟、环跳，华佗刺躄足而立行。秋夫针腰俞而鬼免沉疴，王纂针交俞而妖精立出。刺肝腧与命门，使瞽士视秋毫之末；取少阳与交别，俾聋夫听夏蚋之声。嗟夫！去圣愈远，此道渐坠，或不得意而散其学，或衒其能而犯禁忌。愚庸志浅，难契于玄言，至道渊深，得之者有几？偶述斯言，不敢示诸明达者焉，庶几乎童蒙之心启。

《天星十一穴歌诀》

三里内庭穴，曲池合谷彻。委中配承山，下至昆仑绝。环跳与阳陵，通里与列缺。合担用法担，合截用法截。专心常记此，莫与闲人说。三百六十法，不如十一穴，此法少人知，金锁都关镝。将针治病人，有如汤沃雪。非人莫传与，休把天机泄。

三里

三里在膝下，三寸两筋间，能除心腹胀，善治胃中寒，肠鸣并积聚，肿满膝胫酸，劳伤形瘦损，气蛊病诸般。人过三旬后，针灸眼能宽。取穴当举足，得法不为难。

内庭

内庭足两间，胃脉是阳明，针治四肢厥，喜静恶闻声，遍身风瘾疹，伸欠及牙疼，疟病不思食，针著便惺惺。

曲池

曲池曲肘里，曲著陷中求，善治肘中痛，偏风手不收，挽弓开未得，筋缓怎梳头，喉闭促欲绝，发热竟无休，遍身风瘾疹，针灸必能瘥。

合谷

合谷名虎口，两指岐骨间，头疼并面肿，疟疾病诸般，热病汗不出，目视暗漫漫，齿龋鼻衄衄，喉禁不能言，针著量深浅，令人便获安。

委中

委中曲䐐里，动脉偎中央，腰重不能举，沉沉压脊梁，风痹髀枢痛，病热不能凉，两膝难伸屈，针下少安康。

承山

承山名鱼腹，腨下分肉间，可治腰背痛，久持大便难，脚气膝下肿，战栗腿疼酸，霍乱转筋急，穴中刺必安。

昆仑

昆仑足外踝，后向足跟寻。腨肿腰尻痛，脚胯痛难禁，头疼肩背急，气喘上冲心，双足难行履，动作即呻吟，要得求安乐，须将穴下针。

环跳

环跳在髀枢，侧身下足舒，上足曲求得，针得主挛拘，冷风并湿痹，身体或偏枯，呆痴针与灸，用此没疏虞。

阳陵

阳陵居膝下，一寸外廉中。膝腿难伸屈，拘挛似老翁，欲行行不得，冷痹及偏风，诚记微微刺，方知最有功。

通里

通里腕侧后，度量一寸中，善呻并数欠，懊憹及心忪，实在四肢肿，喉间气难通，虚则不能语，苦呕痛连胸，肘膊连臑痛，头腮面颊红，针入三分妙，神功甚不穷。

列缺

列缺腕侧上，手指头交叉，主疗偏风患，半身时木麻，手腕全无力，口禁不开牙，若能明补泻，诸病恰如拿。

《人神尻神歌诀》

九部人神歌诀

一脐二心三到肘，四咽五口六在手；
七脊八膝九在足，轮流顺数忌针灸。

九宫尻神歌诀

针家若要辨尻神，一岁坤宫外踝轮；
二震还当牙共腨，三头口乳巽宫陈；
四中肩尾并窮骨，五耳乾宫背面循；
六管兑宫当手膊，七为腰项艮之门；
八离膝肋毋轻视，九坎当脐肘脚存；
十岁依前零顺走，明医仔细与评论。

其法一岁起坤宫，二岁震宫，若一十岁仍在坤宫，二十岁震宫，三十岁巽宫，零年随顺，一岁一宫，顺行矣。

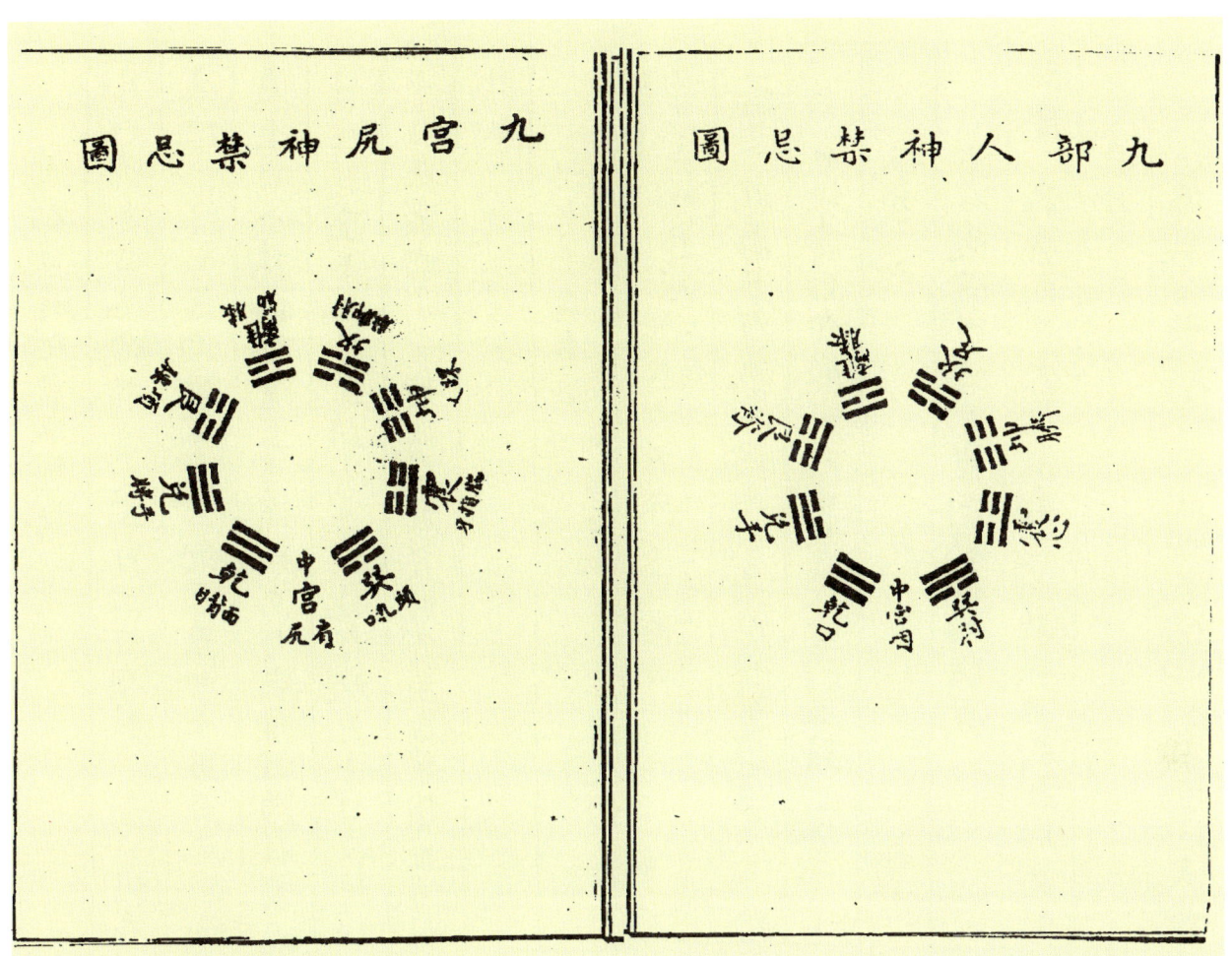

九部人神禁忌图

九宫尻神禁忌图

《太乙日游九宫血忌诀》

凡八节之日，各依其宫，起一日、二日，顺数一十日，仍在本宫。二十日、三十日，零数一例顺至四十五日止，假如夏至日，一日在离宫，二日在坎，三日在坤，四日在震，五日在巽，至十日复至离宫。二十日在坎，三十日在坤，四十日在震，四十一日在巽，不宜针灸左肩也。余并同用此例。

《六十六穴治证》通支别共九十四穴

辛手太阴肺经 凡五穴，为井、荥、经、腧、合，二穴为支别，共七穴。

少商，为井木。在大指端内侧，去爪甲如韭叶大，与爪甲根齐，白肉际宛宛中。禁灸，宜刺血，针三分，向上三分。

治咳嗽喘逆，咽喉壅闭，双鹅，枯楼风。

鱼际，为荥火。在大指本节后内散脉，曲指大维尖。针三分。

治伤风咳嗽，头疼目眩，咽干，呕吐，少气，掌心、大指发热痛。

太渊，为俞土。在掌后横纹头陷中。

治咳嗽、腹胀、心疼，呕吐上气，眼疾。

经渠，为经金。在寸口陷中，脉会处。禁灸，伤神。针向太渊穴。

治热病、喘逆，心痛呕吐。

尺泽，为合水。在肘中约上动脉，臂屈伸横纹筋骨罅中。禁灸。

治五般腰疼，手臂风痹。肘疼筋急，咳嗽上气，口干痛，癫痫。

列缺，通任脉，别走阳明。针一分，向下。在腕侧，以手交叉取食指尽处，两筋骨罅中。

治伤寒，发热无汗，气喘寒热，诸嗽有痰，心满腹胀，食噎，游走气，刺七癥八瘕，肠风，脏毒，小便五淋，半身不遂，腕劳臂痛，痃疟，妇人血气不和，胎衣不下，小儿脱肛。

孔最，抵手阳明，在腕上一寸宛宛中。

治太阴热病无汗，肘臂屈伸难。

庚手阳明大肠经 正六穴，其支二穴，共计八穴。

商阳，为井金。在大指次指内侧，去爪甲如韭叶。针一分，向上三分。

治喘急气上，牙痛，耳聋，目赤肿。

二间，为荥水。在大指次指第二节后，内侧陷中。针入一分，向后三分。

治肩背强痛，心惊，喉痹，鼻衄，牙痛。

三间，为俞水。在大指次指第三节后内侧，捻拳横纹头中。针一分，沿皮向后透合谷穴。

治胸满，肠鸣泄泻，喉痹咽干，气喘唇焦，牙痛齿龋。孕妇勿用。

合谷，为原。在大指次指虎口岐骨间动脉中。

治头面耳目鼻颊口齿诸疾，伤寒发热无汗，小儿疳气，眼疾。

阳溪，为经火。在腕中上侧，两筋间陷中。直刺下。

治热病心烦，头风目痛，癫痫，喜笑如神。

曲池，为合土。在肘外辅骨，屈伸、曲手横纹头，以手拱胸取之。

治中风半身不遂，遍身风疼，疮疥，两手拘挛红肿，伤寒发，过经不除。

偏历，手阳明络，别走太阴。在腕后三寸。

治疟寒热无汗，目昏耳鸣，口㖞，手痛，喉痹，衄蚘，水蛊，小便不利。

肩髃，两手关系肩头膊骨正中，两骨间，举臂取之。

治中风半身不遂，手臂挛急，筋骨痠痛，风热瘾疹。

丁手少阴心之经 正五穴，其支二穴，共计七穴。

少冲，为井木。在小指内侧，去爪甲如韭叶。

治五痫，心痛，热病，胸满气急，手挛臂痛，掌热。虚悲惊，实喜笑。

少府，为荥火。在小指本节，直劳宫中。

治虚悲忧少气，心痛；实癫痫，谵语，臂疼，背疽初发。

神门，为俞土。在掌后兑骨端。

治疟，恶寒发热，咽干身热，狂言，胸满腹痛，减食，心惊，少气喘嗽，唾红，吐血，遗尿，手臂难举，五痫之疾。

灵道，为经金。在掌后一寸。

治心疼悲恐，暴喑难言。

少海，为合水。在肘内廉节后大骨外，去肘端五分，横纹动脉中，屈肘向头取之。忌灸。

治头疼，项急，胸满，心烦及肩髆手臂麻木难举。

阴郄，在掌后去腕五分，动脉中。

治胸满心痛，气逆，失音难言，衄血，洒淅恶寒，霍乱，惊恐，盗汗，小儿骨蒸。

通里，别走太阳，在腕后一寸。

治心惊怔忡，烦闷，腹胀减食，头面赤，四肢不遂，痠痛气不和。

丙手太阳小肠经 正六穴，其支二穴，共计八穴。

少泽，为井金。在小指端，去爪甲下一分。

治项急，咳嗽，喉痹，舌疮，目赤，妇人无乳并乳痈。

前谷，为荥水。在手小指外侧，本节前陷中。

治伤风，发热无汗，项急背强，颔肿，咽干口渴，目赤，五指热痛。

后溪，为俞木，通督脉。在手小指外侧，本节后，外腕起骨前，拳尖上。

治伤寒头痛，身浮肿，中风身体不遂，腰脚沉重，项急膊痛，臂挛筋急，疟疾寒热，胸满腹胀，盗汗难卧，耳聋目痛，喉痹，五痫，五淋。

腕骨，为原。在手外侧，腕前起骨下陷中。

治热病无汗，偏枯臂痛，失饥伤饱，浑身黄肿，饮食无味，目翳冷泪。

阳谷，为经火。在外侧腕中，兑骨下陷中。

治热病过时无汗，颠狂乱语，耳聋，齿痛，目眩红肿，内障。

少海，为合土。在肘内大骨外，去肘端五分陷中，屈肘向头取。

治头疼项急，四肢无力，手臂外廉肿痛，小肠气，妇人经脉不行。

养老，抵少阴络，在踝骨上一空一寸，沿皮向下至阳谷。

治肩背强急，眼痛。

支正，别走太阳，在腕后五寸，去养老穴四寸。

治五劳七伤，四肢虚乏，惊恐，肘挛指痛。

乙手厥阴心包经 正五穴，其支二穴，共计七穴。

中冲，为井木。在中指端，去爪甲如韭叶陷中。无病勿用，用则令人闷。

治热病无汗，九种心闷，烦闷，中风舌强，头疼掌热。

劳宫，为荥火。在掌中横纹动脉中，屈无名指是穴。勿多用。

治中风身体不遂，癫痫狂笑，心痛，气喘，口臭。

大陵，为俞土。在掌后两筋间陷中。

治心膈痛，喜笑悲哀，头疼目赤，小便不利。

间使，为经金。在掌后三寸，两筋间陷中。

治癫狂发，疟生寒热，心疼惊悸，呕逆，胸满咽痛，臂疼。

曲泽，为合水。在肘内廉陷中，屈肘取穴。

治心痛呕血，胸满口干，肘臂筋挛。

郄门，手厥阴郄。去腕五寸。

治神气不足，惊恐畏人，心痛呕血，鼻衄。

内关，通阴维，别走少阳，在掌后去腕二寸，两筋中，仰手取穴。

治伤寒发热，胸满腹胀，心痛，肠鸣冷痛，脾黄，癖块，泻利，食积，咳嗽哮喘，肠风痔漏，五淋。

甲手少阳三焦经正六穴，其支二穴，共计八穴。

关冲，为井金。在小指次指端，去爪甲角如韭叶。

治头痛、喉痹，目痛，臂急肘疼。

液门，为荥水。在小指次指间陷中，握拳取。

治五痫，惊悸，头疼，目赤，齿出血，手臂肿痛。

中渚，为俞木。在小指次指本节后间陷中。

治脊间心后疼，头痛，耳聋，目赤，喉痹，肘臂挛急，五指难伸及小儿目涩羞明。

阳池为原。在手表腕上陷中。

治疟疾寒热，心痛，胸满，臂疼，身沉步难，腕劳。

支沟，为经火。在腕后三寸，两骨间陷中。

治伤寒无汗，胸满，肩背胁肋疼痛，口禁，暴哑，霍乱，吐泻。

天井，为合土。在肘后大骨一寸，两筋骨间，叉手按膝上取。

治五噎十膈，翻胃吐食，风痹筋挛骨痛，咳嗽上气，心疼惊悸，小腹胀疼及羊痫。

外关，通阳维，少阳络。在腕后二寸，前踝骨尖后，两筋中，覆手取。

治伤寒，自汗，盗汗，发热恶风，百节酸疼，胸满，拘急，中风半身不遂，腰脚拘挛，手足顽麻冷痛，偏正头风，眼中冷痛冷泪，鼻衄，耳聋，眼风。

会宗，通支沟，三阳络，在腕后三寸空中。

治风痫，肌肤痛，耳聋。

乙足厥阴肝之经 正五穴，其支二穴，共计七穴。

大敦，为井木，在足大趾端，去爪甲如韭叶，及三毛中。

治七疝，阴肝心痛，腹胀，脐下急，中热，尸厥，血崩。

行间，为荥火。在足大趾间动脉中。

治水蛊，胀满，心疼咳逆，吐血，咽干，寒疝，溺难腰痛。

太冲，为俞土。在足大趾本节后二寸骨罅间，动脉中，系太冲脉。

治腹中诸疾，胸胁支满，面黄肌瘦，腰脊肘肿，足膝冷痛，大便闭涩，卒疝，恶心，发热，发寒，遗精，五淋，妇人月水不通，漏下，赍中疼，阴挺出，马刀腋肿。

中封，为经金。在踝内前一寸。斜行小脉上，伸足仰指取。

治疟寒热，腹痛寒疝，足痛步难草鞋风。

曲泉，为合水。在膝内辅骨下两筋间，屈膝横纹头中。

治中风，腰脚冷痛，腹痛，泄利脓血，妇人血瘕。

蠡沟，别走少阳，在内踝五寸。

治项急，腹痛，足寒腿酸，卒疝，小便不利，肾脏风痒，妇人月水不调，赤白带下，脐下积疼。

中都，在内踝上七寸，骱骨中，与少阴相直。

治肠癖，遗疝，小腹疼，足寒胫寒，行难，妇人血崩，恶露不止。

甲足少阳胆之经正六穴，支别四穴，共计十穴。

窍阴，为井金。在小指次指岐骨间，本节前陷中。

治头昏项疼，胁痛，目赤耳聋。

临泣，为俞木，通脉带。在小指次指本节后间陷中，去侠溪寸半，垂足取。

治癫痫，中风身足不遂，腰腿难辛，寒湿脚气，手足顽麻，偏正头风，面痒，目赤眵泪，耳聋，喉痹牙痛，失饥伤饱，四肢浮肿，面黄肌瘦，气血不和，伤寒解利多汗。

丘墟，为原。在外踝下如前陷中，去临泣三寸。

治头项强，胸满腹胀，上气喘促，霍乱转筋，卒疝，疟寒热，腋肿，腰胯腿膝脚寒湿，酸疼红肿，草鞋风，目生翳。

阳辅，为经火。在外踝上四寸，辅骨前，绝骨端，如前三分，去丘墟七寸。

治胃弱减食，肠鸣腹胀，筋挛骨痛，足肿。

阳陵泉，为合土。在膝下一寸外廉，䯒骨下，微侧陷中。

治筋病，中风半身不遂，腰腿膝脚诸病，喉痹，风痰，便毒。

绝骨，在足外踝上三寸动脉中。

治伤寒大热无汗，心疼腹胀，中焦寒热，减食吐水，腰胯急痛寒湿，遍身疮疥，脚气。

光明，走厥阴。在外踝五寸。

治热病无汗，中风身体不遂，与阳辅治同。虚则腿脚痿痹，胻酸，眼痒；实则胻热膝痛。

阳交，在外踝上七寸，斜属三阳分内同。

治寒厥惊狂，胸满，面肿喉痹，膝胻麻痹，寒热不仁。

环跳，在髀枢中，丸子骨下。两腿间系，侧卧，伸下足，屈上足取。

治中风，身体不遂，血凝气滞，浑身腰腿风寒湿痹，生疮肿癞。

己足太阴脾之经 正穴五，支穴二，共计七穴。

隐白，为井木。在大指端内侧，去爪甲如韭叶。

治腹胀，喘吐血衄，肠滑，食不化，月经不止，血崩。

大都，为荥火。在大指本节内侧白肉际。

治热病遗热不解，足心发热，脾胃不和，胸膈痞闷，腹痛吐逆。

太白，为俞土。在大指内侧，核骨下陷中。

治热病无汗，脾胃虚弱，腹胀肠鸣，呕吐，泄泻，霍乱，不思饮食，身热，腿疼，手足冷，腰尻痛，大便难。

商丘，为经金。在内踝下微前陷中。

治身体拘急，腿脚内廉疼，腹胀肠鸣，身寒气逆，绝子。

阴陵泉，为合水。在膝下内侧辅骨下陷中，曲膝伸足取。

治霍乱，腹胀喘逆，七疝八瘕，腰落小便不利。

公孙，通冲脉，别走阳明，在大指本节后，去太白一寸。

治妇人诸疾，产后血晕，胎衣不下，五癫，胸膈不利，胁肋膨胀，痃癖，肠鸣泄泻，里急后重，酒疸，食黄翻胃，痰涎七疝，肠风脱肛。

三阴交，通三阴聚会处，在内踝上三寸，骨下陷中。孕妇勿用。

治身重足痿，膝内廉疼，七疝，小肠气，便毒，小便不利，五淋。

戊足阳明胃之经正六穴，其支一穴，共计七穴。

厉兑，为井金。在大指次指端，去爪甲如韭叶。

治热病无汗如疟，尸厥，口噤，腹胀，多睡，面肿，喉痹，牙疼。

内庭，为荥水。在大指次指外间陷中。

治腹胀久疟，四肢厥逆，牙疼，腿膝足跗红肿。

陷谷，为俞木。在大指次指外间本节后陷中，去内庭二寸。

治久疟无汗，面肿，腹胀肠鸣，腿膝肿痛。

冲阳，为原。在足跗骨上，去陷谷三寸动脉。

治偏风，口眼㖞斜，寒热如疟，牙疼。

解溪，为经火。在冲阳后一寸半，腕上系鞋处。

治喘嗽上气，腹中积气游走，头昏目翳，眉棱疼。

三里，为合土。在膝下三寸，骱骨外廉两筋间，以大指次指圈其膝盖，中指尽处是穴，举足取。

治男女百病，五劳七伤，脾胃诸气、诸积，诸虫，诸眼疾，喉痹，风寒诸疼痛。

丰隆，别走太阳，外踝上八寸下廉，骱外廉陷中。

治身体倦怠，腿膝酸疼，四肢不收，心腹气痛，大小便难，寒喘嗽急，喉痹气逆。

癸足少阴肾之经正五穴，其支三穴，共计八穴。

涌泉，为井木。在足心近大指大筋白肉际，屈足卷指取。

治男子如蛊，女子如狂，身热头痛，气喘足寒，大便闭结。

然谷，为荥火。在内踝前起，直下一寸，大骨下陷中。勿见血。

治寒湿脚气，疮疥癣痛，小儿脐风口噤。

太溪，为俞土。在内踝后，跟骨上，动脉陷中。

治疟寒热，咳逆心烦，鼻衄吐血，牙疼，胫寒，小便黄赤。

复溜，为经金。在内踝上二寸，动脉陷中。

治浑身疼，盗汗，腰痛引脊，腹胀肠鸣，四肢浮肿，胫寒足痿，小便杂色。

阴谷，为合水。在膝内辅骨后，大筋下，小筋上，屈膝按之，应手取。

治伤寒小便不通，腹疼，漏下赤白，小便黄赤。

水泉，在内踝下，太溪下一寸。

治月事不来，来即心闷，阴挺出，小便淋，腹痛，目昏。

照海，通阴跷，在内踝四分，赤白肉际。

治伤寒发热，咽喉肿痛，头风胸满，腹胀恶心，翻胃吐食，酒积，食癖，血瘕，气块，肠风，漏血，大便闭结，小肠疝气，遗尿，女人产后血晕，经水不调。

大钟，走太阳，在足跟冲中，当踝后，绕跟取。

治胸腹喘逆少气，惊恐，口燥咽干，咳吐，喉中鸣，食噎烦闷，呕，腰疼，大便秘，嗜卧，口中热，小便不利。

壬足太阳膀胱经 正六穴，支穴有四，凡十穴。

至阴，为井金。在小指外侧，去爪甲角如韭叶。

治头风，目昏晕，鼻衄，腹胀减食，胸满，小便难。

通谷，为荥水。在小指外侧，本节前陷中。

治头疼目赤，鼻衄，腹胀减食。

束骨，为俞木。在小指外侧，本节后陷中。

治头疼项急，目昏烂眩，小儿诸痫。

京骨，为原。在外侧大骨下，赤白肉际中，按之得。

治头项腰胯筋挛骨痿诸疾，目病，鼻疾。

昆仑，为经火。在外踝后腿骨上，大筋后五分，细脉应手。

治腰尻膝足，风寒湿痹，肿痛，暴喘上气，诸痫，便毒。

委中，为合土。在腘中央，䐐内筋骨约纹中动脉。

治身重腰痛，膝劳髀疼，四肢无力，失尿。

申脉，通阳跷。在外踝下容爪甲，白肉际。

治一身，四肢拘挛痛肿，麻痹疼痛，历节风，头风，眉棱疼痛，目赤，鼻衄，耳聋。女人吹乳。

外阳，在外踝上三寸，阳跷郄，太阳后，少阳前，筋骨间。

治腰腿胯胫急，酸痛，四肢不举。

承山，在兑端，腨肠腿肚下，分肉间，离足跟上八寸。

治腰脊腿足拘挛，寒湿脚膝肿痛，大便难，痔疮，肠风，脏毒，便痛，霍乱，转筋。

飞扬，别走少阴。在踝上七寸。

治诸癫，头目昏沉，颈项强痛，腰腿手足历节风，鼻衄衊血，疟寒热痔疮。

《流注序》

天有十干，地支十二。以干加支，常遗其二。二一合化，五运六炁，是以甲、乙、丙、丁、戊、己、庚、辛，一而不重壬癸，壬癸乃重其位，阴阳不质五行质炁，炁质即行胎生墓死，所以甲犹草木，原因壬癸。炁行于天，质具于地。质气之分阴质、阳气，故阳主变化，阴主专静，而莫自制。是以阳府示原，阴藏隐秘。然夫自子至巳，六阳化合；自午至亥，六阴变化。惟壬得一，癸二从之，为阴阳动静之枢纽，气数欲兆之时。故气运一周，一会于壬癸，交结挥持，莫违其纪，故子午流注针诀，甲始于戌而壬亥为终，壬子、癸丑为终始之地。一顺一逆，一纵一横，一起一止，一变一互，一合一化，一君一臣，一佐一使，一生一克，一母一子，一夫一妇，交神合气，变化无穷。所以一岁总六十穴，月、日、时、刻，一刻备六十穴，岁明，月、日如之，其何以然哉！日、月，三十日则一会于，河图一穴居北而括万极，此皇极先天之数所由起，五行五气，所由化合，子午流注针法之心要也，神之变化渊乎哉。

诗曰

甲胆乙肝丙小肠，丁心戊胃己脾乡，
庚是大肠辛是肺，壬属膀胱癸肾详。

地支十二属

十二经行十二时，子原是胆丑肝之，
肺居寅位大肠卯，辰胃流传巳在脾，
午字便随心脏定，未支须向小肠宜，

申膀酉肾戌包络，惟有三焦亥上推。

阴阳经络所属

手之三阴：肺太阴；心少阴；心包厥阴。足之三阴：脾太阴；肾少阴；肝厥阴。

手之三阳：小肠太阳；三焦少阳；大肠阳明。足之三阳：膀胱太阳；胆少阳；胃阳明。

直年司天歌

子午少阴居，心肾共相宜，卯酉阳明胃，大肠当共知，
寅申少阳胆，三焦自有期，巳亥厥阴肝，心包脉细微，
辰戌行太阳，膀胱及小肠，丑未太阴土，脾肺是其乡。

时日配合穴法图

司天诀

丑	戌		卯		子	
申	己	戊	丁	丙	巳	
	庚	迎	要	乙		
亥	辛	随	识	甲	寅	
	壬	包	焦	癸		
午心，肾	酉未，大肠		辰小肠，膀胱		未肺，脾	

手指诀

子	戌		卯		丑
	己	戊	丁	丙	
申	庚	逆	须	乙	巳
亥	辛	顺	明	甲	寅
	壬	包	焦	癸	
午	酉		辰		未

十二经原穴

手阳明大肠，合谷庚；手少阴心，通里丁；

手太阴肺，列缺辛；手太阳小肠，腕骨丙；

手厥阴心包，内关巳；足厥阴肝，中都乙；

手少阳三焦，阳池戊；足少阳胆，丘墟甲；

足太阴脾，公孙巳；足太阳膀胱，京骨壬；

足阳明胃，冲阳戊；足少阴肾，水泉癸。

夫妇配合原穴

大肠金 合谷庚 合 肝木 中都乙；心火 通里丁 合 膀胱水 京骨壬；

心包 内关巳 合 三焦 阳池戊；小肠火 腕骨丙 合 肺金 列缺辛；

胆木 丘墟甲 合 脾土 公孙己；胃土 冲阳戊 合 肾水 水泉癸。

六脉次第

手太阴肺丑，手阳明大肠卯，

手厥阴心主亥，手少阳三焦申，

手少阴心午，手太阳小肠戌，

足厥阴肝巳，足少阳胆寅，

足太阴脾未，足阳明胃酉，

足太阳膀胱辰，足少阴肾子。

日时	甲	乙	丙	丁	戊	己
子	阳池 内关	丘墟 公孙	腕骨 列缺	冲阳 水泉	合骨 中都	京骨 通里
丑	腕骨 列缺	中都 合谷	中都 合谷	公孙 丘墟	内关 阳池	水泉 冲阳
寅	丘墟 公孙	腕骨 列缺	冲阳 水泉	合谷 中都	京骨 通里	丘墟 公孙

续表

巳	戊	丁	丙	乙	甲	日时
中都 合谷	公孙 丘墟	列缺 腕骨	内关 阳池	通里 京骨	冲阳 水泉	卯
腕骨 列缺	丘墟 公孙	京骨 通里	合谷 中都	冲阳 水泉	腕骨 列缺	辰
通里 京骨	列缺 腕骨	水泉 冲阳	通里 京骨	公孙 丘墟	阳池 内关	巳
阳池 内关	腕骨 列缺	丘墟 公孙	京骨 通里	合谷 中都	冲阳 水泉	午
内关 阳池	水泉 冲阳	中都 合谷	公孙 丘墟	列缺 腕骨	合骨 中都	未
冲阳 水泉	阳池 内关	阳池 内关	丘墟 公孙	京骨 通里	合谷 中都	申
公孙 丘墟	中都 合谷	内关 阳池	列缺 腕骨	水泉 冲阳	京骨 通里	酉
合谷 中都	冲阳 水泉	腕骨 列缺	阳池 内关	阳池 内关	京骨 通里	戌
列缺 腕骨	通里 京骨	通里 京骨	水泉 冲阳	内关 阳池	丘墟 公孙	亥

令有壬子癸丑二日在外不同此

二日計二十四日圖逐日配合刺切要

陽日陽時針陰穴　陰日陰時針陽穴

陽日陰時針陽穴　陰日陽時針陰穴

針有却病之功其言信矣移疼住痛在乎撚指經云

醫療有方針灸有法得師徑路補瀉分明疾無不愈也

盤石金直刺祕傳

中風半身不遂左癱右瘓　先於無病手足針宜補不宜瀉　次針其有病足手宜瀉不宜補

庚	辛	壬	癸	季	癸丑
丘墟 公孫	腕骨 列缺	冲陽 水泉	合谷 中都	京骨 通里	京骨 通里
列缺 腕骨	通里 京骨	中都 合谷	列缺 腕骨	列缺 腕骨	水泉 冲陽
腕骨 列缺	冲陽 水泉	合谷 中都	陽池 內關	丘墟 公孫	丘墟 公孫
水泉 冲陽	公孫 丘墟	通里 京骨	內關 陽池	內關 陽池	中都 合谷
冲陽 水泉	陽池 內關	陽池 內關	京骨 通里	腕骨 列缺	腕骨 列缺
中都 合谷	內關 陽池	公孫 丘墟	水泉 冲陽	水泉 冲陽	通里 京骨
陽池 內關	合谷 中都	京骨 通里	丘墟 公孫	冲陽 水泉	冲陽 水泉

续表

癸丑	壬	癸	壬	辛	庚
公孙 丘墟	中都 合谷	中都 合谷	列缺 腕骨	列缺 腕骨	通里 京骨
合谷 中都	合谷 中都	腕骨 列缺	丘墟 公孙	京骨 通里	合谷 中都
列缺 腕骨	通里 京骨	通里 京骨	内关 阳池	水泉 冲阳	公孙 丘墟
阳池 内关	阳池 内关	冲阳 水泉	腕骨 列缺	丘墟 公孙	京骨 通里
内关 阳池	公孙 丘墟	公孙 丘墟	水泉 冲阳	中都 合谷	内关 阳池

今有壬子癸丑二日在外不同此

二日计二十四日图逐日配合刺切要

阳日阳时针阴穴，阴日阴时针阳穴。

阳日阴时针阳穴，阴日阳时针阴穴。

针有劫病之功，其言信矣。移疼住痛，在乎捻指。经云：医疗有方，针灸有法，得师径路，补泻分明，疾无不愈也。

《磐石金直刺秘传》

中风半身不遂，左瘫右痪，先于无病手足针，宜补不宜泻；次针其有病足手，宜泻不宜补。

合谷一　手三里二　曲池三　肩井四　环跳五　血海六　阳陵泉七　阴陵泉八　足三里九　绝骨十　昆仑十一

风毒瘾疹，遍身瘙痒，抓破成疮：

曲池灸，针泻　绝骨灸，针泻　委中出血

天吊风，手足拽牵： 曲池　足三里并泻

肺风满面赤疮暴生者： 少商委中泻。

其疮年深者： 合谷泻。

中风后头痛如破： 百会灸，次用三棱针四旁次之血出　合谷泻。

伤寒有阴有阳，用意参详，不问阴阳，七日过经不汗：

合谷补　复溜泻，汗出立愈，此穴解表发汗神妙。

伤寒虚汗不止，大凡虚弱盗汗同：

合谷　复溜补。

伤寒一二日，发热如火：

曲池泻　委中。

**伤寒一二日，头目，腰背，面节疼痛不可转侧，气喘，睡卧

不安，虚汗不止，上体热，下体寒战：

曲池泻　复溜补　委中刺不愈　合谷泻。

伤寒寒战不已：曲池补　关元灸，针补。

伤寒咳嗽寒痰：少商　列缺泻。

伤寒结胸，气攻胁肋，同治：支沟泻。

伤寒小便不通：支沟泻　水通　阴谷泻。

头风偏痛，不可忍，半边口燥热：

合谷泻　解溪左疼取右，右疼取左。

口风头晕面赤，不欲人言：攒竹泻　三里泻。

未愈：泻合谷，风池。

头风如破，眉目间痛：阳白　解溪　合谷并泻。

眼目暴赤肿痛，眼窠红：太阳出血　大小骨空灸。

青盲，雀目，视物不明：丘墟灸,针泻　足三里　委中出血。

耳聋气闭，肾家虚败，邪气攻上：肾俞灸　听会泻。

鼻中生疮：少商 出血

鼻酸多嚏，流清涕：囟会　风门 灸

上牙生疮：人中 泻。

下牙生疮：承浆 泻。

口舌生疮：委中 泻。

双乳鹅：少商　委中。

缠喉风：少商 灸。

喉闭：少泽　中冲　委中。

急喉闭，舌根强痛，语言不能：少商　三里　合谷 泻。

挫枕项强，不能回顾：少商　承浆　后溪　委中。

寒气攻注心脾疼，发时口吐清水，饮食不进：中脘 灸　大陵

一切游走气攻胸胁疼痛，语言、咳嗽难，不可转侧：支沟 右疼泻左，左疼泻右　委中 出血。

脾湿气伤，不思饮食：公孙 补。

腰背杂证：人中　委中。

肾虚腰疼：肾俞灸　委中。

气攻腰背脊疼：肩井　委中。

腰胯疼痛，转侧难：痛则补曲池，泻环跳；麻木则泻曲池，补环跳。

腰脊反折强，疼连两臂，或风劳气：人中　肩井。

风湿相搏，脊膂连腰强痛：痛则灸筋缩，麻木补肩井。

五种腰疼：尺泽。

乳疽：委中泻。

手臂膊痛红肿：合谷。

小便不通：支沟泻。

手臂挛，不能握物：合谷痛泻之，麻补之。

腿行步难：髋骨痛泻之，拘挛补之。

腰股瘫痪痛：内痛针血海，外疼针风市。

脚步难行：曲池　承山，痛则针太冲。

脚背红肿，疼入风：委中。

尸厥：中极补　关元灸。

水蛊四肢浮肿：支沟泻　水分　关元。

疝气：足三里　关元灸　中极灸　三阴交　大敦。

五种疟疾：间使寒补热泻，未愈者百劳。

黄疸四肢无力：中脘灸　三里泻。

浑身发黄：至阳灸　委中出血。

妇人经血不通：三阴交泻。

妇人血气痛：合谷补　三阴交泻。

《针灸歌》

中风瘫痪经年月，曲鬓七处艾且热。耳聋气闭听会中，百会脱肛并泻血。

承浆暴哑口㖞斜，耳下颊车并口脱。偏正头疼及目眩，囟会神庭最亲切。

风劳气嗽久未瘥，第一椎下灸两边。肺疼喘满难偃仰，华盖中府能安然。

喉闭失音并吐血，细寻天突宜无偏。瘰疬当求缺盆内，紫宫吐血真秘传。

霍乱吐泻精神脱，艾灸中脘人当活。食积脐傍取章门，气癖食关中脘穴。

脐上一寸名水分，

腹胀更宜施手诀，关元气海脐心下，虚惫崩中真妙绝。
呕吐当先求膈俞，胁痛肝腧目翳除。肩如反弓臂如折，曲池养老并肩髃。
泄泻注下取脐内，意舍消渴诚非虚。气刺两乳中庭内，巨阙幽门更为最。
忽然下部发奔豚，穴号五枢宜灼艾。肺腧魄户疗肺痿，疟灸脾腧寒热退。
膏肓二穴不易求，虚惫失精并上气。五痔只好灸长强，肠风痔疾尤为良。
肠痛围脐四畔灸，相去寸半当酌量。赤白带下小肠腧，咳逆期门中指长。
大敦二穴足大指，血崩血衄宜细详。项强天井及天柱，鼻塞上星真可取。
人门挺露号产瘄，阴跷脐心二穴主。妇人血气痛难禁，四满灸之效可许。
脐下二寸名石门，针灸令人绝子女。肩髃相对主瘘留，壮数灸之宜推求。
腹连殗殜骨蒸患，四花一灸可无忧。环跳取时须侧卧，冷痹筋挛足不收。
转筋速灸承山上，太冲寒疝即时瘥。脚气三里及风市，腰痛昆仑曲䠐里。
复溜偏治五淋病，涌泉无孕须怀子。阴中湿痒阴跷间，便疝大敦足大指。
癫邪之病及五痫，

手足四处艾俱起。风拄地痛足骱疼，京历付阳与仆参。
心如锥刺太溪上，晴痛宜去灸拳尖。历节痛风两处穴，飞扬绝骨可安痊。
脾虚腹胀身浮肿，大都三里艾宜燃。赤白痢下中膂取，背脊三焦最宜主。
臂疼手痛手三里，腕骨肘髎与中渚。巨骨更取穴噫嘻，肩背痛兼灸天柱。
腰腧一穴最为奇，艾灸中间腰痛愈。醉饱俱伤面目黄，但灸飞扬及库房。
额角偏头疼灌注，头风眼泪视䀮䀮。伤寒热病身无汗，细详孔最患无妨。
寒气绕脐心痛急，天枢二穴夹脐傍。女人经候不匀调，中极气海与中髎。
月闭乳痈临泣妙，瘕聚膀胱即莫抛。乳汁少时膻中穴，夜间遗溺觅阴包。
足疼足弱步难履，委中更有三阴交。心悸怔忡多健忘，顶心百会保安康。
两丸牵痛阴痿缩，四满中封要忖量。四直脐心灸便沥，胞转葱吹溺出良。
忽然梦魇归泉速，拇指毛中最可详。脑热脑寒并脑溜，囟会穴中宜著灸。
鼻中息肉气难通，灸取上星辨香臭。天突结喉两旁间，能愈痰涎并咳嗽。
忽然痫发身旋倒，

九椎筋缩无差谬。痛疽杂病能为先，蒜艾当头急用撚。
犬咬蛇伤灸痕迹，牙疼叉手及肩尖。噎塞乳根一寸穴，四椎骨下正无偏。
大便失血阳虚脱，脐心对脊效天然。

又歌曰

心疼巨阙穴中求，肩井曲池躯背痛。眼胸肝腧及命门，足躄悬钟环跳中。
阴跷阳维治胎停，照海能于喉闭用。大钟一穴疗心痴，太冲腹痛须勤诵。
脾胃疼痛泻公孙，胸腹痛满内关分。劳嗽应须泻魄户，筋挛骨痛销魂门。
眼痛睛明及鱼尾，阴郄盗汗却堪闻。若也中风在环跳，小儿骨蒸偏历尊。
行步艰难太冲取，虚损天枢实为主。要知脊痛治人中，痴呆只向神门许。
风伤项急风府寻，头眩风池吾语汝。耳闭听会眼合谷，承浆偏疗项难举。
胸结身黄在涌泉，脑昏目赤攒竹穿。两肘拘挛曲池取，转筋却向承山先。
宣导气冲与太白，开通水道阴陵边。脚腕痛时昆仑取，股膝疼痛阴市便。
癫痫后溪疟间使，心痛劳宫实堪治。胸满胁胀取期门，大敦七疝兼偏坠。

怯黄偏在腕骨中，五劳羸瘦求三里。膝肿目疾行间求，肘痛筋挛尺泽试。
若也鼻塞取迎香，两股酸疼肩井良。偏头风痛泻攒竹，咳唾寒痰列缺强。
迎风冷泪在临泣，委中肾腧治腰行。三阴交中死胎下，心胸如病大陵将。
肩背患时手三里，两足冷痹肾腧拟。胁下筋边取阳陵，脊心如痛针中渚。
头强项硬刺后溪，欲知秘诀谁堪侣？此法传从窦太师，后人行之踏规矩。

《灸法杂抄切要》

食多而身瘦者，名食晦，宜灸脾俞。

食罢而贪睡卧者，名脾困，宜灸中脘。

脑虚冷衄，风寒入脑久远成疾，宜灸囟会。

饮食不消，心腹胀，面色萎黄，世谓之脾肾病，宜灸中脘。

久冷伤惫脏腑，泄利不止，中风不省人事等疾，宜灸神门。

脏气虚惫，真气不足，一切气疾久瘩老者，宜灸气海。

脏腑虚乏，下元冷惫等疾，宜灸丹田。

阳气虚惫，失精绝子，宜灸中极。

十二经脉皆有腧、原，手足阴阳之交会，血气之流通，外营筋节，内连脏腑。经云：手三阳之脉，从手至头；手三阴之脉，从手至胸①；足三阳之脉，从头至足；足三阴之脉，从足至胸，日夜循环，阴阳会合。又曰：春夏刺浅，秋冬刺深。缘春、夏阳气在上，人气亦在上，所当浅取之；秋、冬阳气在下，人气亦在下，所当深取之。

所谓井、荥、腧、原、经、合者，凡孔穴流注，所出为井，所流为荥，所注为腧，所过为原，所行为经，所入为合，此针之大法也。春刺井，夏刺荥，季夏刺腧，秋刺经，冬刺合也。

《飞腾八法起例》

甲己子午九，乙庚丑未八，丙辛寅申七，

丁壬卯酉六，戊癸辰戌丑②，巳亥属之四。

右并以日时、天干、地支配合，得数以九除之，取零数合卦定穴。

八卦数例

---

① 手三阴之脉，从手至胸：此处错误，应为"手三阴之脉，从胸至手"。
② 丑：应为"五"。

一坎　二坤　三震　四巽　五中男寄坤，女寄艮　六乾　七兑　八艮　九离

上以干支九数除，零合卦

乾属公孙艮内关，震宫居外巽溪间外关、后溪，

离居列缺坤申脉，照海临泣兑坎观兑照海，坎临泣。

上以九除，零数合卦定穴

合穴公孙　临泣　后溪　照海　内关　外关　申脉　列缺。

定八穴所在

公孙二穴，足太阴脾之经。在足大趾内侧本节后一寸陷中，令病人坐，蜷两足底，相取之。合内关穴。

内关二穴，手厥阴心之经。在手掌后二寸。令病人稳坐，仰手取之。

临泣二穴，足少阳胆之经。在足小趾次趾本节后一寸陷中，一云去侠溪一寸五分。令病人垂足取之。亦合于外关。

外关二穴，手少阳三焦经。在手腕后二寸，别起心主。令

病人稳坐，覆手取之。

后溪二穴，手太阳小肠之经。在手小指外侧本节后陷中。令病人稳坐，覆手取之。

申脉二穴，足太阳膀胱经。在足外踝下，赤白肉际陷中。令病人垂脚，坐而取之。合于后溪。

照海二穴，足少阴肾之经。在足内踝下，赤白肉际陷中，令病人稳坐，足底相对取之。合列缺。

列缺二穴，手太阴肺之经，在腕后一寸半，两手相叉，食指头尽处。筋骨罅间是。合照海。

《扁鹊神应针灸玉龙经》后序

《玉龙经》者，婺源王先生所传针灸之书也。其所以托名扁鹊者，重其道而神其书也。名曰玉龙者，盖以玉为天地之精，龙之神变极灵，此书之妙用亦犹是也。愚自蚤岁，蒙亲授以来，游艺于七闽两浙之间者，几四十年，遇病辄医，医必见效，信此书之道，犹玉之孚尹旁达，光焰愈久而不磨；龙之行天，施泽之无穷，变化愈神，而人莫得而测也。由是拜手述其所以，指用识于卷之末云。

天历二年，岁在己巳，武林后学周仲良书于锦山跻寿堂

神应经

明·陈会 撰　刘瑾 补辑　陈丽云 校订

日本正保二年刻本

《神应经》一卷，明代陈会撰，刘瑾补辑。初刊于明洪熙元年乙巳（1425）。作者取用人体119穴，编成歌诀和插图，并附以折量法、补泻直诀、取穴图说、诸病配穴及针灸禁忌等应用知识。今以日本正保二年（1645）田原仁左卫门刻本为底本影印。

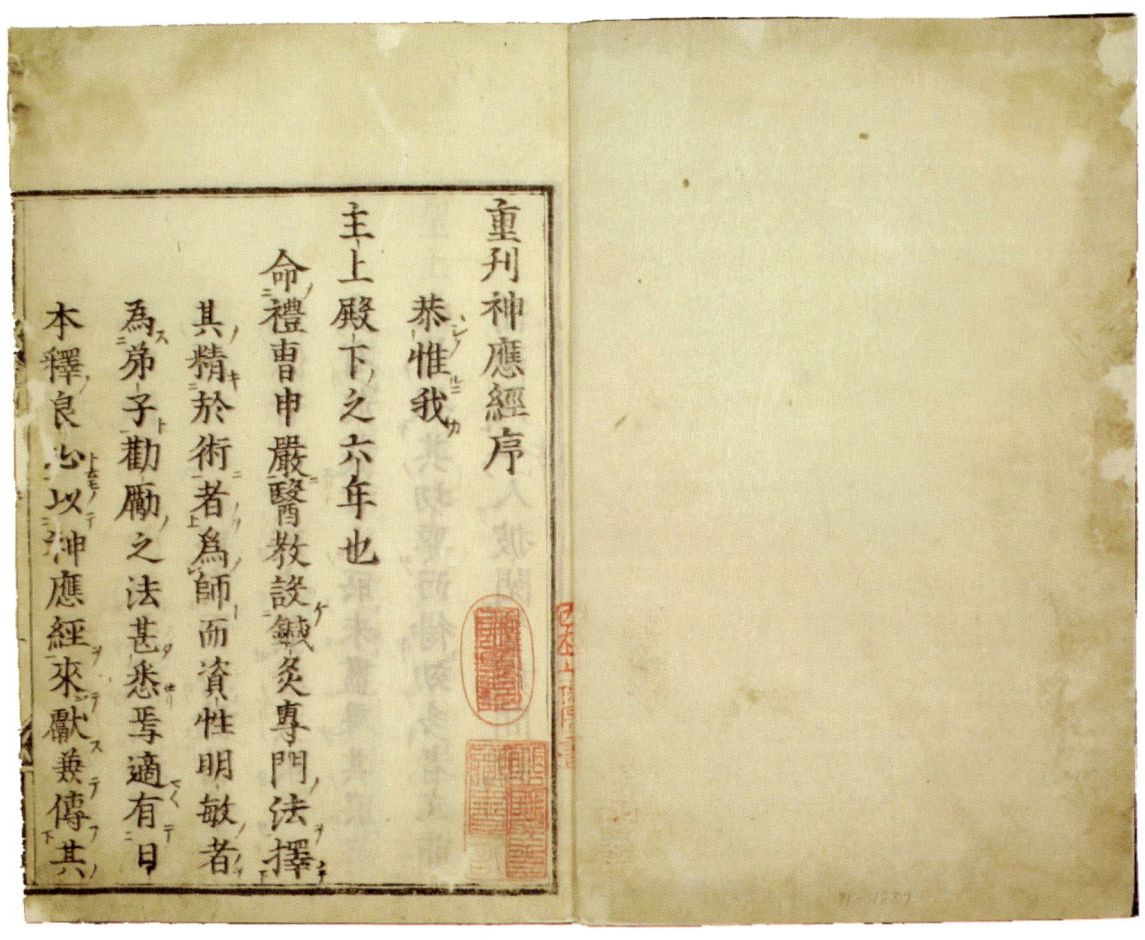

重刊神应经序

恭惟我主上[1]殿下之六年也,命礼曹[2]申严[3]医教设针灸专门法,择其精于术者为师,而资性明敏者为弟子,劝励之法甚悉焉。适有日本释良心以《神应经》来献,兼传其

①主上:此指朝鲜王朝第九代国王李娎,明成化五年(1469)即位,庙号成宗。
②礼曹:朝鲜古代官署,类似于明朝之礼部。
③申严:申令严格遵守或执行。

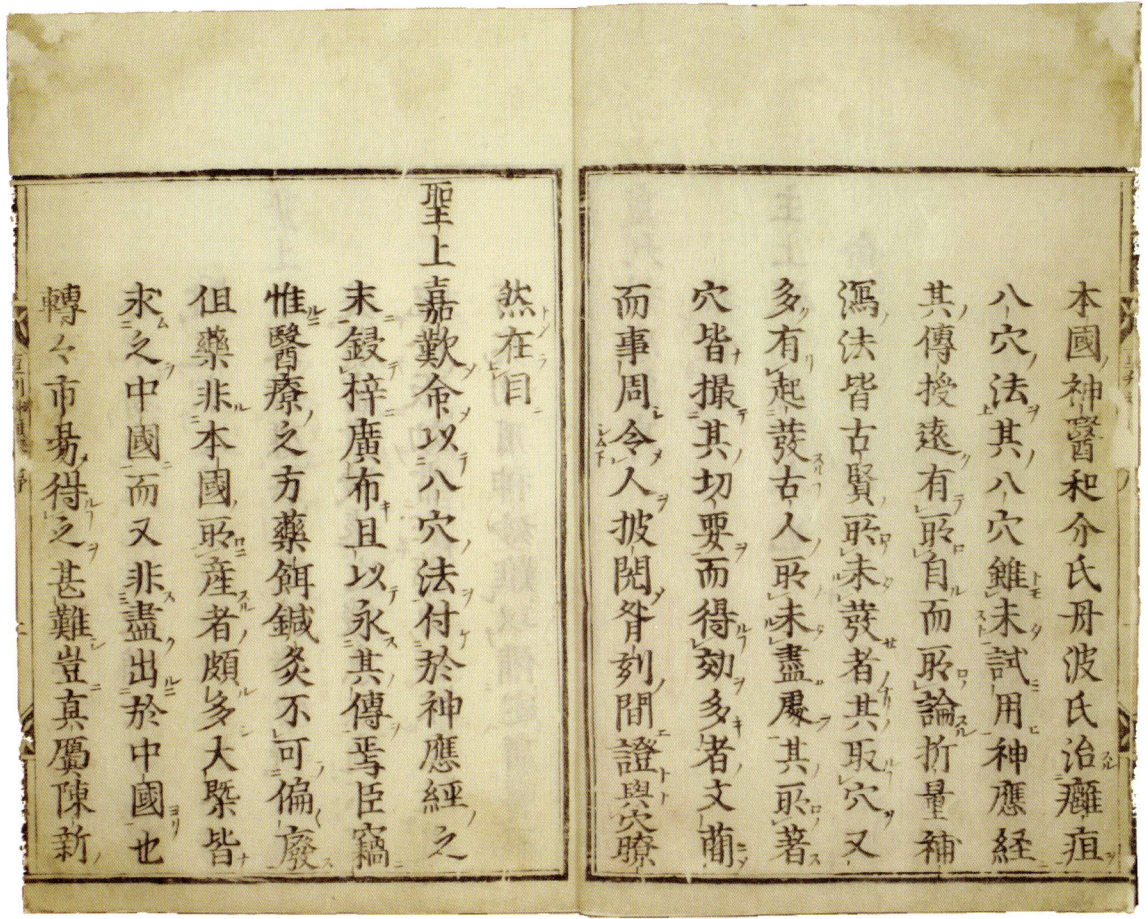

本国神医和介氏、丹波氏治痈疽八穴法。其八穴虽未试用，《神应经》其传授远有所自，而所论折量补泻法，皆古贤所未发者，其取穴又多有起发古人所未尽处，其所著穴，皆撮其切要而得效多者，文简而事周。令人披阅，晷刻[1]间，证与穴了然在目。圣上嘉叹，命以八穴法付于《神应经》之末，锓梓广布，且以永其传焉。臣窃惟医疗之方，药饵、针灸不可偏废。但药非本国所产者颇多，大概皆求之中国，而又非尽出于中国也，转转市易，得之甚难，岂真赝陈新

[1] 晷刻：片刻。

之可择，而贫穷下贱与远方之人，亦未易遍及也。唯砭焫之方，无费财远求之劳，采暴合和之难。一针一艾，备应无方，运于指掌，办于谈笑，贫富贵贱，远近缓急，无适不宜，况于取效常在药力所不及攻处，而其功用神妙，难以备述。庸医不知，以为卑辱，至相诟病，而不肯为。故世之病者，生死寿夭，率皆付之巫觋淫祀，岂不哀哉！圣上悯其然，乃设专门，益严劝督，适有遐方之献，不以珍奇可玩之异物，而以此救民济世之神方，不期而至，以孚我

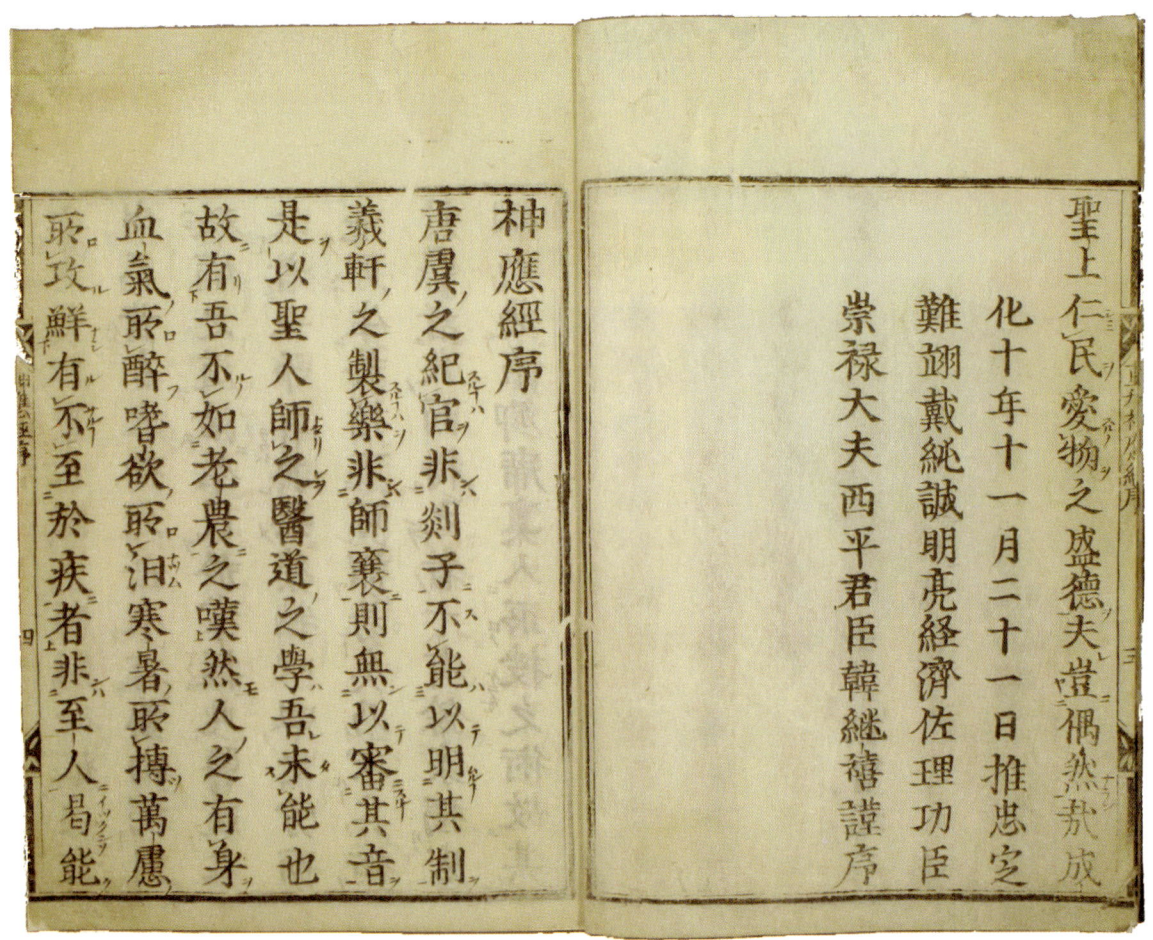

圣上仁民爱物之盛德,夫岂偶然哉。

成化十年十一月二十一日

推忠定难翊戴纯诚明亮经济佐理功臣崇禄大夫西平君臣韩继禧谨序

神应经序

唐虞之纪官,非剡子①不能以明其制;羲轩之制乐,非师襄②则无以审其音。是以圣人师之医道之学,吾未能也,故有吾不如老农之叹。然人之有身,血气所醉,嗜欲所泪,寒暑所抟,万虑所攻,鲜有不至于疾者,非至人曷能

---

① 剡子:即郯子,春秋时郯国国君,曾述上古官制事。
② 师襄:春秋时乐官,孔子曾从其习琴。

安之？是以圣人因之而制，砭焫之方出焉。昔在太朴之世，未有药物，独用砭焫之道，活生民于掌握，此医道之大者也。予喜其无药物㕮咀之劳，而能回生于指下，可谓易矣。乃求其术于医者，久而得之者，十有余家，独宏纲乃遇信卿席真人所授之术，故其补泻折量之法，其口诀指下之妙，与世医之所不同，出于人者，见于此也。其徒二十四人，独刘瑾得其指下之秘，故能继宏纲之术而无坠也。予谓干将①虽神，使之补履，莫若一锥之能；良药虽众，至于劫病，莫若一针之捷。药以气味而达之，故其宣利经络也迟；针

---

① 干将：传说中的古代铸剑名匠。

以剞劂[1]而取之，故其疏通血脉也速。况加以冰台[2]，灼以神燧，助其真阳，逐其阴邪，而元气充矣，奚何病之有哉？若人遇夜，或在路，倘有微恙，药不可得也，惟砭焫之术，可以应仓卒之用。士之于世，欲治生者，不可不知。予故爱而学之，乃命医士刘瑾，重校其师宏纲先生所传《广爱书》十卷，予止取其穴之切于用者为一卷，更其名曰《神应经》，内五百四十八证，计二百一十一穴。又择其刘瑾之经验者六十四证，计一百四十五穴，纂为一册，目曰《神应秘要》。而以此心推之于众庶，不负宏纲广爱之仁也。此书世所未

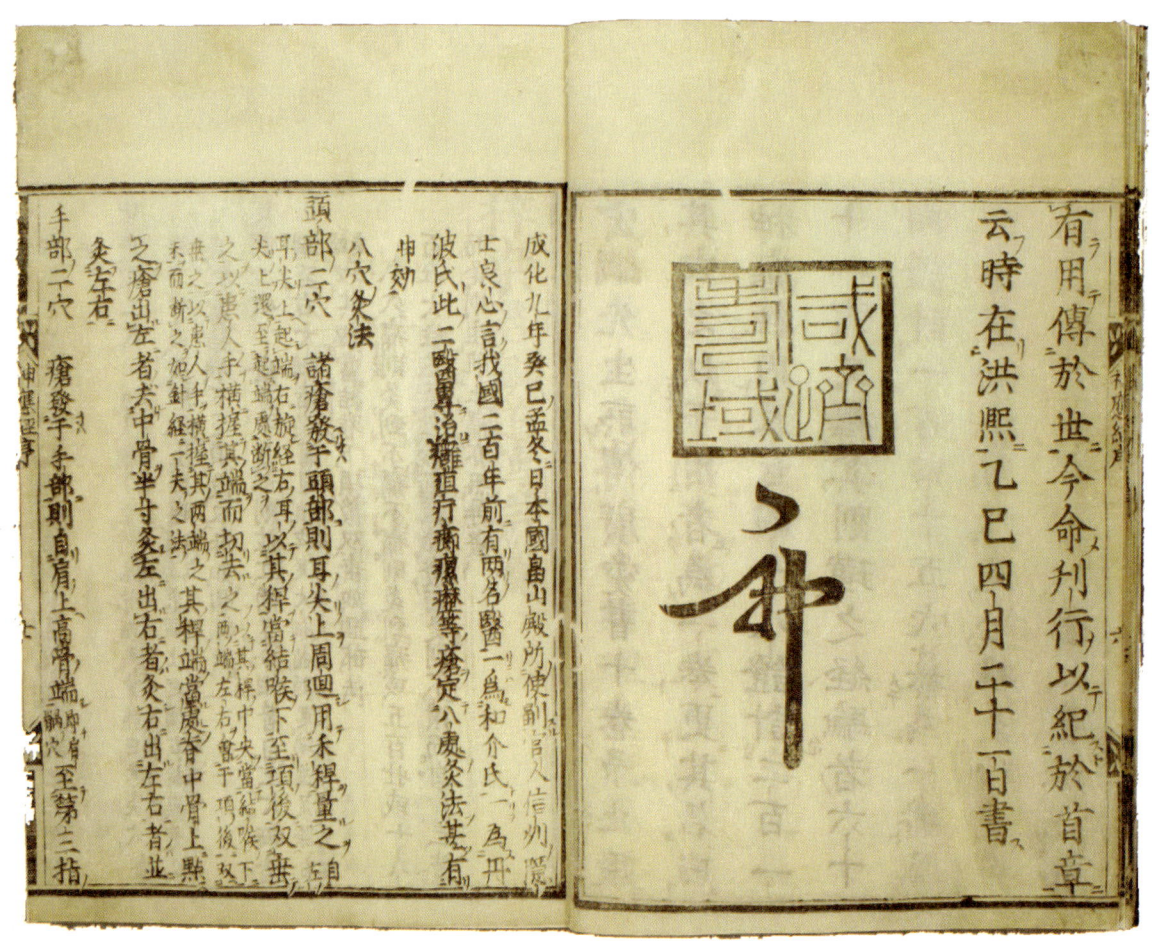

有,用传于世,今命刊行,以纪于首章云。

时在洪熙乙巳四月二十一日书

成化九年癸巳孟冬,日本国岛山殿所使副官人信州隐士良心言:我国二百年前有两名医,一为和介氏,一为丹波氏,此二医专治痈疽疔疖瘰疬等疮,定八处灸法甚有神效。

八穴灸法

头部二穴:诸疮发于头部,则耳尖上周回用禾秆量之自左耳尖上起端右旋,经右耳尖上,还至起端处断之。以其秆当结喉下至项后双垂之,以患人手横握其端而切去之以其秆中央当结喉下,两端左右会于项后,双垂之。以患人手横握其两端之末而断之,如《针经》一夫之法。其秆端当处脊中骨上点之。疮出左者,去中骨半寸灸左;出右者,灸右;出左右者,并灸左右。

手部二穴:疮发于手部,则自肩上高骨端即肩髃穴至第三指

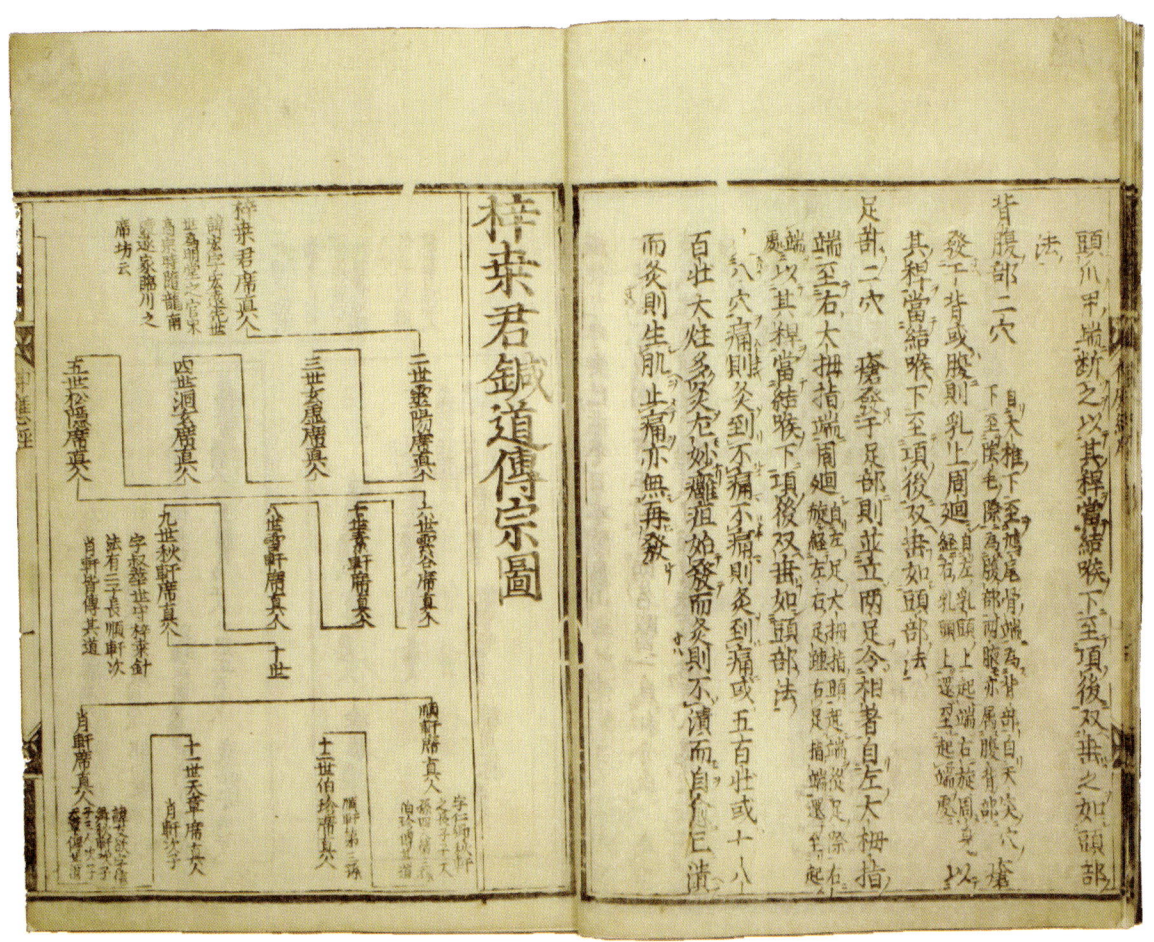

头爪甲端断之。以其秆当结喉下，至项后双垂之，如头部法。

背腹部二穴：自大椎下至鸠尾骨端为背部，自天突穴下至阴毛际为腹部，两腋亦属腹背部。疮发于背部或腹，则乳上周回自左乳头上起端，右旋周身，经右乳头上还至起端处。以其秆当喉结下至项后双垂，如头部法。

足部二穴：疮发于足部，则并立两足令相着，自左大拇指端至右大拇指端周回自左足大拇指头起端，从足际右旋，经左右足踵，右足指端还至起端处。以其秆当结喉下，项后双垂，如头部法。

灸八穴，痛则灸到不痛，不痛则灸到痛。或五百壮，或七八百壮，大炷多灸尤妙。痈疽始发而灸，则不溃而自愈；已溃而灸，则生肌止痛，亦无再发。

梓桑君针道传宗图（见上图）

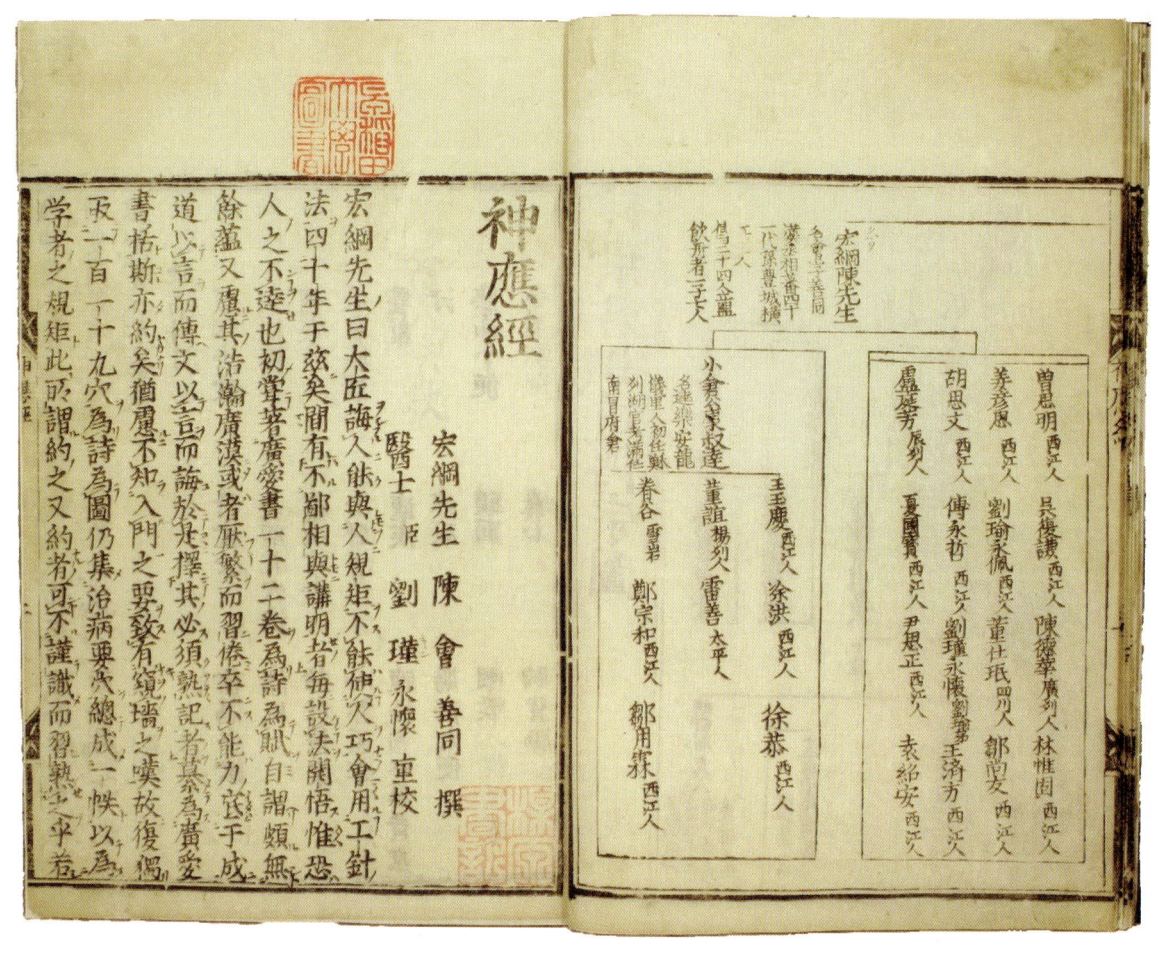

梓桑君针道传宗图（见上图）

神应经

宏纲先生　陈会　善同撰

医士　臣　刘瑾　永怀重校

宏纲先生曰：大匠诲人，能与人规矩，不能使人巧。会用工针法四十年于兹矣，间有不鄙，相与讲明者，每设法开悟，惟恐人之不达也。初尝著《广爱书》一十二卷，为诗为赋，自谓颇无余蕴，又虑其浩瀚广漠，或者厌繁而习倦，卒不能力底于成。道以言而传，文以言而诲。于是择其必须熟记者，纂为《广爱书括》，斯亦约矣。犹虑不知入门之要，致有窥墙之叹。故复独取一百一十九穴，为诗为图，仍集治病要穴，总成一帙，以为学者之规矩。此所谓约之又约者，可不谨识而习熟之乎？若

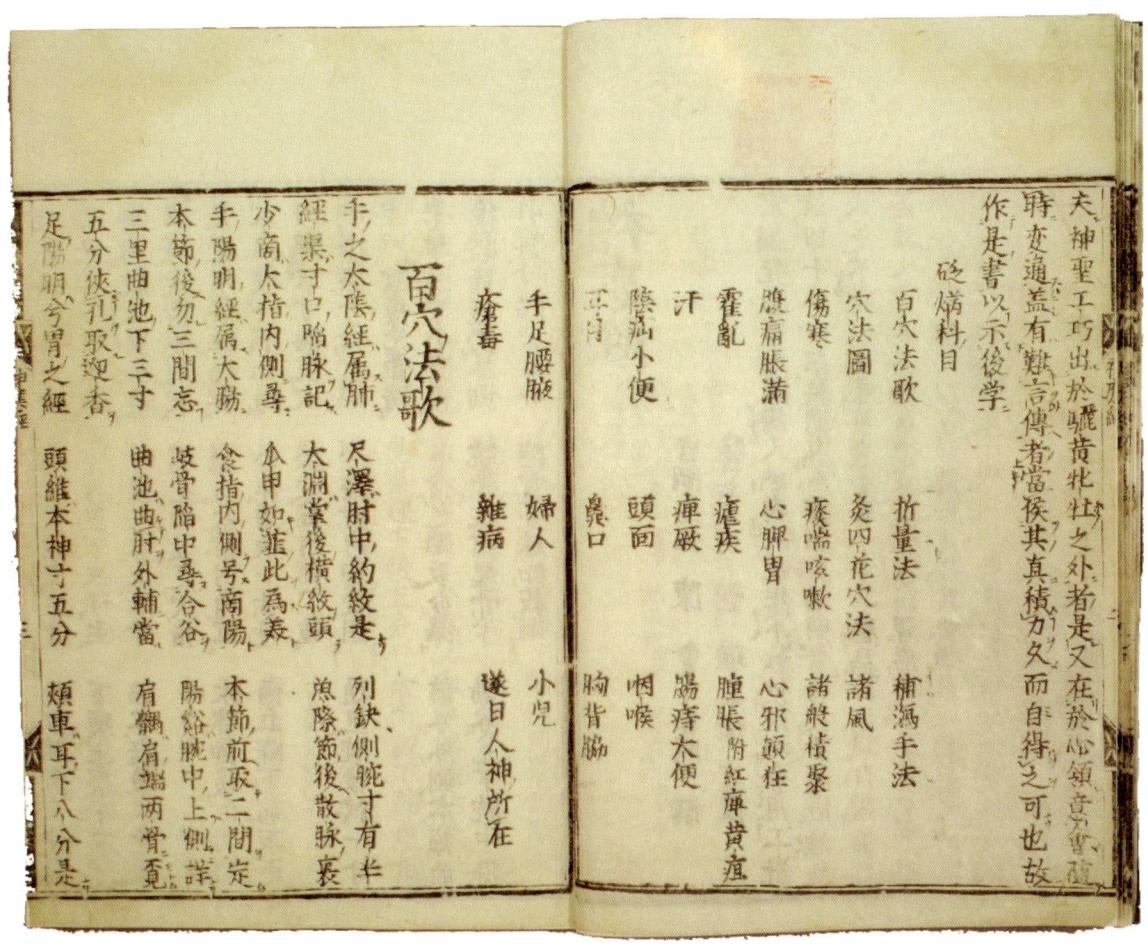

夫神圣工巧，出于骊黄牝牡之外者，是又在于心领意会，随时变通。盖有难言传者，当候其真，积力久而自得之可也。故作是书，以示后学。

砭焫科目

百穴法歌　折量法　补泻手法　穴法图　灸四花穴法　诸风　伤寒　痰喘咳嗽　诸般积聚　腹痛胀满　心脾胃　心邪癫狂　霍乱　疟疾　肿胀附红瘅黄疸　汗　痹厥　肠痔大便　阴疝小便　头面　咽喉　耳目　鼻口　胸背胁　手足腰膝　妇人　小儿　疮毒　杂病　逐日人神所在

百穴法歌

手之太阴经属肺，尺泽肘中约纹是；列缺侧腕寸有半，经渠寸口陷脉记；

太渊掌后横纹头，鱼际节后散脉里；少商大指内侧寻，爪甲如韭此为美。

手阳明经属大肠，食指内侧号商阳；本节前取二间定，本节后勿三间忘；

岐骨陷中寻合谷，阳溪腕中上侧详；三里曲池下三寸，曲池曲肘外辅当；

肩髃肩端两骨觅，五分挟孔取迎香。

足阳明兮胃之经，头维本神寸五分。颊车耳下八分是，

地仓挟吻四分临，伏兔阴市上三寸，阴市膝上三寸针，三里膝下三寸取，
上廉里下三寸主，下廉上廉下三寸，解溪腕上系鞋处，冲阳陷谷上二寸；
陷谷庭后二寸举，内庭次指外间求，厉兑如韭足次指。
足之太阴经属脾，隐白大指内角宜，大都节后白肉际，太白后一下一为。
公孙节后一寸得，商丘踝下前取之，内踝三寸阴交穴，阴陵膝内辅下施。
手少阴兮心之经，少海肘内节后明，通里腕后才一寸，神门掌后兑骨精。
手太阳兮小肠索，小指之端取少泽，前谷外侧本节前，后溪节后仍外侧；
腕骨腕前起骨下，阳谷兑下腕中得，小海肘端去五分，听宫耳珠如菽侧。
太阳膀胱何处看，睛明目眦内角畔，攒竹两眉头陷中，络却后发四寸半；
肺俞三椎膈俞七，肝俞九椎之下按，肾俞十四椎下旁，膏肓四五三分等；
委中膝腘约纹中，承山腨下分肉断，昆仑踝下后五分，金门踝下陷中撰；
申脉踝下筋骨间，可容爪甲慎勿乱。
少阴肾兮安所觅，然谷踝前骨下识，太溪内踝后五分，照海踝下四分的；
复溜内踝上二寸，向后五分太溪直。
手厥阴兮心包络，曲泽肘内横纹作，间使掌后三寸求，内关二寸始无错；
大陵掌后两筋间，中冲中指之端变。
手少阳兮三焦论，小次指间名液门，中渚次指本节后，阳池表腕有穴存；
腕后二寸外关络，支沟腕后三寸闻，天井肘上一寸许，角孙耳廓开口分；
丝竹眉后陷中按，

耳门耳阙非虚文。

足少阳胆取听会，耳前陷中分明揣；目上入发际五分，临泣之穴于斯在；
目窗泣上一寸存，风池后发际中论；肩井骨前看寸半，带脉肋下寸八分；
环跳髀枢寻宛宛，风市髀外两筋显，阳陵膝下一寸求，阳辅踝上四寸远；
绝骨踝上三寸从，丘墟踝前有陷中；临泣侠溪后寸半，侠溪小次岐骨缝。
厥阴肝经果何处，大敦拇指有毛聚，行间骨尖动脉中，太冲节后有脉据；
中封一寸内踝前，曲泉纹头两筋着；章门脐上二寸量，横取六寸看两旁；
期门乳旁一寸半，直下寸半二肋详。

督脉水沟鼻柱下，上星入发一寸者，百会正在顶之巅，风府后发一寸把；
哑门后发际五分，大椎第一骨上存，腰俞二十一椎下，请君仔细详经文。
任脉中行正居腹，关元脐下三寸录，气海脐下一寸半，神阙脐中随所欲；
水分脐上一寸求，中脘脐上四寸取，膻中两乳中间索，承浆宛宛唇下搜。

折量法

臣瑾曰：夫针灸之术，其旨微矣；穴法之讹，其来远矣。如背俞、膏肓数穴，皆起死回生之要穴，而折量分寸，皆致讹谬。臣获善同陈先生亲授，一穴一法，毫厘有据。且如背俞，前贤书中皆云夹脊各寸半是，共折三寸，分二旁取之。殊不知言夹脊，其夹字是除骨而言；

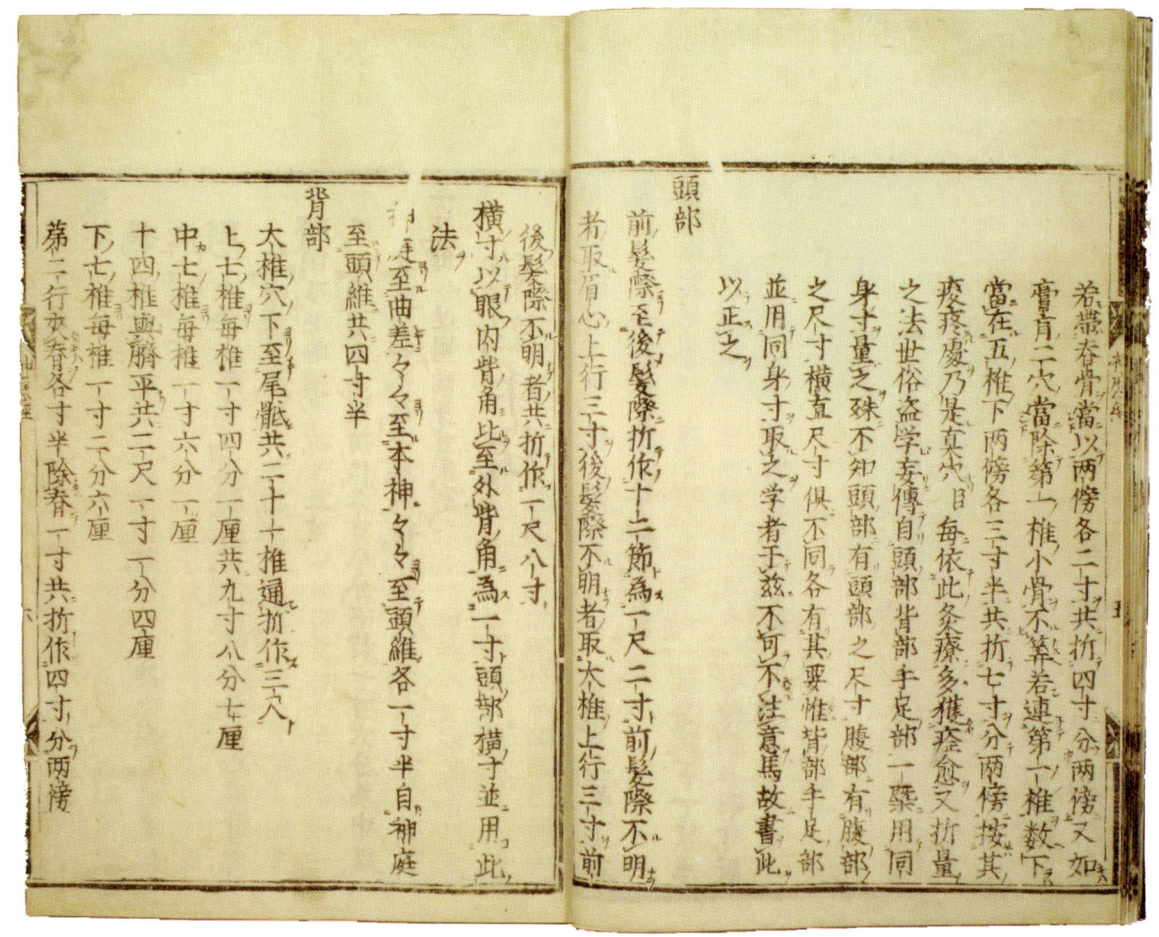

若带脊骨，当以两旁各二寸，共折四寸，分两旁。又如膏肓二穴，当除第一椎小骨不算。若连第一椎数下，当在五椎下两旁各三寸半，共折七寸，分两旁，按其酸疼处乃是真穴。臣每依此灸疗，多获痊愈。又折量之法，世俗盗学，妄传自头部、背部、手足背，一概用同身寸量之，殊不知头部有头部之尺寸，腹部有腹部之尺寸，横直尺寸俱不同，各有其要，惟背部、手足部并用同身寸取之。学者于兹，不可不注意焉，故书此以正之。

头部

前发际至后发际折作十二节，为一尺二寸。前发际不明者，取眉心上行三寸；后发际不明者，取大椎上行三寸；前后发际不明者，共折作一尺八寸。

横寸以眼内眦角比至外眦角为一寸。头部横寸并用此法。

神庭至曲差、曲差至本神、本神至头维，各一寸半。自神庭至头维共四寸半。

背部

大椎穴下至尾骶，共二十一椎，通折作三尺。

上七椎，每椎一寸四分一厘，共九寸八分七厘。

中七椎，每椎一寸六分一厘。

十四椎与脐平，共二尺一寸一分四厘。

下七椎，每椎一寸二分六厘。

第二行夹脊，各寸半，除脊一寸，共折作四寸，分两旁。

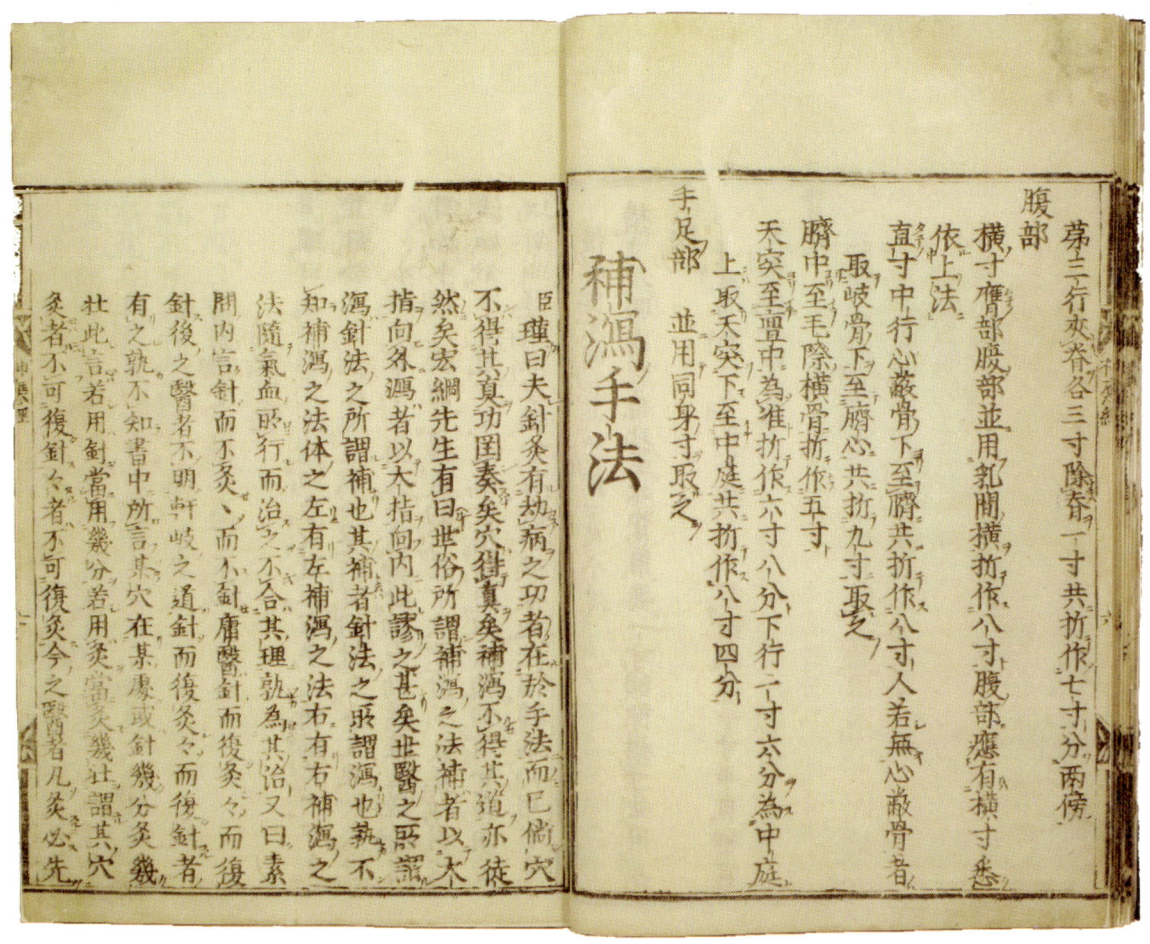

第三行夹脊各三寸，除脊一寸，共折作七寸，分二旁。

腹部

横寸：膺部、腹部并用乳间横折作八寸。腹部应有横寸，悉依上法。

直寸：中行心蔽骨下至脐共折作八寸。人若无心蔽骨者，取岐骨下至脐心，共折九寸取之。

脐中至毛际横骨，折作五寸。

天突至膻中为准，折作六寸八分，下行一寸六分，为中庭。上取天突，下至中庭，共折作八寸四分。

手足部 并用同身寸取之

补泻手法

臣瑾曰：夫针灸有劫病之功者，在于手法而已。倘穴不得其真，功罔奏矣；穴得真矣，补泻不得其道，亦徒然矣。宏纲先生有曰：世俗所谓补泻之法，补者，以大指向外；泻者，以大指向内，此谬之甚矣。世医之所谓泻，针法之所谓补也；其补者，针法之所谓泻也。孰不知补泻之法，体之左，有左补泻之法；右，有右补泻之法，随气血所行而治之。不合其理，孰为其治？又曰：《素问》内言针而不灸，灸而不针。庸医针而复灸，灸而复针。后之医者不明轩岐之道，针而复灸，灸而复针者有之。孰不知书中所言某穴在某处，或针几分，灸几壮。此言若用针，当用几分；若用灸，当灸几壮。谓其穴灸者不可复针，针者不可复灸。今之医者，凡灸必先灸三壮乃用针，复灸数壮，谓之透火艾，之说是不识书中之意，不明轩岐之旨，深可慨也。传曰：愚而好自用，良有以也。昔宏纲先生亦常言，惟腹上用针，随灸数壮，以固其穴亦可，他处忌之，不可以一例用之。此医家权变之说也，不可不知。

泻诀直说

臣瑾曰：昔宏纲先生授曰：取穴既正，左手大指掐其穴，右手置针于穴上，令患人咳嗽一声，随咳纳针至分寸。候数穴针毕，停少时，用右手大指及食指持针，细细动摇进退，搓捻其针如手颤之状，谓之催气。约行五六次，觉针下气紧，却用泻法。如针左边，用右手大指食指持针，以大指向前，食指向后，以针头轻提往左转。如有数针，候依此法俱转毕，仍用右手大指食指持针，却用食指连搓三下，谓之飞。仍轻提往左转，略退针半分许，谓之三飞一退。依此法行至五六次，觉针下沉紧，是气至极矣。再轻提往左转一二次。如针右边，以左手大指食指持针，以大指向前，食指向后，依前法连搓三下，轻提针头往右转，是针右边泻法。欲出针时，令病人咳一声，随咳出针，此谓之泻法也。

补诀直说

臣瑾曰：昔宏纲先生授曰：凡人有疾，皆邪气所凑。虽病人瘦弱，不可专行补法。《经》曰："邪之所凑，其气必虚"。如患赤目等疾，明见其为邪热所致，可专行泻法。其余诸疾，只宜平补平泻。须先泻后补，谓之先泻其邪，后补真气。此乃先生不传之秘诀也。如人有疾，依前法针，用手法催气、取气，泻之既毕，却行

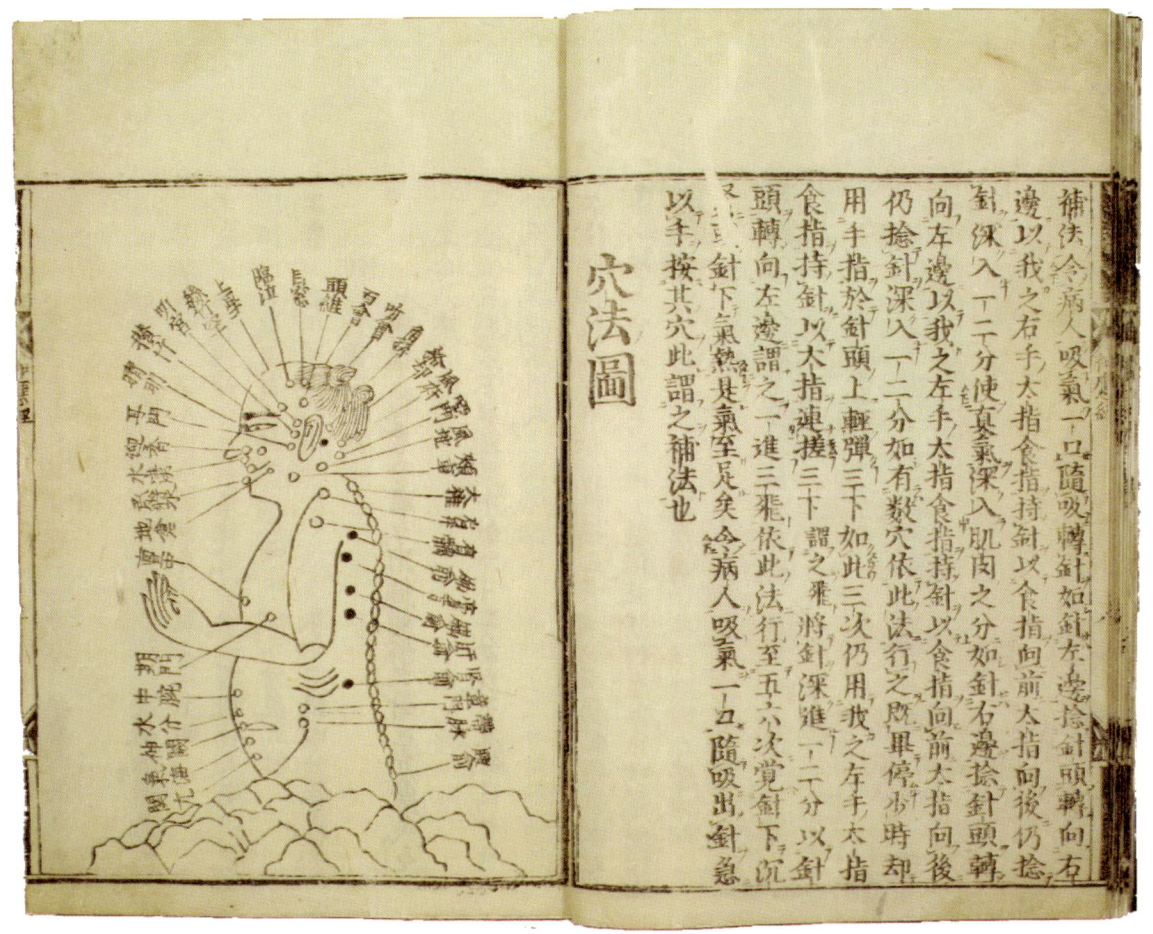

补法。令病人吸气一口，随吸转针，如针左边，捻针头转向右边，以我之右手大指食指持针，以食指向前，大指向后，仍捻针深入一二分，使真气深入肌肉之分。如针右边，捻针头转向左边，以我之左手大指食指持针，以食指向前，大指向后，仍捻针深入一二分。如有数穴，依此法行之既毕，停少时，却用手指于针头上轻弹三下，如此三次。仍用我之左手大指食指持针，以大指连搓三下谓之飞，将针深进一二分，以针头转向左边，谓之一进三飞。依此法行至五六次，觉针下沉紧，或针下气热，是气至足矣。令病人吸气一口，随吸出针，急以手按其穴，此谓之补法也。

穴法图（见上图）

百会　在顶中陷中，容豆许。去前发际五寸，后发际七寸。灸七壮至七七。

上星　在鼻上入发际一寸。针三分，以细三棱针泻诸阳气、热气。可灸七壮，不宜多。若频灸，拔气上，目不明。

目窗　在临泣后一寸。灸五壮，针三分。三度刺，目大明。

临泣　在目上直入发际五分陷中。针三分，灸五壮。

风府　在头后发际上一寸，大筋内宛宛中。针四分，禁灸。灸之使人失音。或七壮。

哑门　在项后入发五分宛宛中，仰头取之。针三分，禁灸。灸之令人哑。

风池　在脑空下，发际陷中。针一寸二分，灸不及针，日七壮至百壮，炷不用大

络却　在脑后发际上，两旁起肉上各一寸三分，脑后枕骨，挟脑户，自发际上四寸半。针三分，灸三壮。

角孙　在耳廓中间上，开口有空。针八分，灸三壮。

肩井　在缺盆上，大骨前寸半，以三指按，当中指下陷中。止可针五分。若深，令人闷倒，速三里下气。

肩髃　在肩端两骨间有陷宛宛中，举臂取之。针八分，灸五壮。可日七至二七。

睛明　在目眦内角。针寸半。雀目者可久留针，然后速出。禁灸。

攒竹　在两眉头小陷宛宛中。三分三度刺，目大明。宜锋针出血。

丝竹空　在眉后陷中。针三分，宜泻不宜补。禁灸。灸之使人

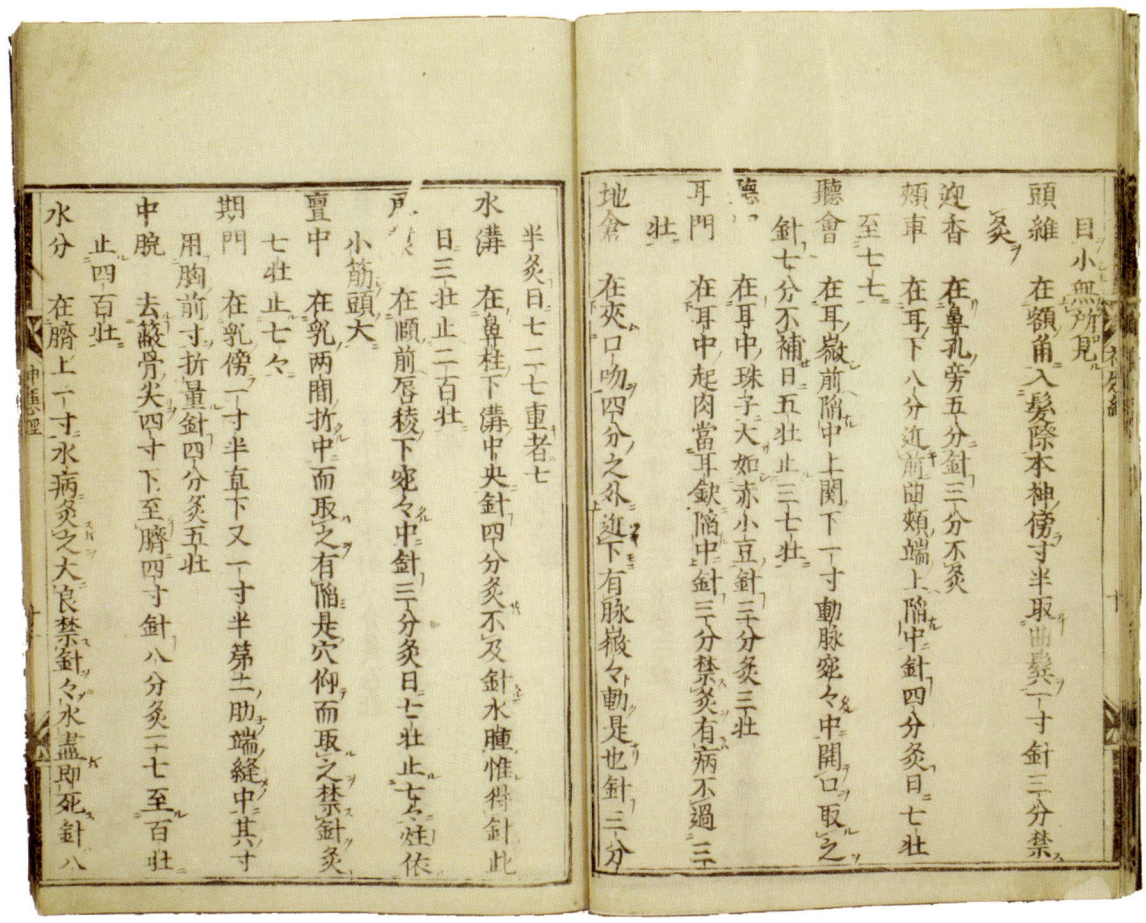

目小无所见。

头维　在额角,入发际,本神旁寸半,去曲鬓一寸。针三分,禁灸。

迎香　在鼻孔旁五分。针三分,不灸。

颊车　在耳下八分,近前曲颊端上陷中。针四分,灸日七壮至七七。

听会　在耳微前陷中,上关下一寸,动脉宛宛中,开口取之。针七分,不补。日五壮至三七壮。

听宫　在耳中珠子,大如赤小豆。针三分,灸三壮。

耳门　在耳中起肉,当耳钦陷中。针三分,禁灸。有病不过三壮。

地仓　在夹口吻四分之外,近下有脉微微动是也。针三分半,灸日七、二七,重者七。

水沟　在鼻柱下,沟中央。针四分,灸不及针。水肿惟得针。此日三壮,止二百壮。

承浆　在颐前唇棱下宛宛中。针三分,灸日七壮至七七,炷依小筯头大。

膻中　在乳两间折中而取之,有陷是穴,仰而取之。禁针,灸七壮,止七七。

期门　在乳旁一寸半,直下又一寸半,第二肋端缝中,其寸用胸前寸折量。针四分,灸五壮。

中脘　去蔽骨尖四寸,下至脐中四寸。针八分,灸二七至百壮,止四百壮。

水分　在脐上一寸。水病灸之大良。禁针,针水尽即死。针八

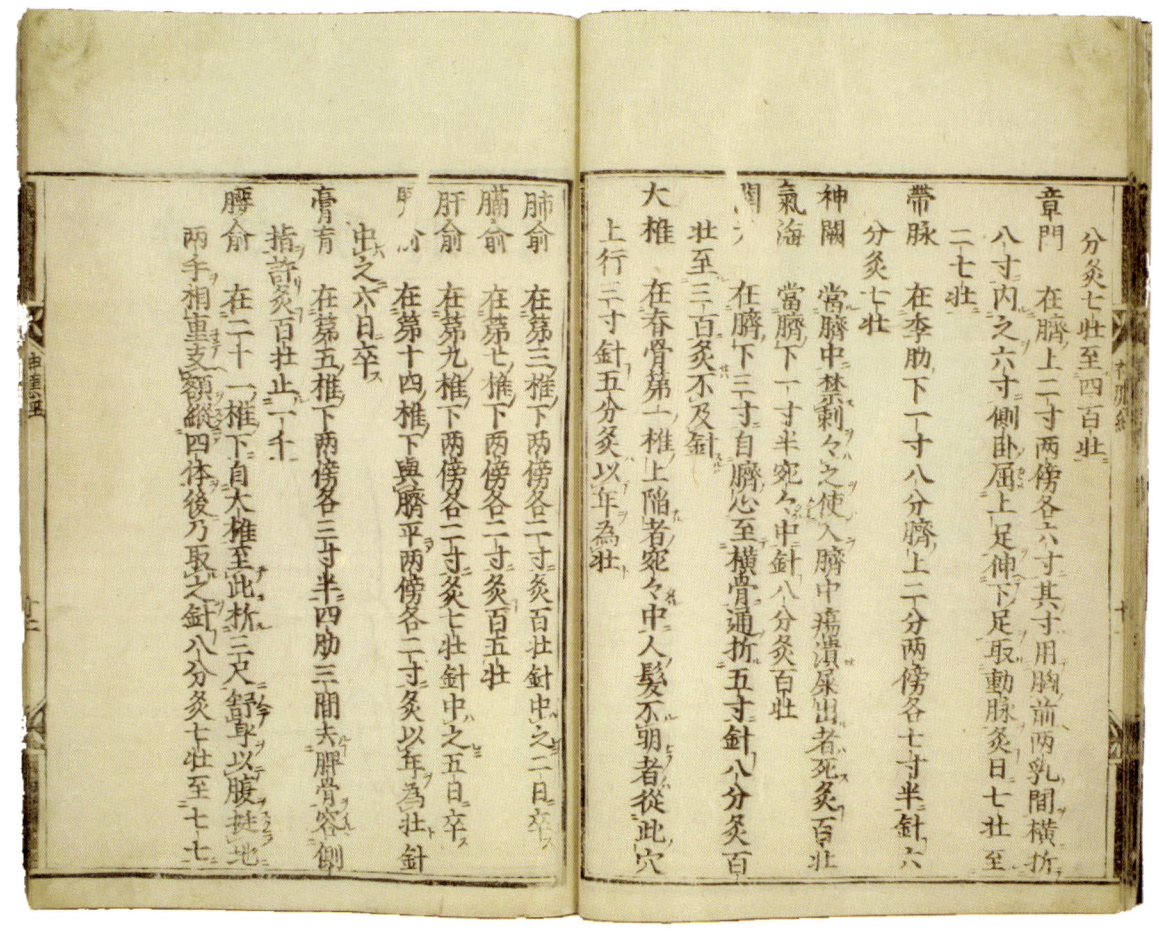

分，灸七壮至四百壮。

章门　在脐上二寸，两旁各六寸。其寸用胸前两乳间横折八寸，内之六寸。侧卧屈上足，伸下足取动脉。灸日七壮至二七壮。

带脉　在季胁下一寸八分，脐上二分，两旁各七寸半。针六分，灸七壮。

神阙　当脐中。禁刺，刺之使人脐中疡溃，屎出者死。灸百壮。

气海　当脐下一寸半宛宛中。针八分，灸百壮。

关元　在脐下三寸。自脐心至横骨通折五寸。针八分，灸百壮至三百。灸不及针。

大椎　在脊骨第一椎上陷者宛宛中。人发不明者，从此穴上行三寸。针五分，灸以年为壮。

肺俞　在第三椎下，两旁各二寸。灸百壮。针中之，二日卒。

膈俞　在第七椎下，两旁各二寸。灸百五壮。

肝俞　在第九椎下，两旁各二寸。灸七壮，针中之，五日卒。

肾俞　在第十四椎下，与脐平，两旁各二寸。灸以年为壮。针中之，六日卒。

膏肓　在第五椎下，两旁各三寸半，四肋三间，去髀骨容侧指许。灸百壮，止一千。

腰俞　在二十一椎下。自大椎至此析三尺。舒身，以腹挺地，两手相重支额，纵四体后乃取之。针八分，灸七壮至七七。

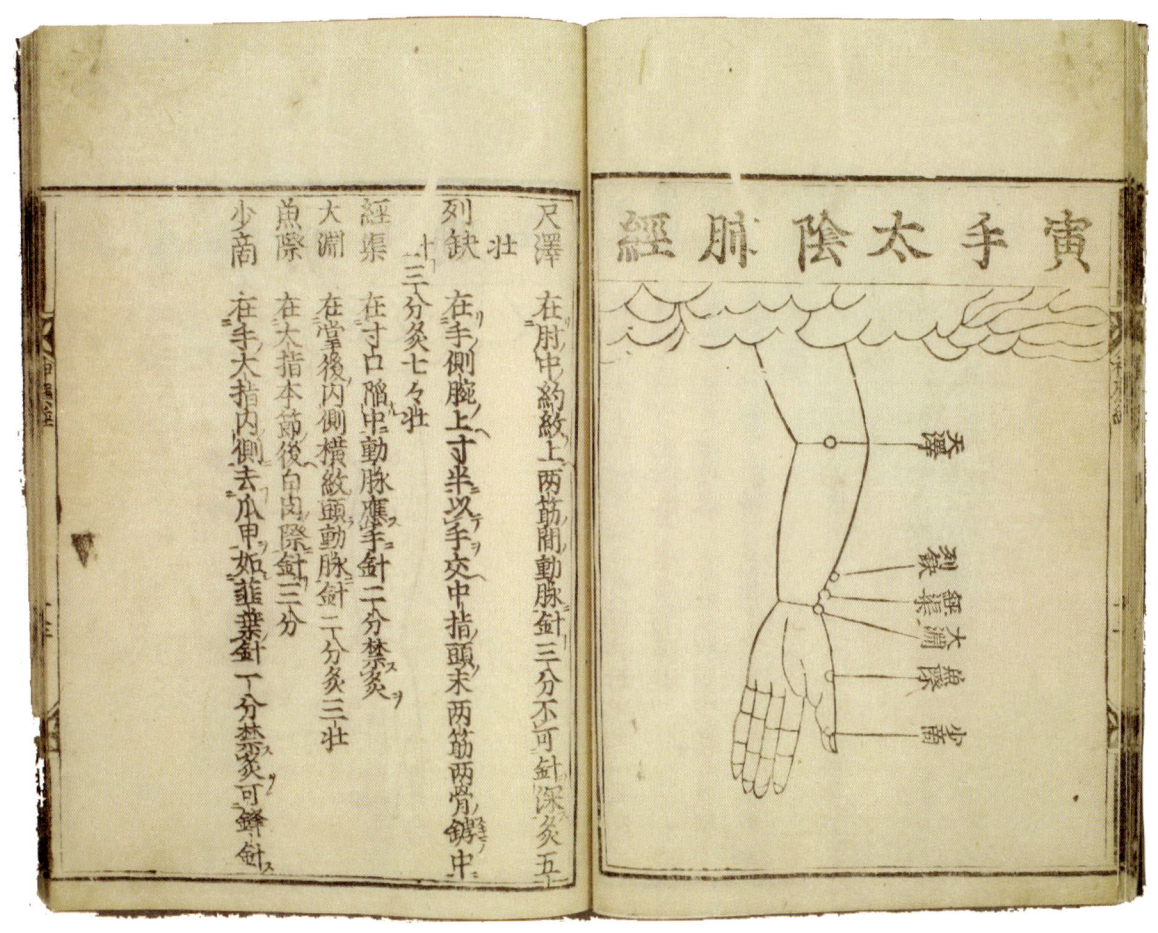

寅手太阴肺经（见上图）

  尺泽　在肘中约纹上，两筋间动脉。针三分，不可针深，灸五壮。

  列缺　在手侧腕上寸半，以手交中指头末，两筋两骨罅中。针三分，灸七七壮。

  经渠　在寸口陷中，动脉应手。针二分，禁灸。

  太渊　在掌后内侧横纹头动脉。针二分，灸三壮。

  鱼际　在大指本节后白肉际，针三分。

  少商　在手大指内侧，去爪甲如韭叶。针一分，禁灸。可锋针。

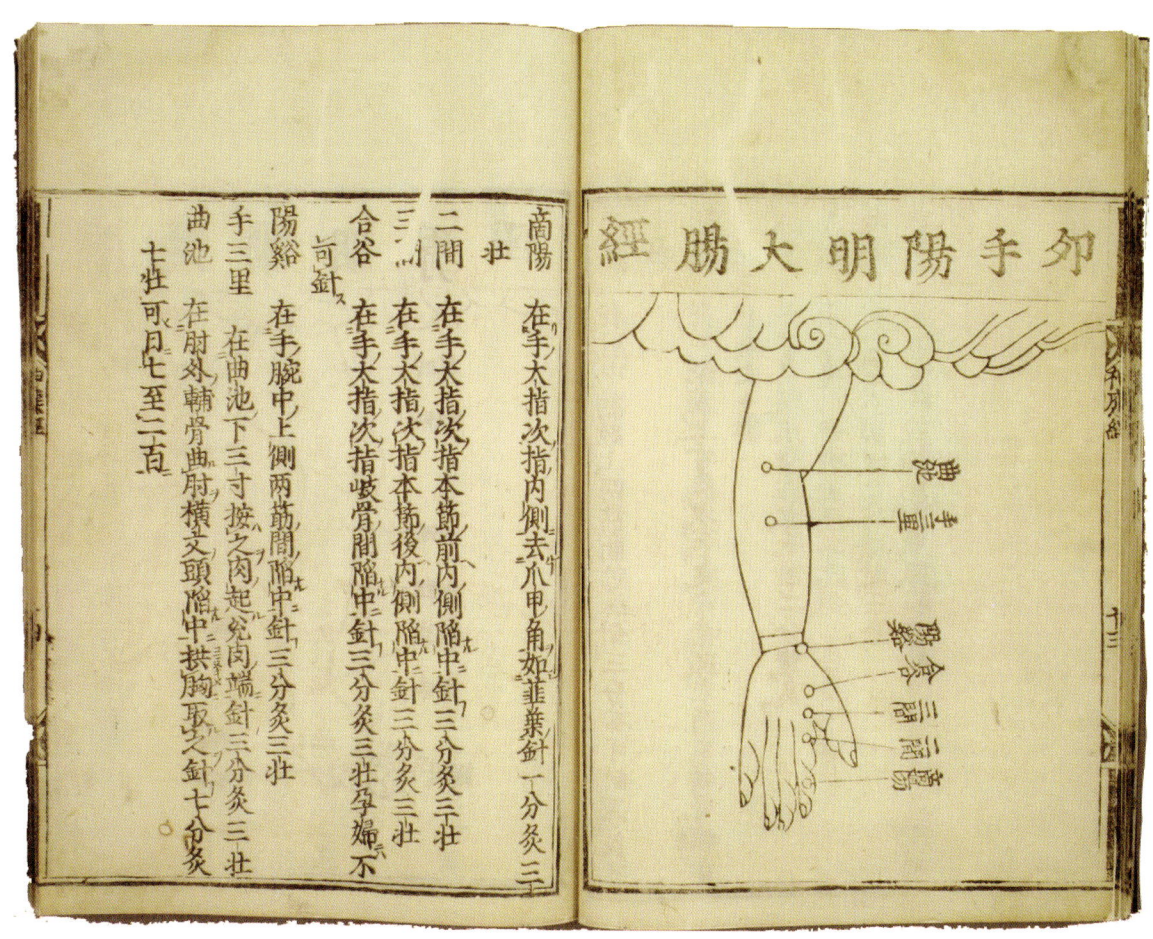

卯手阳明大肠经（见上图）

商阳　在手大指次指内侧，去爪甲角如韭叶。针一分，灸三壮。

二间　在手大指次指本节前，内侧陷中。针三分，灸三壮。

三间　在手大指次指本节后，内侧陷中。针三分，灸三壮。

合谷　在手大指次指岐骨间陷中。针三分，灸三壮。孕妇不可针。

阳溪　在手腕中上侧，两筋间陷中。针三分，灸三壮。

手三里　在曲池下三寸，按之肉起，兑肉端。针三分，灸三壮。

曲池　在肘外辅骨，曲肘横纹头陷中，拱胸取之。针七分，灸七壮，可日七至二百。

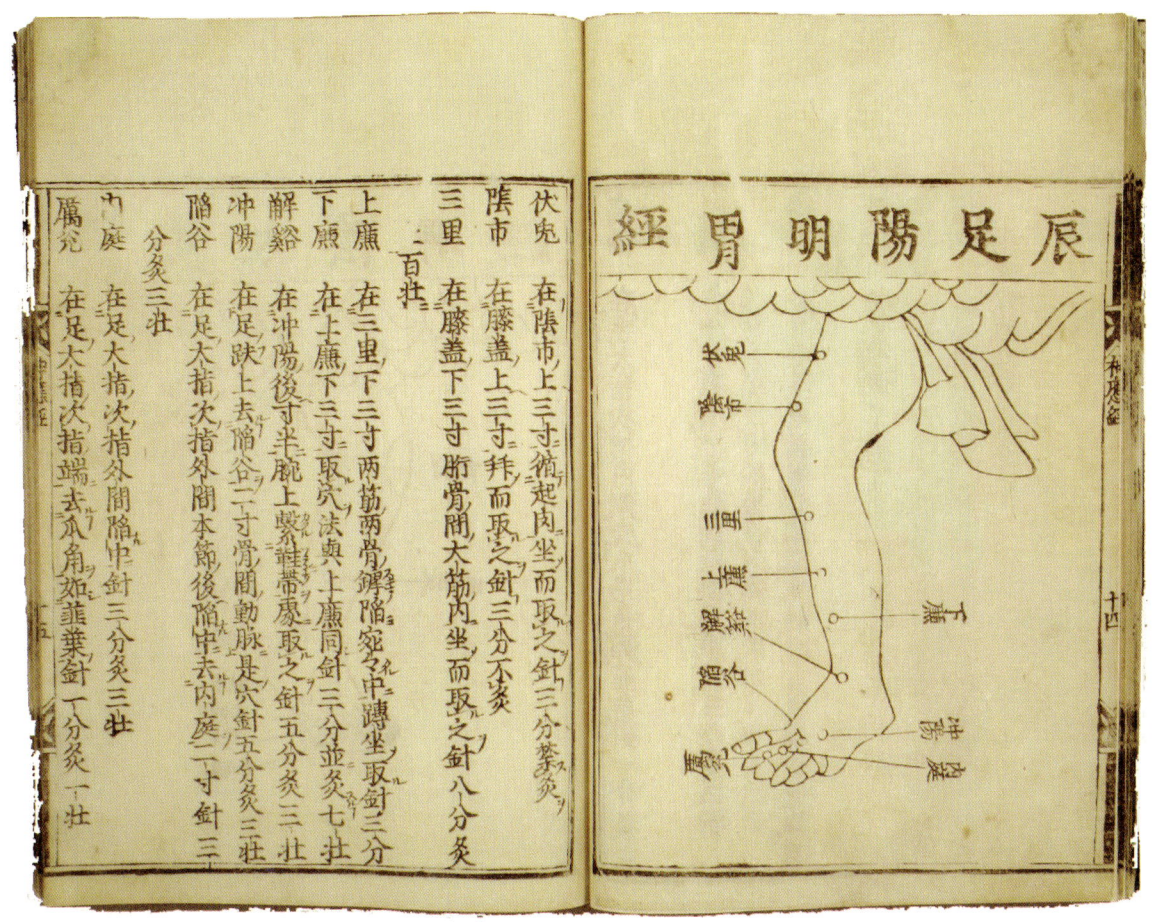

辰足阳明胃经（见上图）

伏兔　在阴市上三寸，循起肉，坐而取之。针三分，禁灸。

阴市　在膝盖上三寸，拜而取之。针三分，不灸。

三里　在膝盖下三寸，胻骨间，大筋内，坐而取之。针八分，灸止百壮。

上廉　在三里下三寸，两筋两骨罅陷宛宛中，蹲坐取。针三分。

下廉　在上廉下三寸，取穴法与上廉同。针三分，并灸七壮。

解溪　在冲阳后寸半，腕上系鞋带处取之。针五分，灸三壮。

冲阳　在足跗上，去陷谷二寸，骨间动脉是穴。针五分，灸三壮。

陷谷　在足大指次指外间本节后陷中，去内庭二寸。针三分，灸三壮。

内庭　在足大指次指外间陷中，针三分，灸三壮。

厉兑　在足大指次指端。去爪角如韭叶。针一分，灸一壮。

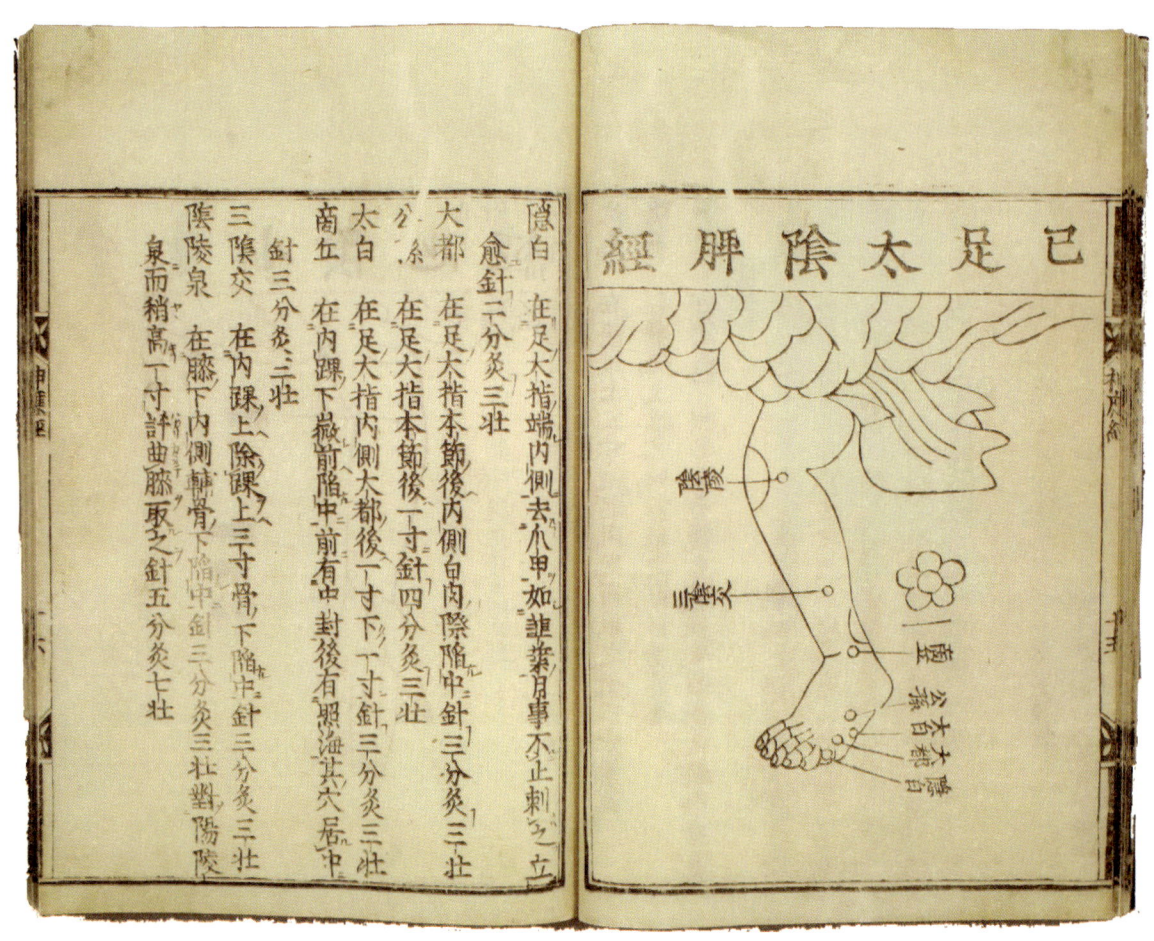

巳足太阴脾经（见上图）

隐白　在足大指端内侧，去爪甲如韭叶。月事不止，刺之立愈。针二分，灸三壮。

大都　在足大指本节后内侧，白肉际陷中。针三分，灸三壮。

公孙　在足大指本节后一寸。针四分，灸三壮。

太白　在足大指内侧，大都后一寸、下一寸。针三分，灸三壮。

商丘　在内踝下微前陷中，前有中封，后有照海，其穴居中。针三分，灸三壮。

三阴交　在内踝上，除踝，上三寸，骨下陷中，针三分，灸三壮。

阴陵泉　在膝下内侧，辅骨下陷中，针三分，灸三壮。对阳陵泉而稍高一寸许，曲膝取之。针五分，灸七壮。

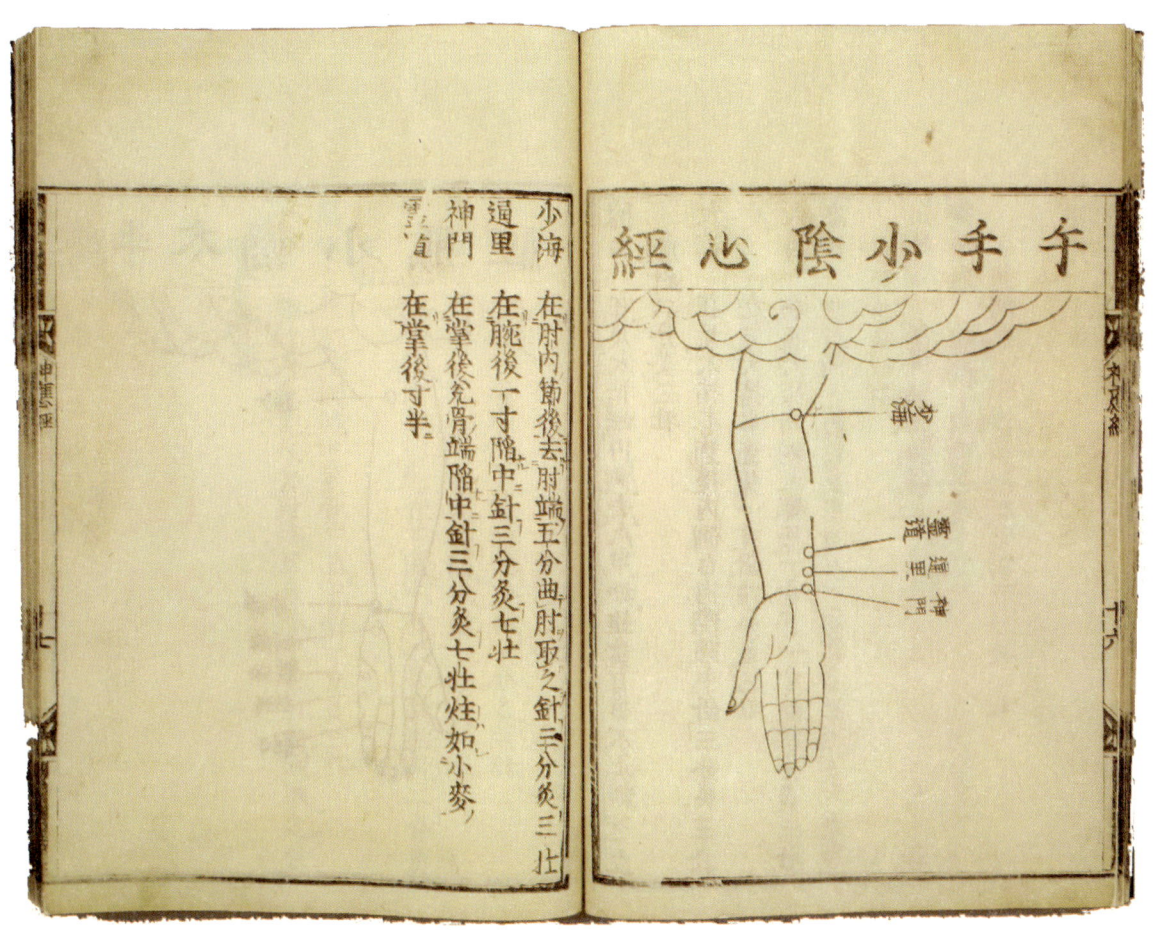

午手少阴心经（见上图）

    少海　在肘内节后，去肘端五分，曲肘取之。针三分，灸三壮。

    通里　在腕后一寸陷中，针三分，灸七壮。

    神门　在掌后兑骨端陷中。针三分，灸七壮，炷如小麦。

    灵道　在掌后寸半。

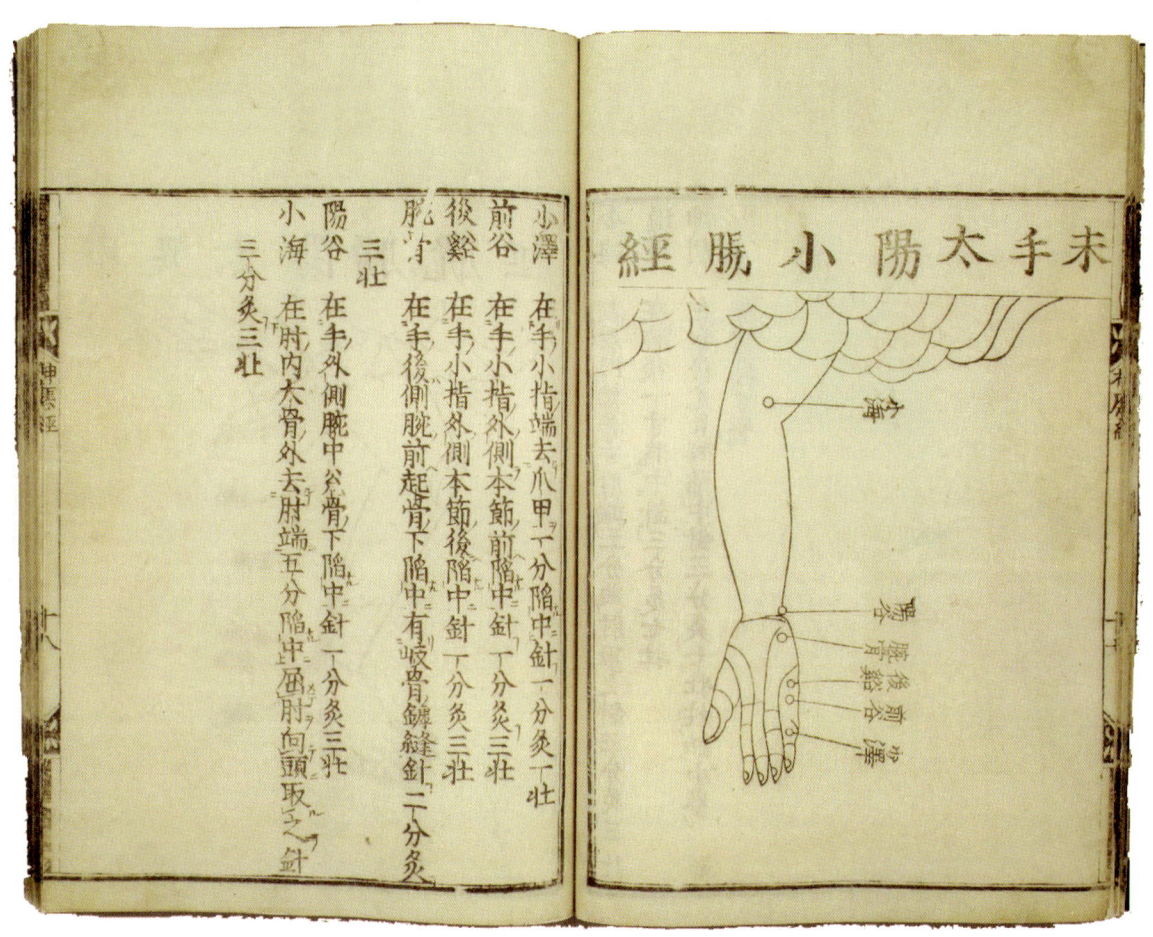

未手太阳小肠经（见上图）

少泽　在手小指端，去爪甲一分陷中。针一分，灸一壮。

前谷　在手小指外侧本节前陷中。针一分，灸三壮。

后溪　在手小指外侧本节后陷中。针一分，灸三壮。

腕骨　在手后侧腕前起骨下陷中，有岐骨罅缝。针二分，灸三壮。

阳谷　在手外侧腕中兑骨下陷中。针一分，灸三壮。

小海　在肘内大骨外，去肘端五分陷中，屈肘向头取之。针三分，灸三壮。

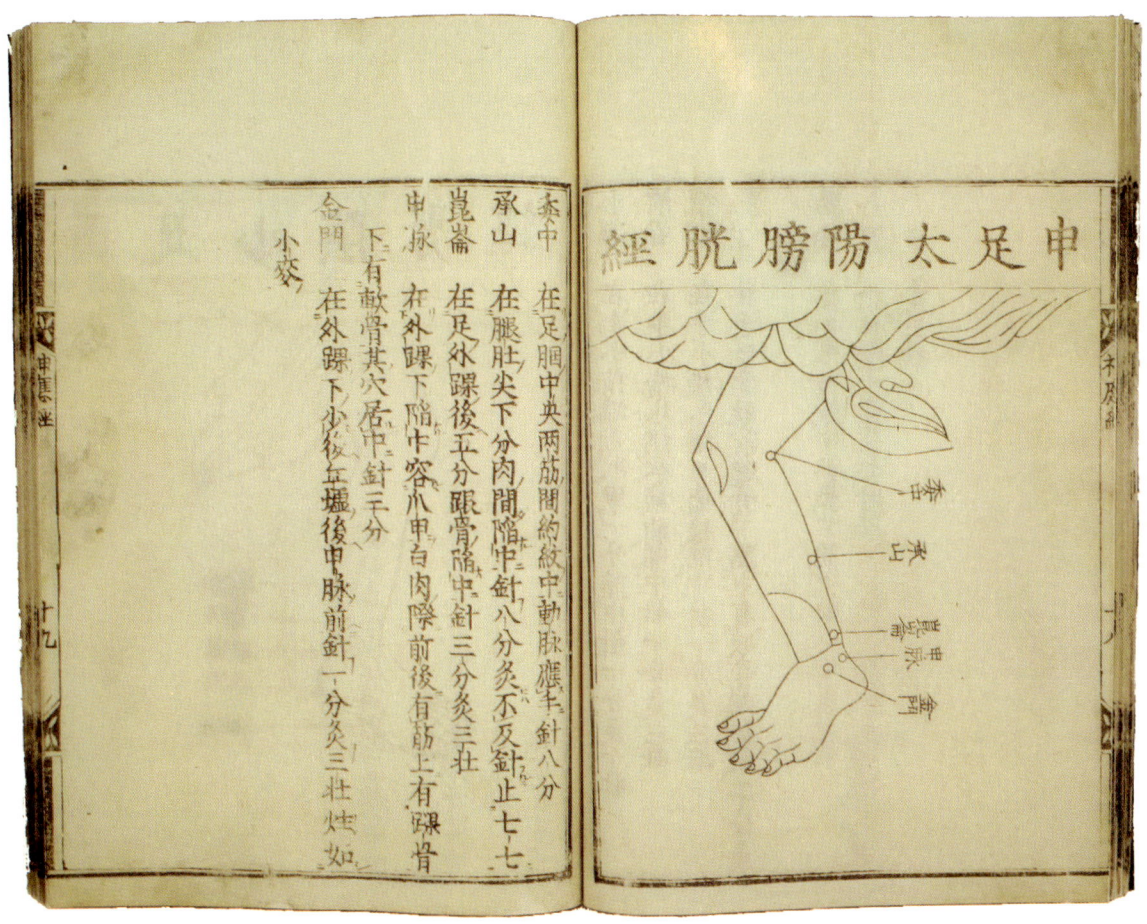

申足太阳膀胱经（见上图）

委中　在足腘中央两筋间，约纹中动脉应手，针八分。

承山　在腿肚尖下分肉间陷中。针八分，灸不及针，止七七。

昆仑　在足外踝后五分，跟骨陷中。针三分，灸三壮。

申脉　在外踝下陷中，容爪甲白肉际，前后有筋，上有踝骨，下有软骨，其穴居中。针三分。

金门　在外踝下稍后，丘墟后，申脉前。针一分，灸三壮，炷如小麦。

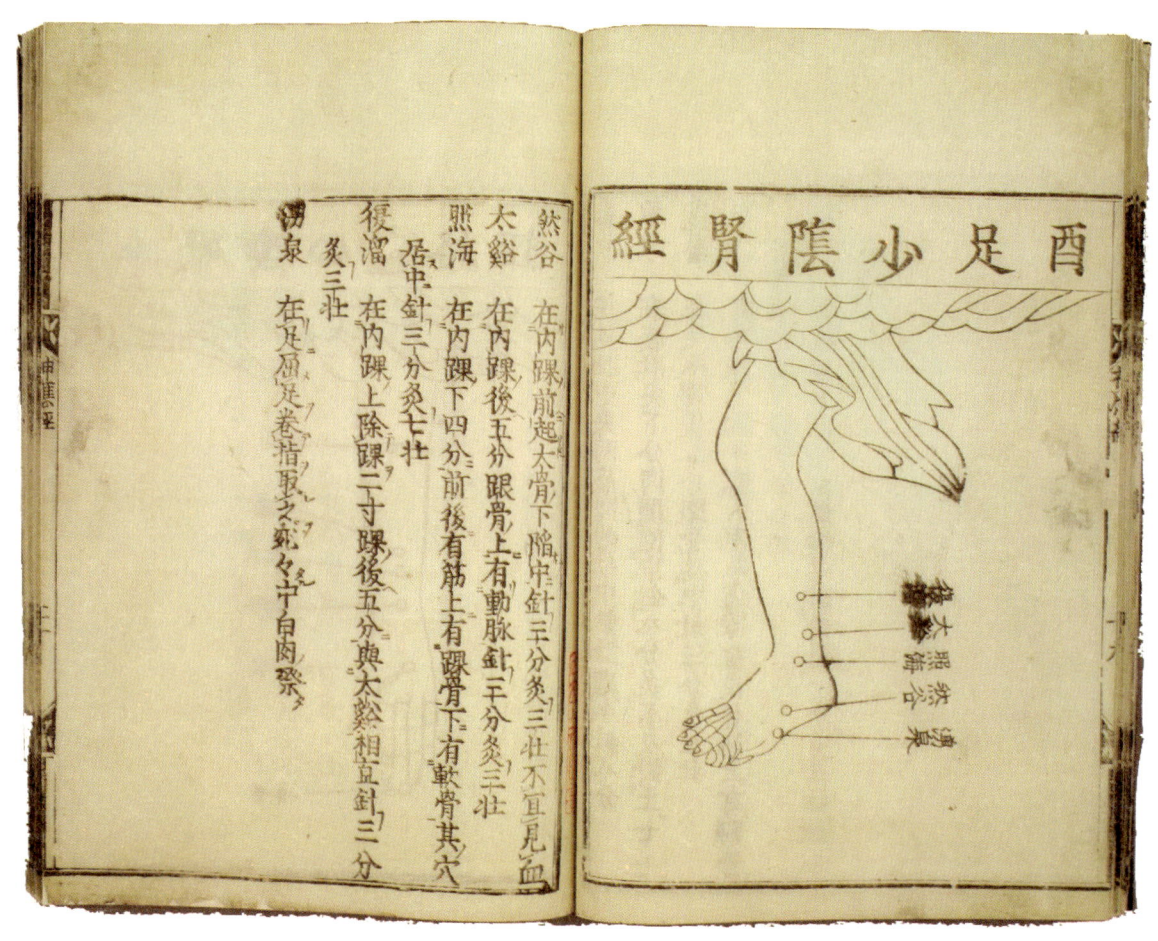

酉足少阴肾经（见上图）

然谷　在内踝前起大骨下陷中。针三分，灸三壮。不宜见血。

太溪　在内踝后五分，跟骨上有动脉。针三分，灸三壮。

照海　在内踝下四分，前后有筋，上有踝骨，下有软骨，其穴居中。针三分，灸七壮。

复溜　在内踝上，除踝二寸，踝后五分，与太溪相直。针三分，灸三壮。

涌泉　在足，屈足蜷指取之，宛宛中，白肉际。

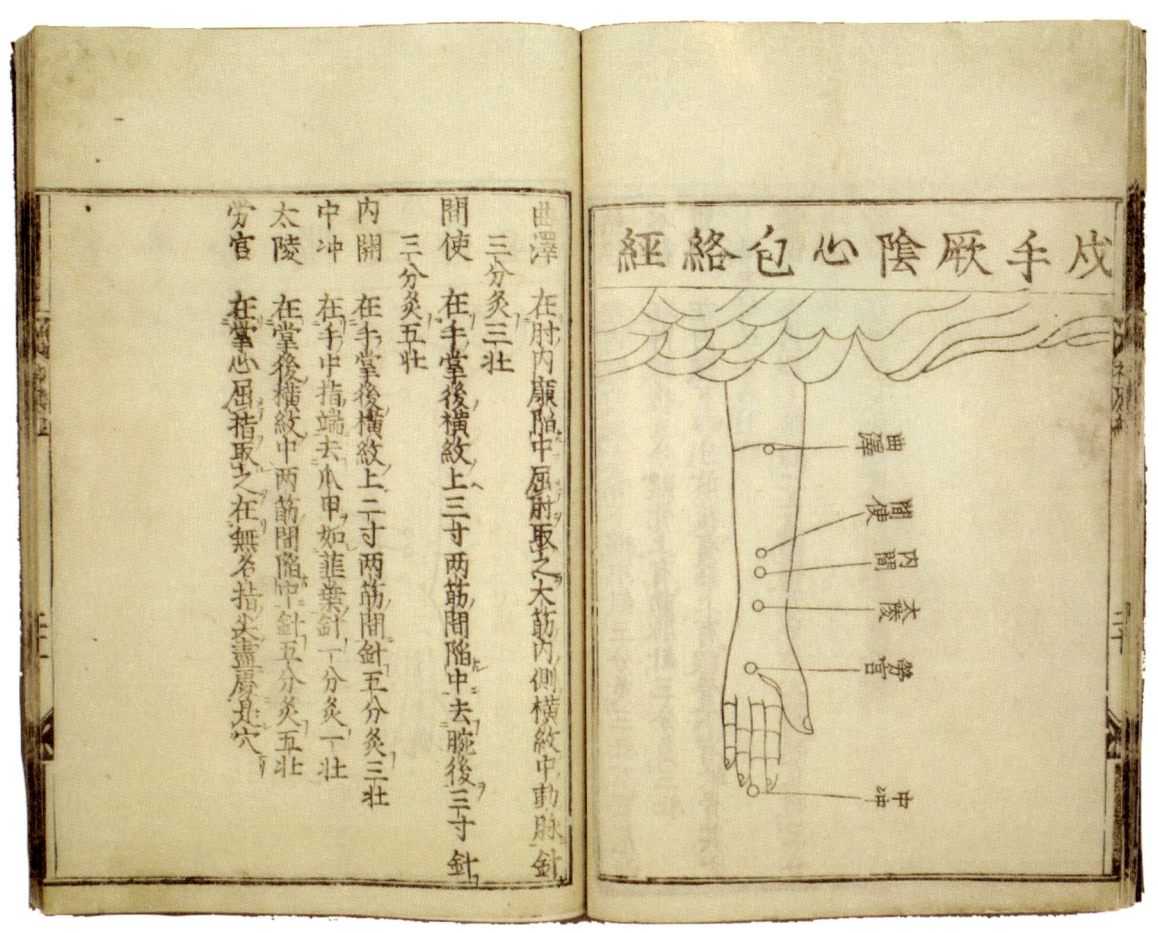

戌手厥阴心包经（见上图）

　　曲泽　在肘内廉陷中，屈肘取之，大筋内侧横纹中动脉。针三分，灸三壮。

　　间使　在手掌后，横纹上三寸，两筋间陷中，去腕后三寸。针三分，灸五壮。

　　内关　在手掌后横纹上二寸，两筋间。针五分，灸三壮。

　　中冲　在手中指端，去爪甲如韭叶。针一分，灸一壮。

　　大陵　在掌后横纹中，两筋间陷中。针五分，灸五壮。

　　劳宫　在掌心，屈指取之，在无名指尖尽处是穴。

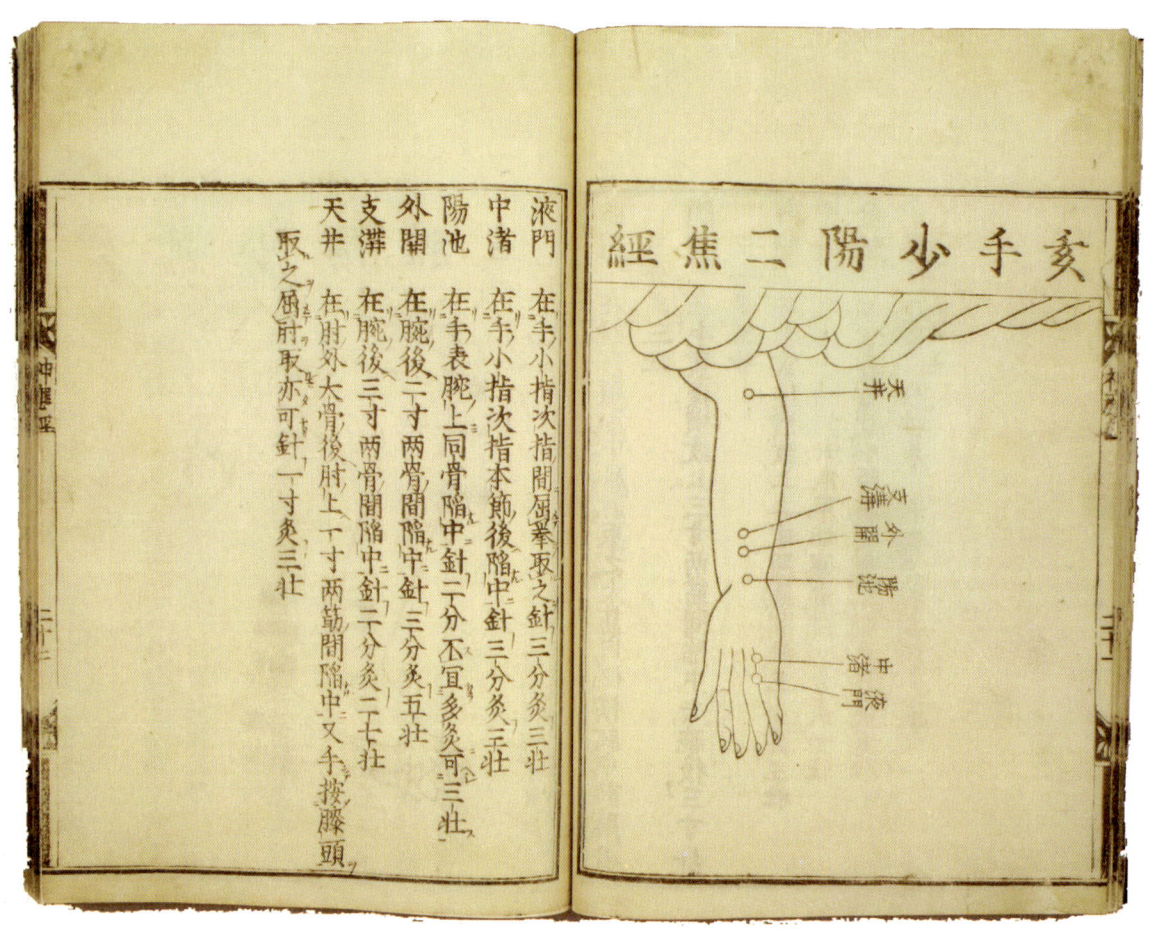

亥手少阳三焦经（见上图）

液门　在手小指次指间，屈拳取之。针三分，灸三壮。

中渚　在手小指次指本节后陷中。针三分，灸三壮。

阳池　在手表腕上，同骨陷中。针二分，不宜多灸，可三壮。

外关　在腕后二寸，两骨间陷中。针三分，灸五壮。

支沟　在腕后三寸，两骨间陷中。针二分，灸二七壮。

天井　在肘外大骨后，肘上一寸，两筋间陷中。又手按膝头取之，屈肘取亦可。针一寸，灸三壮。

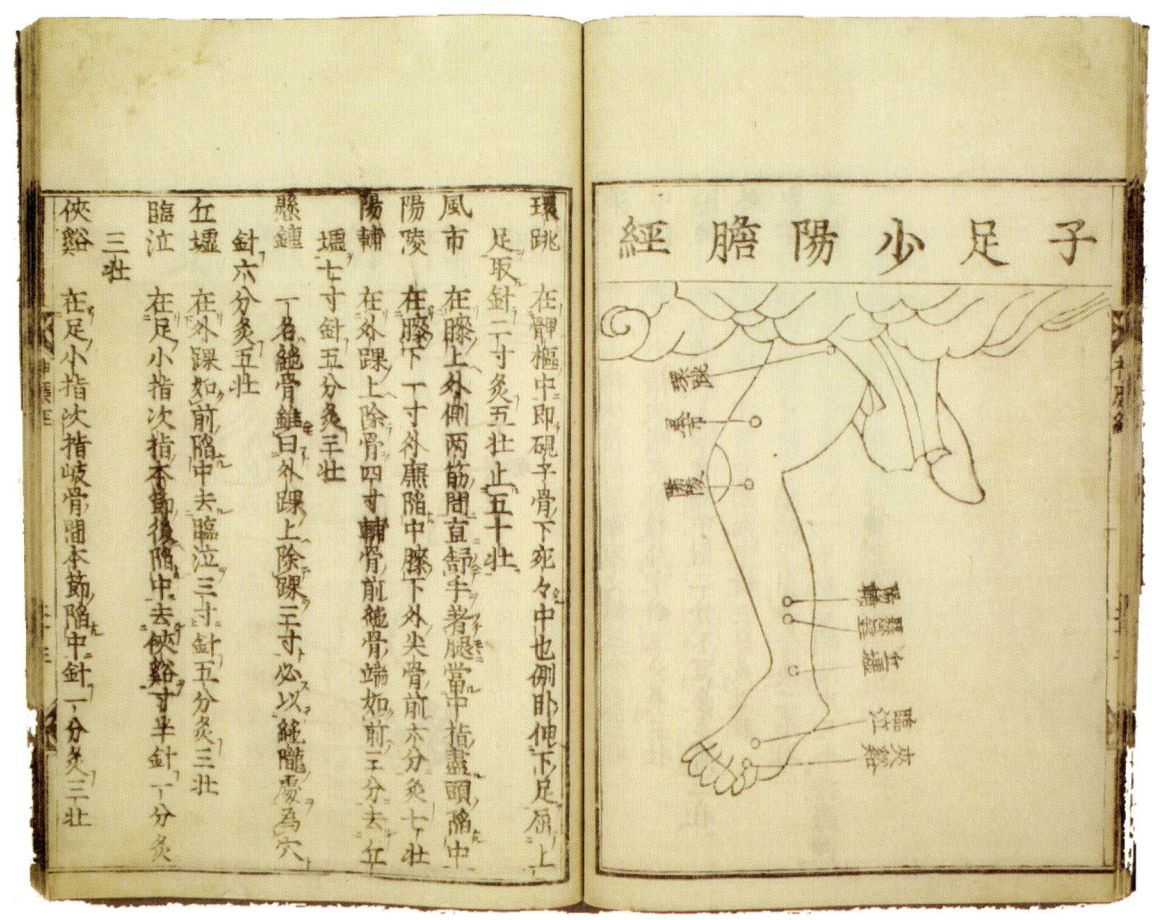

子足少阳胆经（见上图）

环跳　在髀枢中，即硯子骨下宛宛中也。侧卧，伸下足、屈上足取。针二寸，灸五壮，止五十壮。

风市　在膝上外侧两筋间，直舒手着腿，当中指尽头陷中。

阳陵　在膝下一寸，外廉陷中，膝下外尖骨前六分。灸七壮。

阳辅　在外踝上，除骨四寸，辅骨前，绝骨端，如前三分，去丘墟七寸。针五分，灸三壮。

悬钟　一名绝骨。虽曰外踝上除踝三寸，必以绝陇处为穴。针六分，灸五壮。

丘墟　在外踝如前陷中，去临泣三寸。针五分，灸三壮。

临泣　在足小指次指本节后陷中，去侠溪寸半。针一分，灸三壮。

侠溪　在足小指次指岐骨间本节陷中。针一分，灸三壮。

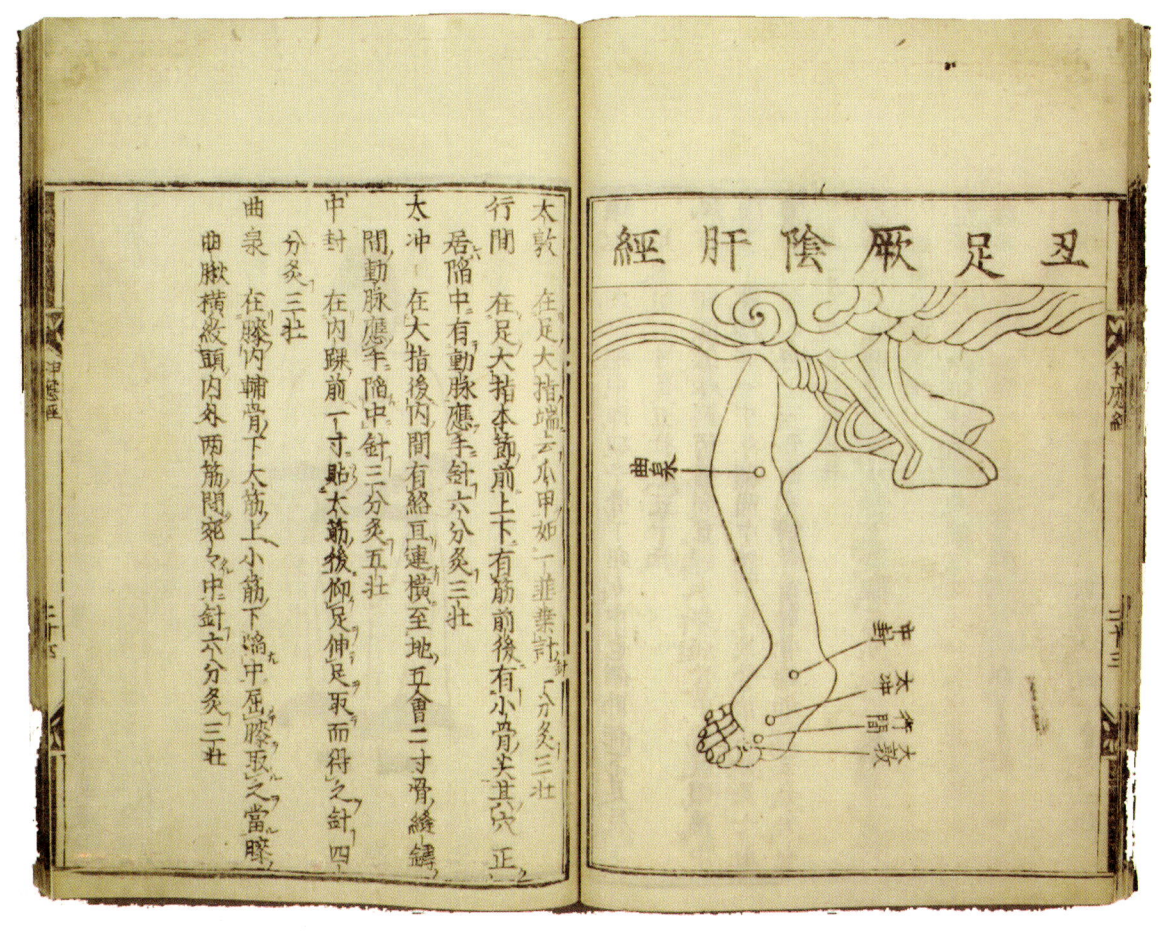

丑足厥阴肝经（见上图）

大敦　在足大指端去爪甲如一韭叶许。针二分，灸三壮。

行间　在足大指本节前，上下有筋，前后有小骨尖，其穴正居陷中，有动脉应手。针六分，灸三壮。

太冲　在大指后内间，有络亘连，横至地五会二寸，骨缝罅间，动脉应手陷中。针三分，灸五壮。

中封　在内踝前一寸，贴大筋后，仰足伸足取而得之。针四分，灸三壮。

曲泉　在膝内辅骨下，大筋上，小筋下陷中，屈膝取之，当膝曲䐐，横纹头内外两筋间宛宛中。针六分，灸三壮。

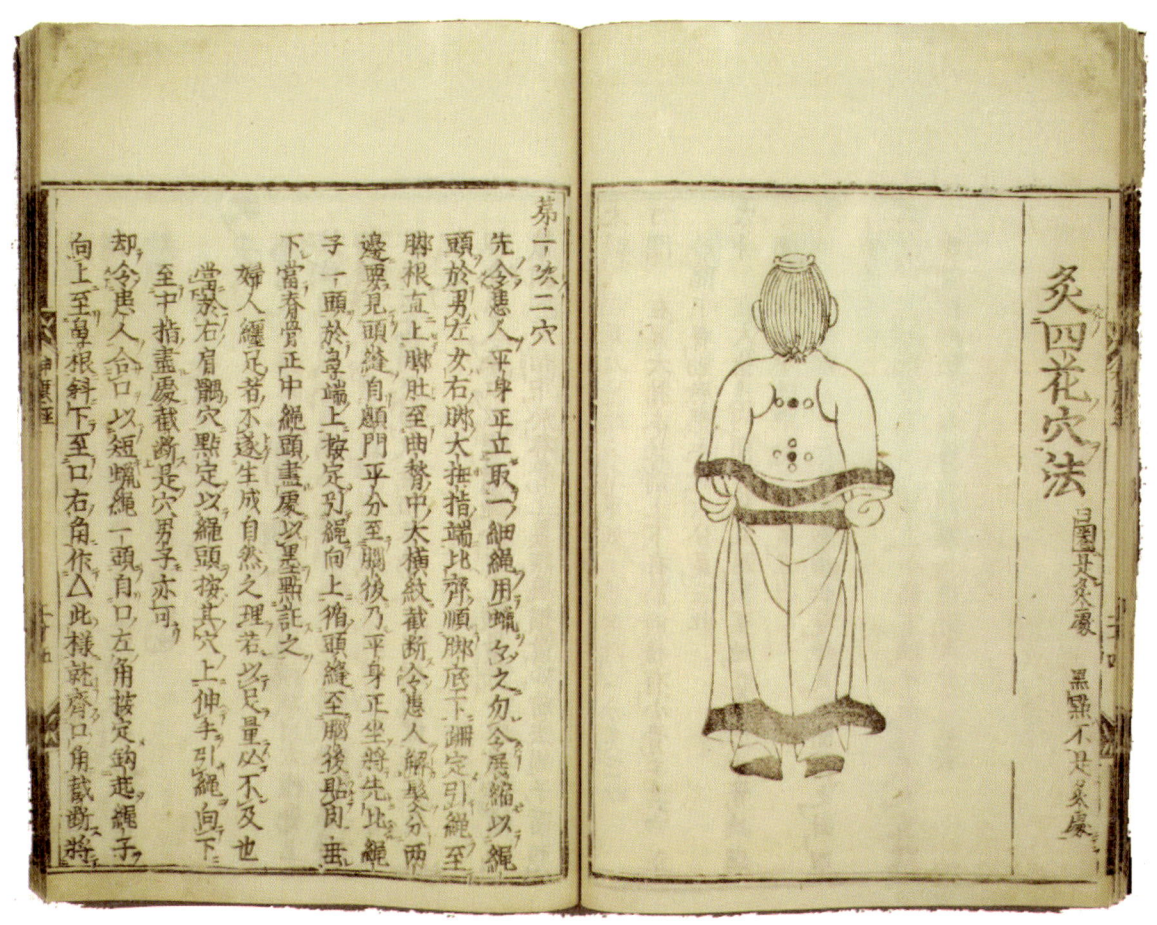

灸四花穴法（见上图）白圈是灸处，黑点不是灸处

第一次二穴：先令患人平身正立。取一细绳，用蜡蜡之，勿令展缩。以绳头于男左女右脚大拇指端比齐，顺脚底下缠定，引绳至脚跟，直上脚肚，至曲䏶中大横纹截断。令患人解发，分两边，要见头缝，自囟门平分至脑后。乃平身正坐，将先比绳子一头于鼻端上按定，引绳向上，循头缝至脑后，贴肉垂下，当脊骨正中绳头尽处，以墨点记之。

妇人缠足者，不遂生成自然之理，若以足量，必定不及也。当于右肩髃穴点定，以绳头按其穴上，伸手引绳向下至中指尽处截断是穴。男子亦可。

却令患人合口，以短蜡绳一头自左角按定，勾起绳子向上至鼻根，斜下至口右角作△，此样就，齐口角截断，将

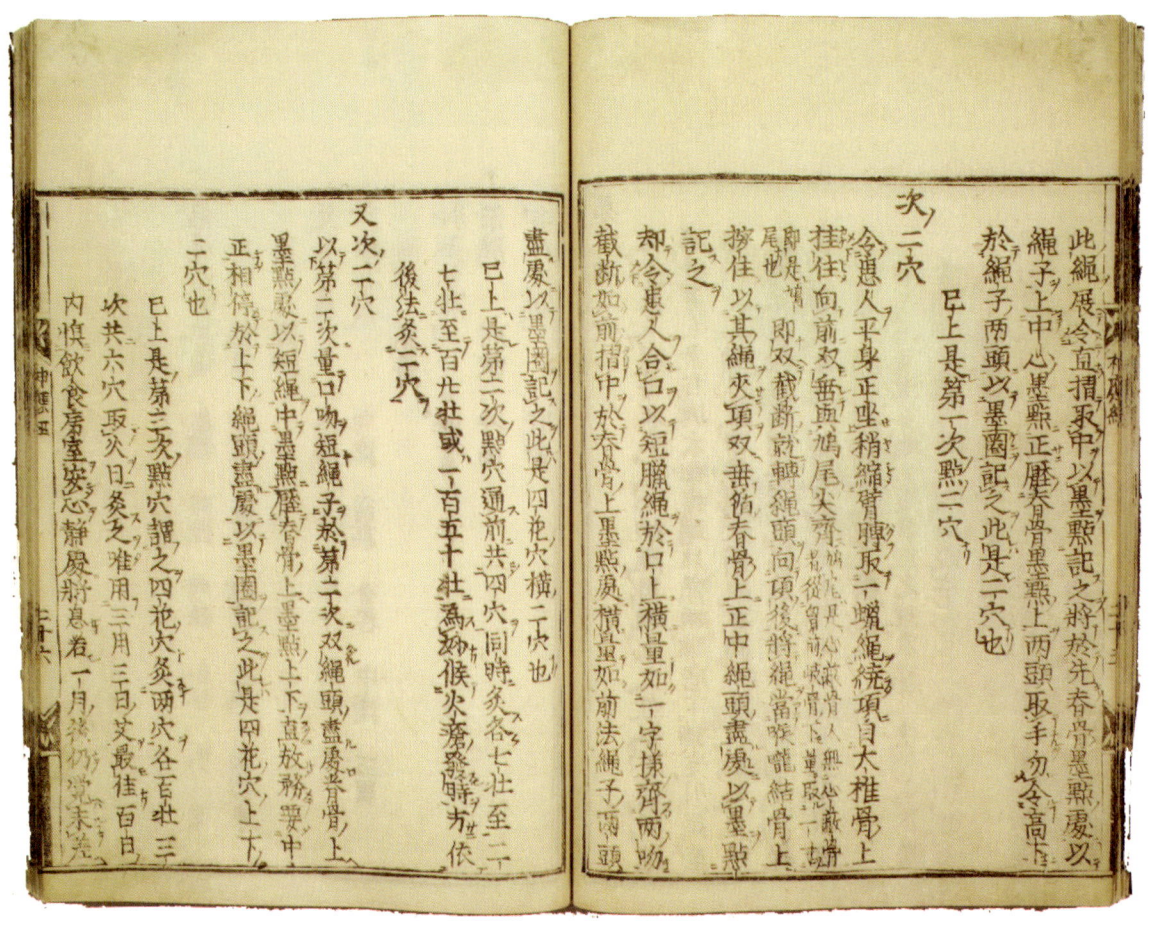

此绳展，令直折取中，以墨点记之。将于先脊骨墨点处，以绳子上中心墨点，正压脊骨墨点上，两头取，手勿令高下，干绳子两头，以墨圈记之。此是二穴也。

以上是第一次点二穴。

次二穴：令患人平身正坐，稍缩臂膊，取一蜡绳绕项，自大椎骨上挂住，向前双垂与鸠尾尖齐鸠尾是心蔽骨。人无心蔽骨者，从胸前岐骨下量取一寸，即是鸠尾也，即双截断，就转绳头向项后，将绳当喉咙结骨上按住，以其绳夹项双垂，循脊骨上，正中绳头尽处，以墨点记之。

却令患人合口，以短蜡绳于口上横量如一字样，齐两吻截断，如前折中于脊骨上墨点处，横量如前法，绳子两头尽处，以墨圈记之。此是四花穴横二穴也。

以上是第二次点穴，通前共四穴。同时灸，各七壮至二七壮，至百二十壮或一百五十壮为妙。候火疮发时，方依后法灸二穴。

又次二穴：以第二次量口吻短绳子，于第二次双绳头尽处脊骨上墨点处，以短绳中墨点压脊骨上墨点，上下直放，务要中正。相停于上下绳头尽处，以墨圈记之。此是四花穴上下二穴也。

以上是第三次点穴，谓之四花穴。灸两穴各百壮，三次共六穴。取火日灸之，惟用三月三日艾最佳。百日内慎饮食、房室，安心静处将息。若一月后仍觉未瘥，

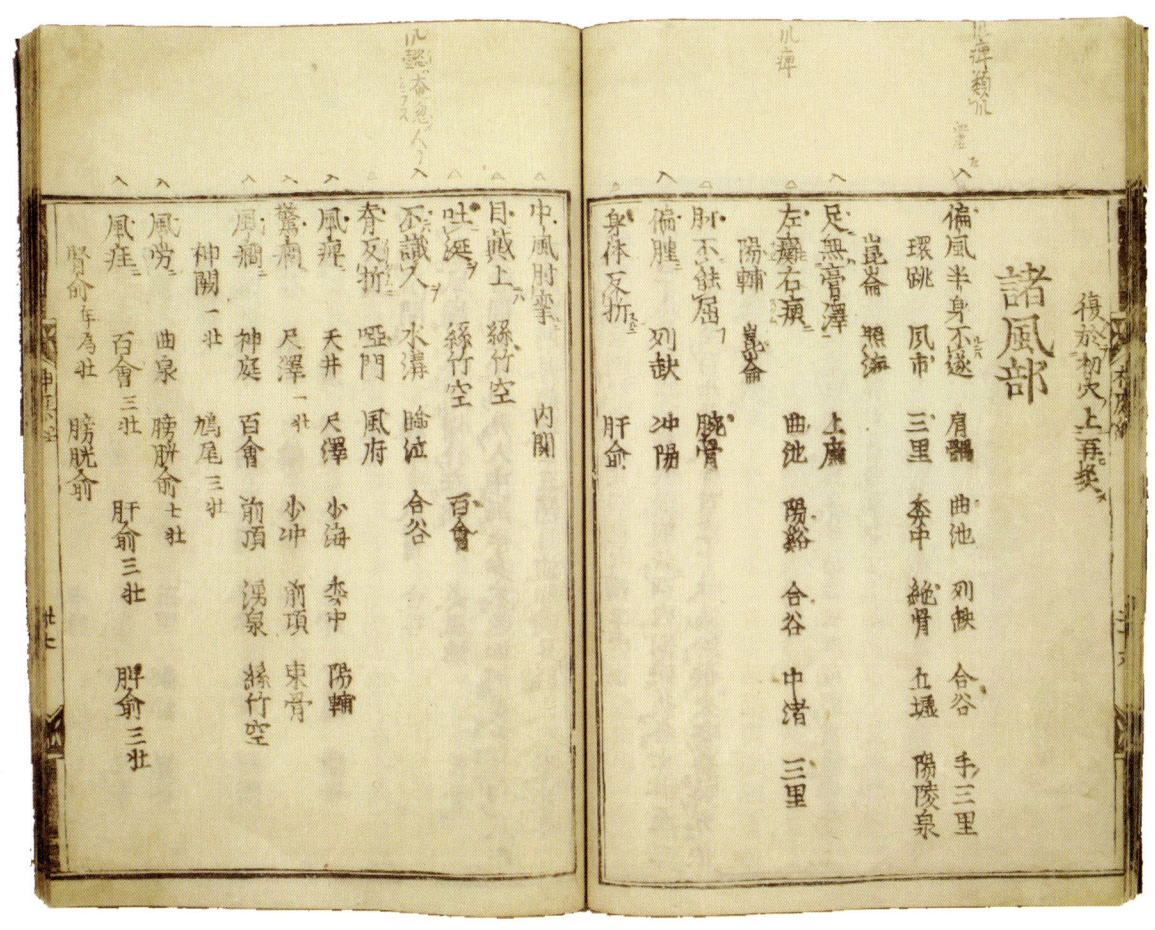

复于初穴上再灸。

诸风部

  偏风半身不遂：肩髃　曲池　列缺　合谷　手三里　环跳　风市　三里　委中　绝骨　丘墟　阳陵泉　昆仑　照海

  足无膏泽：上廉

  左瘫右痪：曲池　阳溪　合谷　中渚　三里　阳辅　昆仑

  肘不能屈：腕骨

  偏肿：列缺　冲阳

  身体反折：肝俞

  中风肘挛：内关

  目戴上：丝竹空

  吐涎：丝竹空　百会

  不识人：水沟　临泣　合谷

  脊反折：哑门　风府

  风痹：天井　尺泽　少海　委中　阳辅

  惊痫：尺泽一壮　少冲　前顶　束骨

  风痫：神庭　百会　前顶　涌泉　丝竹空　神阙一壮　鸠尾三壮

  风劳：曲泉　膀胱俞七壮

  风疰：百会三壮　肝俞三壮　脾俞三壮　肾俞年为壮　膀胱俞

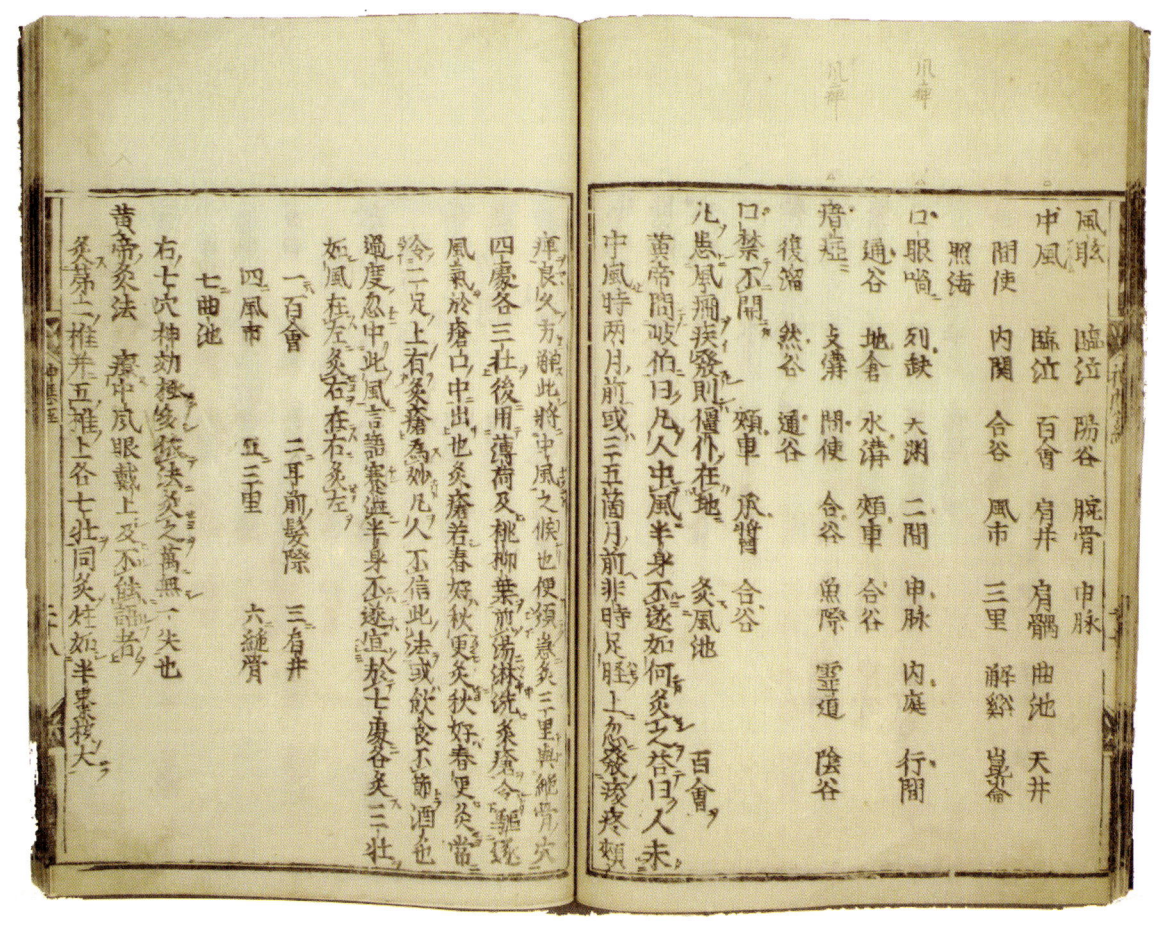

风眩：临泣　阳谷　腕骨　申脉

中风：临泣　百会　肩井　肩髃　曲池　天井　间使　内关　合谷　风市　三里　解溪　昆仑　照海

口眼㖞：列缺　太渊　二间　申脉　内庭　行间　通谷　地仓　水沟　颊车　合谷

瘖哑：支沟　间使　合谷　鱼际　灵道　阴谷　复溜　然谷　通谷

口噤不开：颊车　承浆　合谷

凡患风痫疾发则僵仆在地：灸风池　百会

黄帝问岐伯曰：凡人中风，半身不遂，如何灸之？答曰：人未中风时两月前或三五个月前，非时足胫上忽发酸疼顽痹，良久方解，此将中风之候也，便须急灸三里与绝骨穴四处各三壮，后用薄荷及桃柳叶煎汤淋洗灸疮，令驱逐风气于疮口中出也。灸疮若春好，秋更灸；秋好，春更灸，常令二足上有灸疮为妙。凡人不信此法，或饮食不节，酒色过度，忽中此风，言语謇涩，半身不遂，宜于七处各灸三壮。如风在左灸右，在右灸左：一百会　二耳前发际　三肩井　四风市　五三里　六绝骨　七曲池。

上七穴神效极多，依法灸之，万无一失也。

《黄帝灸法》：疗中风、眼戴上及不能语者：灸第二椎并五椎上各七壮，同灸，炷如半枣核大。

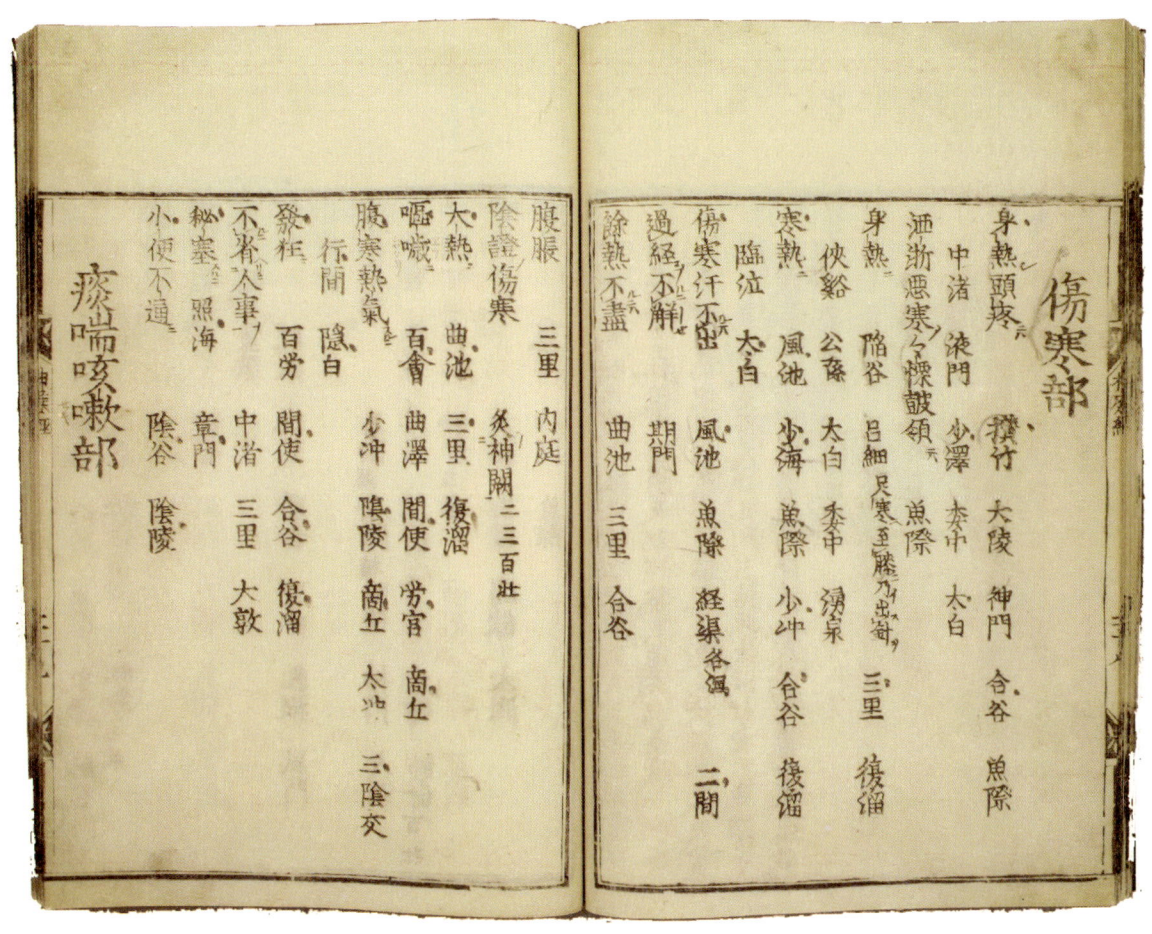

伤寒部

身热头疼：攒竹　大陵　神门　合谷　鱼际　中渚　液门　少泽　委中　太白

洒淅恶寒、寒栗鼓颔：鱼际

身热：陷谷　吕细足寒至膝乃出针　三里　复溜　侠溪　公孙　太白　委中　涌泉

寒热：风池　少海　鱼际　少冲　合谷　复溜　临泣　太白

伤寒汗不出：风池　鱼际　经渠各泻　二间

过经不解：期门

余热不尽：曲池　三里　合谷

腹胀：三里　内庭

阴证伤寒：灸神阙二、三百壮

大热：曲池　三里　复溜

呕哕：百会　曲泽　间使　劳宫　商丘

腹寒热气：少冲　阴陵　商丘　太冲　三阴交　行间　隐白

发狂：百劳　间使　合谷　复溜

不省人事：中渚　三里　大敦

秘塞：照海　章门

小便不通：阴谷　阴陵

痰喘咳嗽部

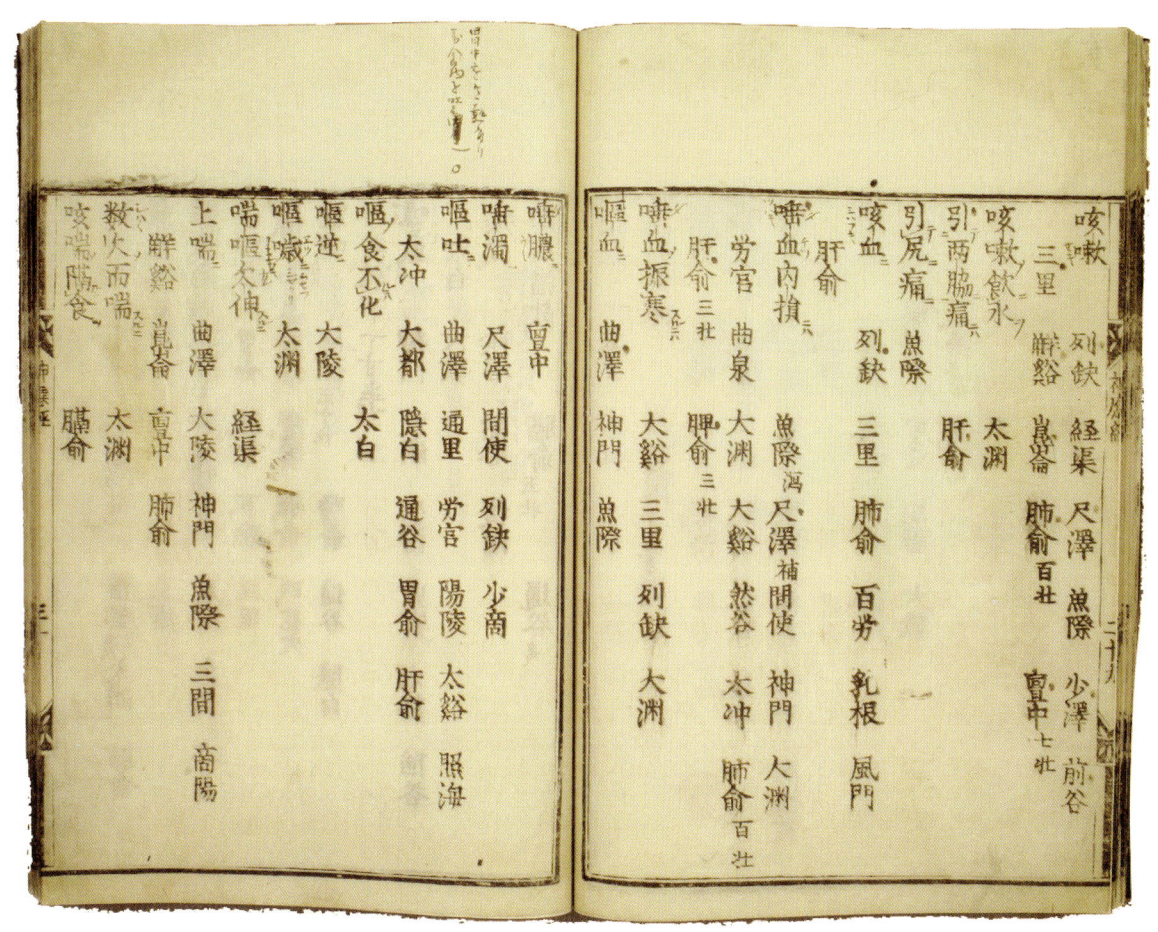

咳嗽：列缺　经渠　尺泽　鱼际　少泽　前谷　三里　解溪　昆仑　肺俞百壮　膻中七壮

咳嗽饮水：太渊

引两胁痛：肝俞

引尻痛：鱼际

咳血：列缺　三里　肺俞　百劳　乳根　风门　肝俞

唾血内损：鱼际泻　尺泽补　间使　神门　太渊　劳宫　曲泉　太溪　然谷　太冲　肺俞百壮　肝俞三壮　脾俞三壮

唾血振寒：太溪　三里　列缺　太渊

呕血：曲泽　神门　鱼际

唾脓：膻中

唾浊：尺泽　间使　列缺　少商

呕吐：曲泽　通里　劳宫　阳陵　太溪　照海　太冲　大都　隐白　通谷　胃俞　肝俞

呕，食不化：太白

呕逆：大陵

呕哕：太渊

喘呕欠伸：经渠

上喘：曲泽　大陵　神门　鱼际　三间　商阳　解溪　昆仑　膻中　肺俞

数欠而喘：太渊

咳喘隔食：膈俞

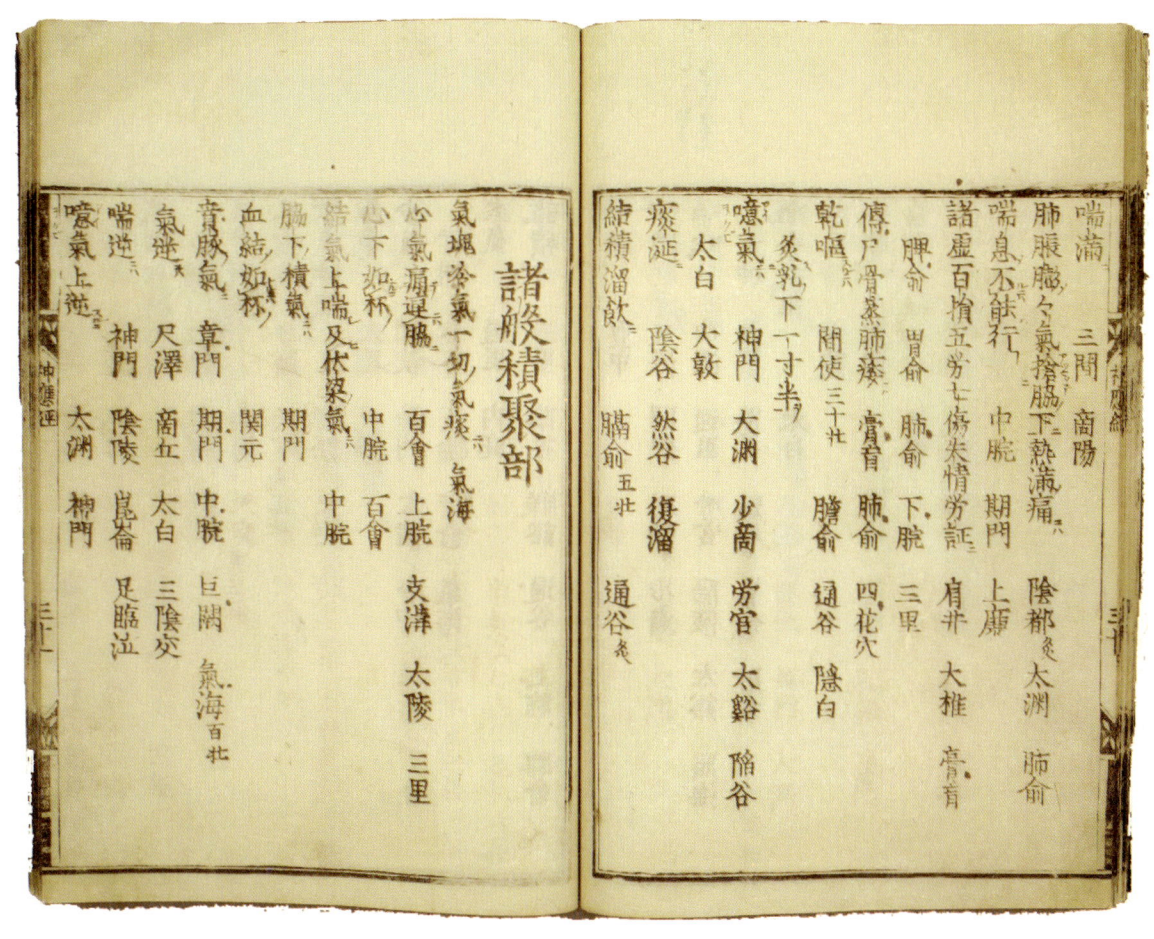

喘满：三间　商阳
肺胀膨膨，气抢胁下热满痛：阴都灸　太渊　肺俞
喘息不能行：中脘　期门　上廉
诸虚百损，五劳七伤，失情劳证：肩井　大椎　膏肓　脾俞　胃俞　肺俞　下脘　三里
传尸骨蒸肺痿：膏肓　肺俞　四花穴
干呕：间使三十壮　胆俞　通谷　隐白　灸乳下一寸半
噫气：神门　太渊　少商　劳宫　太溪　陷谷　太白　大敦
痰涎：阴谷　然谷　复溜
结积留饮：膈俞五壮　通谷灸

诸般积聚部

气块冷气、一切气痰：气海
心气痛连胁：百会　上脘　支沟　大陵　三里
心下如杯：中脘　百会
结气上喘及伏梁气：中脘
胁下积气：期门
血结如杯：关元
奔豚气：章门　期门　中脘　巨阙　气海百壮
气逆：尺泽　商丘　太白　三阴交
喘逆：神门　阴陵　昆仑　足临泣
噫气上逆：太渊　神门

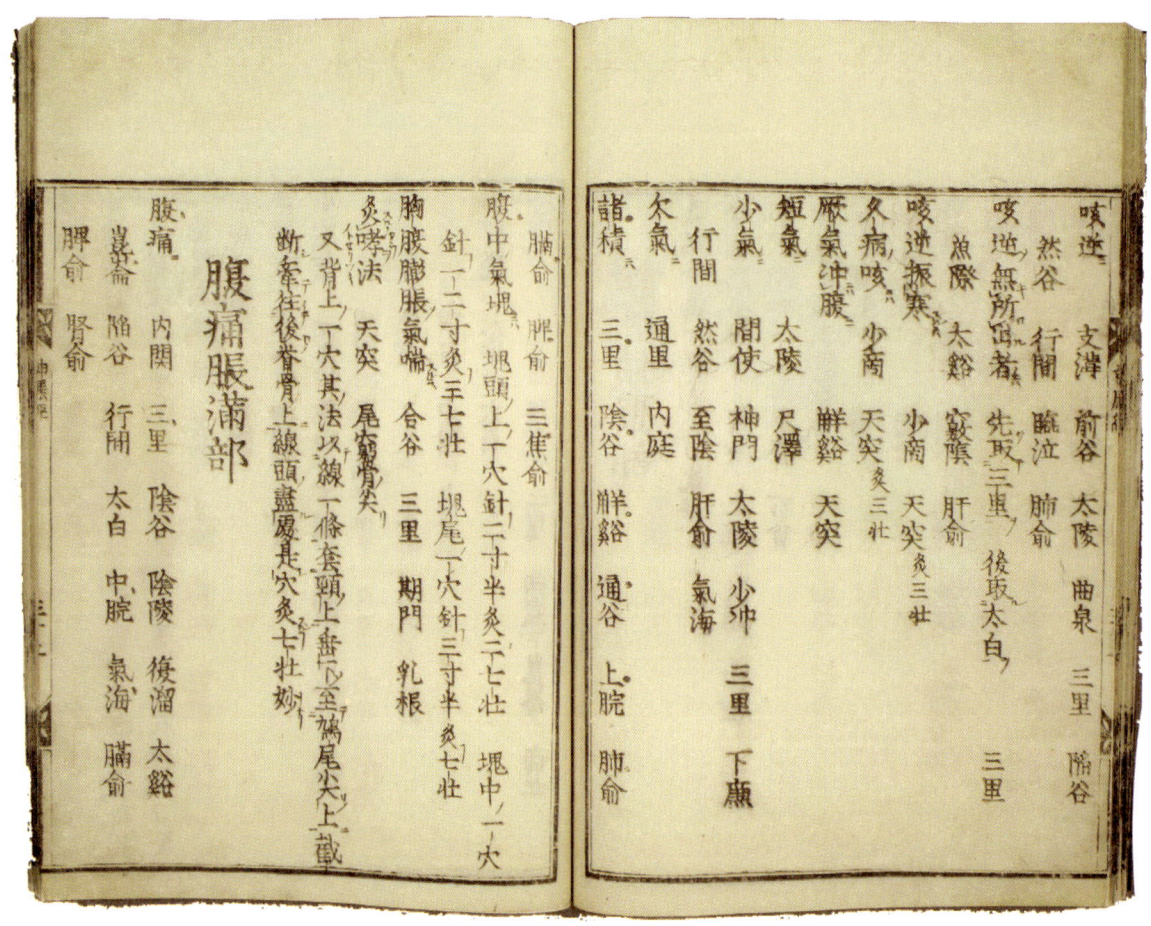

咳逆：支沟　前谷　大陵　曲泉　三里　陷谷　然谷　行间　临泣　肺俞

咳逆无所出者：先取三里，后取太白。三里　鱼际　太溪　窍阴　肝俞

咳逆振寒：少商　天突灸三壮

久病咳：少商　天突灸三壮

厥气冲腹：解溪　天突

短气：大陵　尺泽

少气：间使　神门　大陵　少冲　三里　下廉　行间　然谷　至阴　肝俞　气海

欠气：通里　内庭

诸积：三里　阴谷　解溪　通谷　上脘　肺俞　膈俞　脾俞　三焦俞

腹中气块：块头上一穴，针二寸半，灸二七壮；块中一穴，针一、二寸，灸三七壮；块尾一穴，针三寸半，灸七壮。

胸腹膨胀气喘：合谷　三里　期门　乳根

灸哮法：天突　尾窍骨尖

又背上一穴，其法以线一条套颈上，垂下，至鸠尾尖上截断，牵往后脊骨上，线头尽处是穴。灸七壮，妙。

腹痛胀满部

腹痛：内关　三里　阴谷　阴陵　复溜　太溪　昆仑　陷谷　行间　太白　中脘　气海　膈俞　脾俞　肾俞

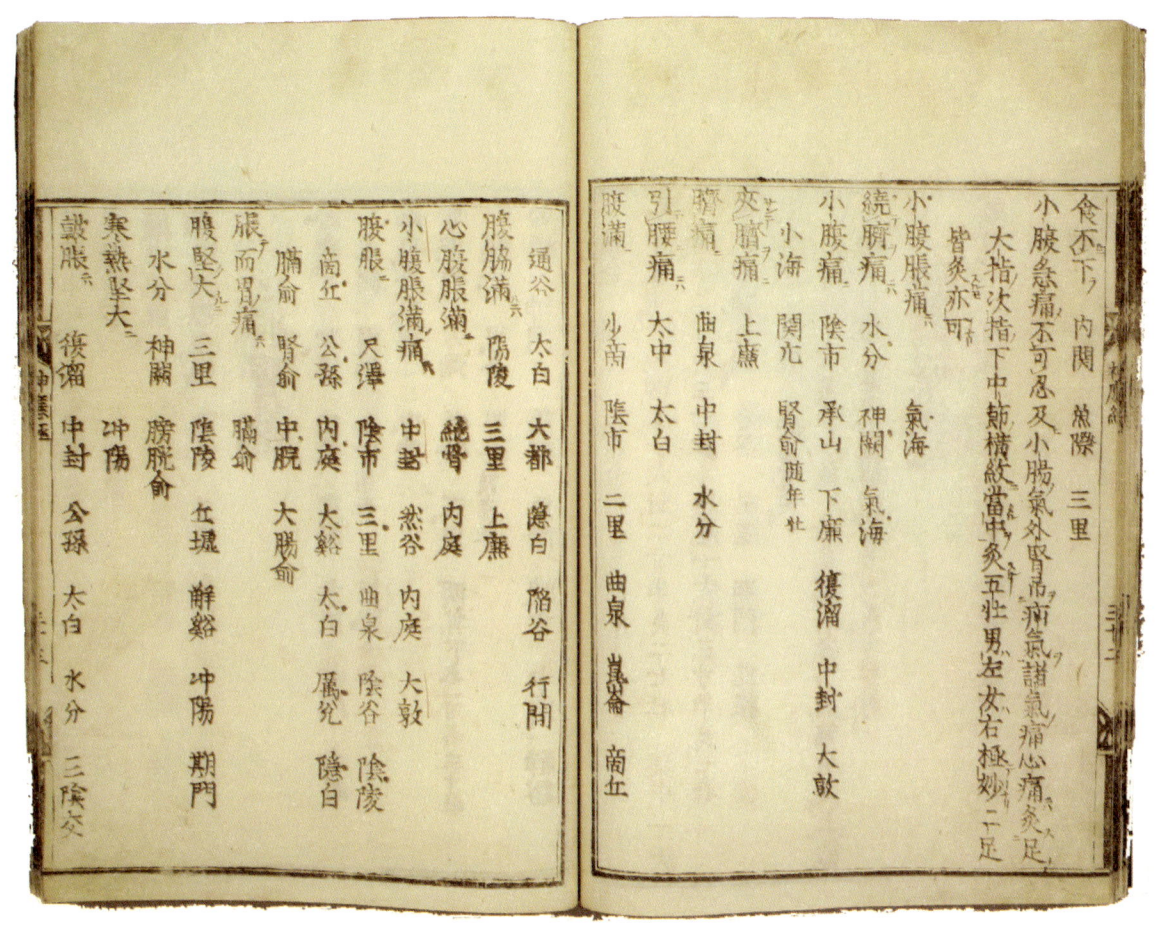

食不下：内关　鱼际　三里

小腹急痛不可忍及小肠气、外肾吊、疝气、诸气痛、心痛：灸足大指次指下中节，横纹当中，灸五壮。男左女右极妙，二足皆灸亦可。

小腹胀痛：气海

绕脐痛：水分　神阙　气海

小腹痛：阴市　承山　下廉　复溜　中封　大敦　小海　关元　肾俞随年壮

夹脐痛：上廉

脐痛：曲泉　中封　水分

引腰痛：大中　太白

腹满：少商　阴市　三里　曲泉　昆仑　商丘　通谷　太白　大都　隐白　陷谷　行间

腹胁满：阳陵　三里　上廉

心腹胀满：绝骨　内庭

小腹胀满痛：中封　然谷　内庭　大敦

腹胀：尺泽　阴市　三里　曲泉　阴谷　阴陵　商丘　公孙　内庭　太溪　太白　厉兑　隐白　膈俞　肾俞　中脘　大肠俞

胀而胃痛：膈俞

腹坚大：三里　阴陵　丘墟　解溪　冲阳　期门　水分　神阙　膀胱俞

寒热坚大：冲阳

鼓胀：复溜　中封　公孙　太白　水分　三阴交

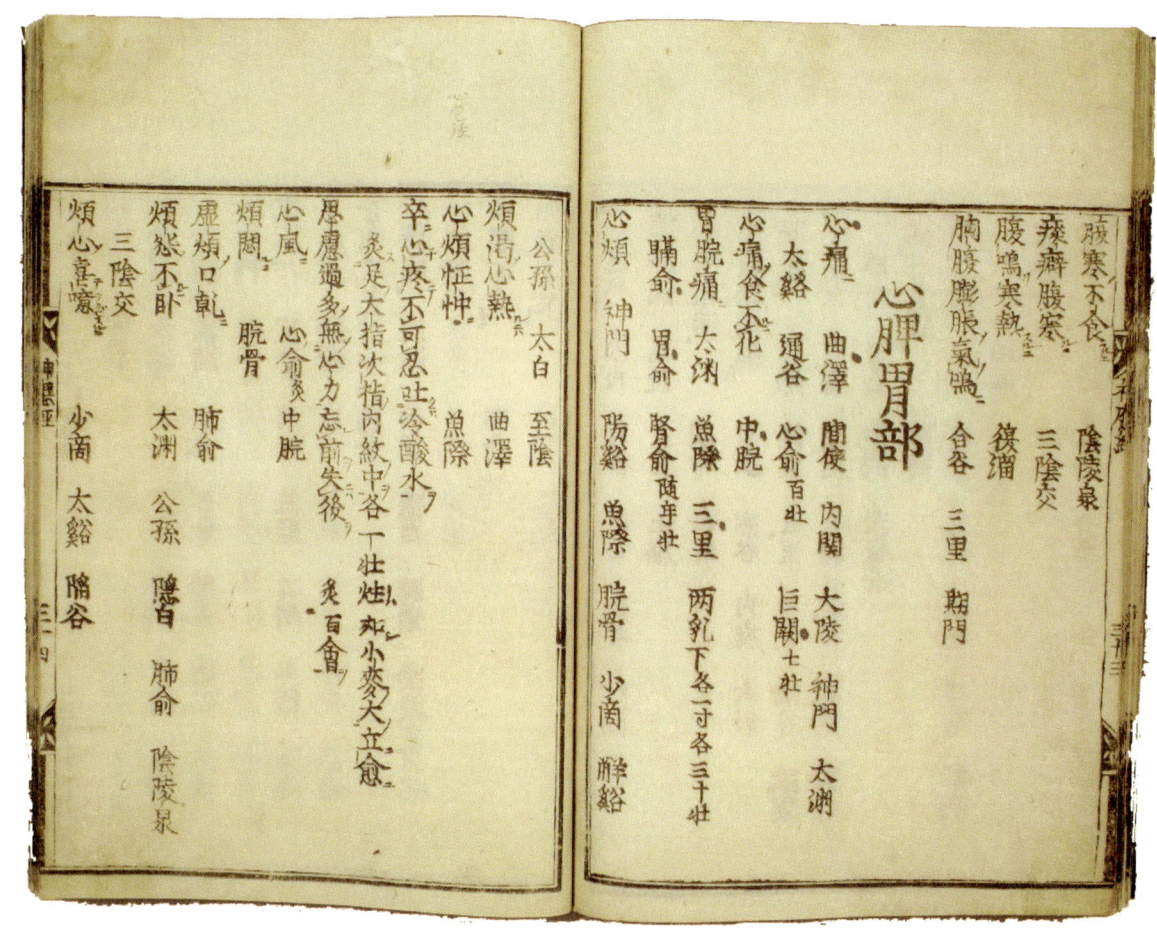

腹寒不食：阴陵泉
痰癖腹寒：三阴交
腹鸣寒热：复溜
胸腹膨胀气鸣：合谷　三里　期门

心脾胃部

心痛：曲泽　间使　内关　大陵　神门　太渊　太溪　通谷　心俞百壮　巨阙七壮
心痛食不化：中脘
胃脘痛：太渊　鱼际　三里　两乳下各一寸各三十壮　膈俞　胃俞　肾俞随年壮
心烦：神门　阳溪　鱼际　腕骨　少商　解溪　公孙　太白　至阴
烦渴心热：曲泽
心烦怔忡：鱼际
卒心疼不可忍，吐冷酸水：灸足大指次指内纹中各一壮，炷如小麦大，立愈。
思虑过多，无心力，忘前失后：灸百会
心风：心俞灸　中脘
烦闷：腕骨
虚烦口干：肺俞
烦怨不卧：太渊　公孙　隐白　肺俞　阴陵泉　三阴交
烦心喜噫：少商　太溪　陷谷

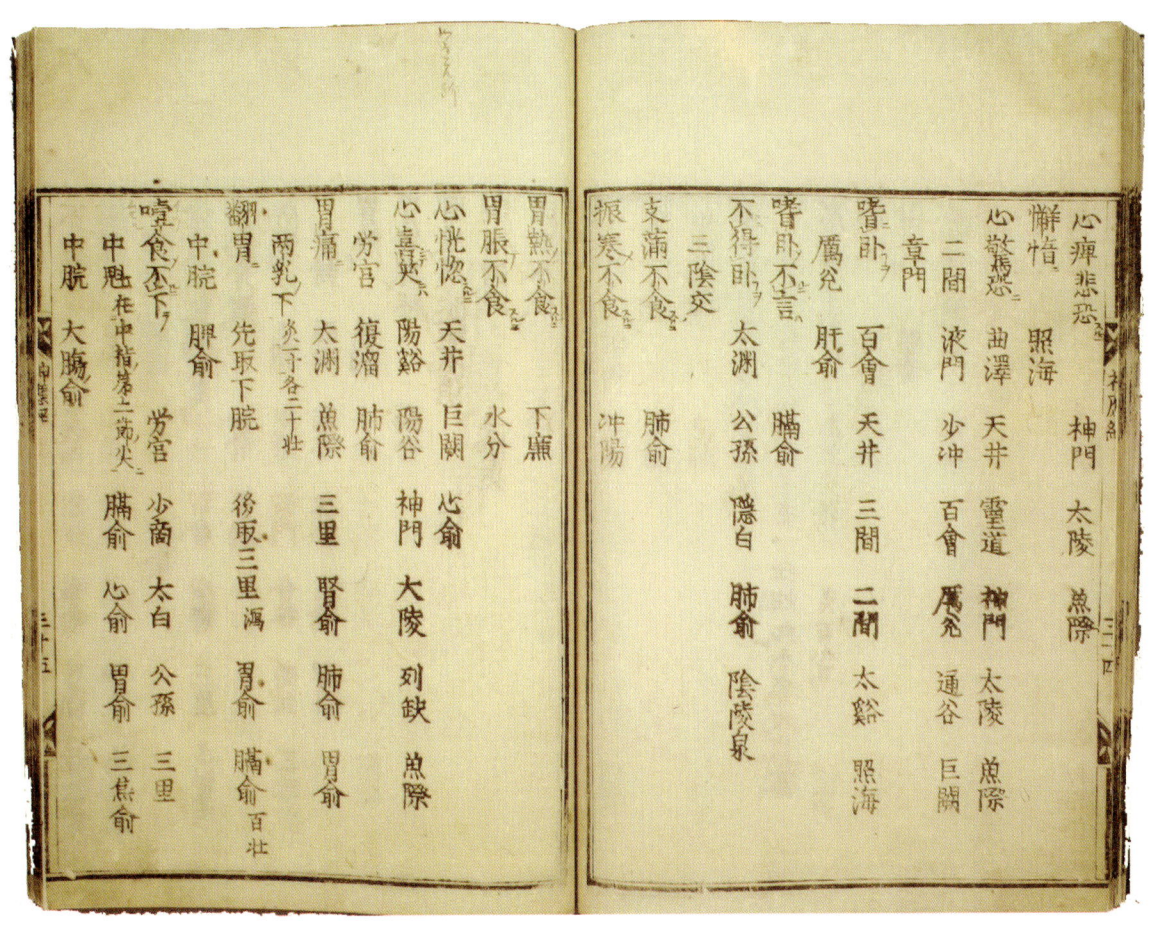

心痹悲恐：神门　大陵　鱼际

懒惰：照海

心惊恐：曲泽　天井　灵道　神门　大陵　鱼际　二间　液门　少冲　百会　厉兑　通谷　巨阙　章门

嗜卧：百会　天井　三间　二间　太溪　照海　厉兑　肝俞

嗜卧不言：膈俞

不得卧：太渊　公孙　隐白　肺俞　阴陵泉　三阴交

支满不食：肺俞

振寒不食：冲阳

胃热不食：下廉

胃胀不食：水分

心恍惚：天井　巨阙　心俞

心喜笑：阳溪　阳谷　神门　大陵　列缺　鱼际　劳宫　复溜　肺俞

胃痛：太渊　鱼际　三里　肾俞　肺俞　胃俞　两乳下灸，一寸，各二十壮

翻胃：先取下脘　后取三里泻　胃俞　膈俞百壮　中脘　脾俞

噎食不下：劳宫　少商　太白　公孙　三里　中魁在中指第二节尖　膈俞　心俞　胃俞　三焦俞　中脘　大肠俞

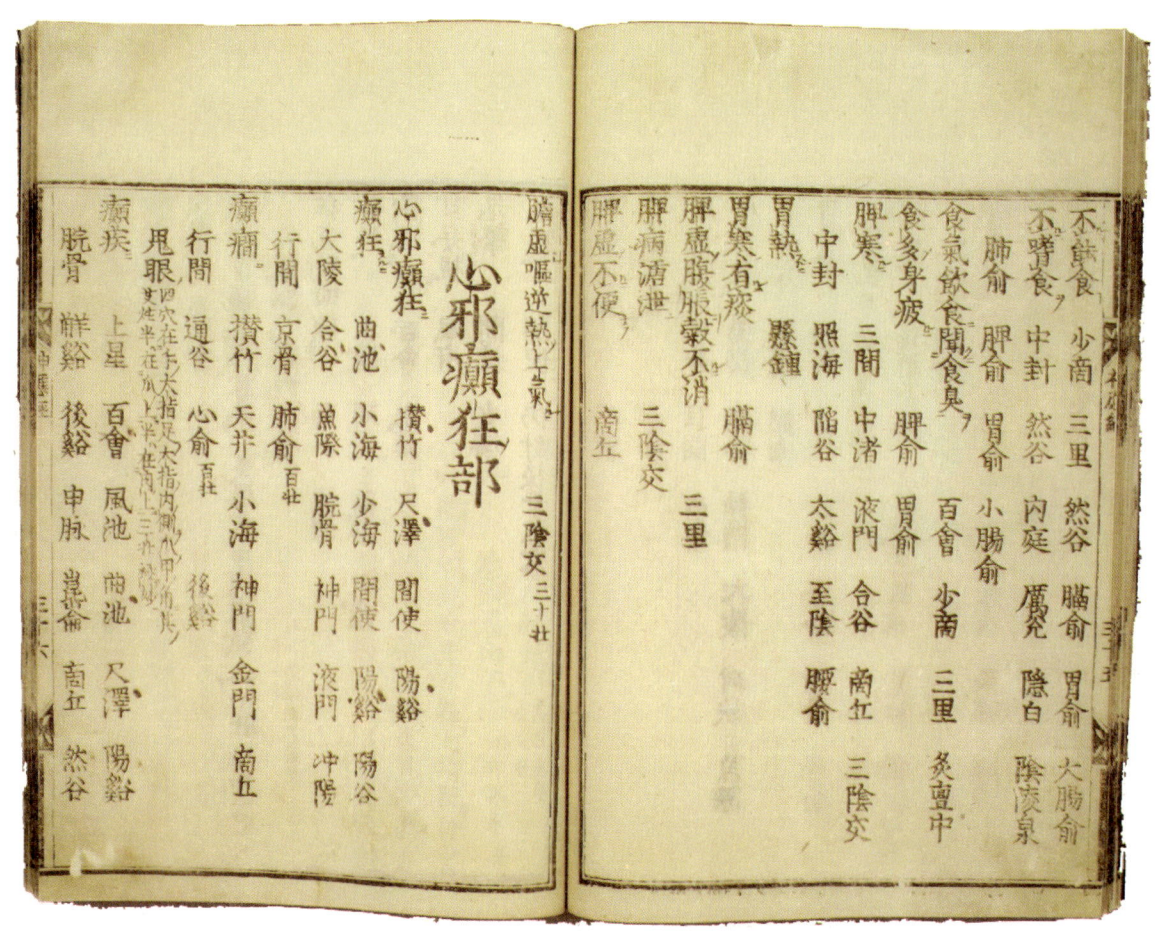

不能食：少商　三里　然谷　膈俞　胃俞　大肠俞
不嗜食：中封　然谷　内庭　厉兑　隐白　阴陵泉　肺俞　脾俞　胃俞　小肠俞
食气饮食间食臭：百会　少商　三里　灸膻中
食多身疲：脾俞　胃俞
脾寒：三间　中渚　液门　合谷　商丘　三阴交　中封　照海　陷谷　太溪　至阴　腰俞
胃热：悬钟
胃寒有痰：膈俞
脾虚腹胀谷不消：三里
脾病溏泻：三阴交
脾虚不便：商丘
胆虚呕逆热上气：三阴交三十壮

心邪癫狂部

心邪癫狂：攒竹　尺泽　间使　阳溪
癫狂：曲池　小海　少海　间使　阳溪　阳谷　大陵　合谷　鱼际　腕骨　神门　液门　冲阳　行间　京骨　肺俞百壮
癫痫：攒竹　天井　小海　神门　金门　商丘　行间　通谷　心俞百壮　后溪　鬼眼四穴，在手大指、足大指内侧爪甲角，其艾炷半在爪上、半在肉上，三壮极妙
癫疾：上星　百会　风池　曲池　尺泽　阳溪　腕骨　解溪　后溪　申脉　昆仑　商丘　然谷

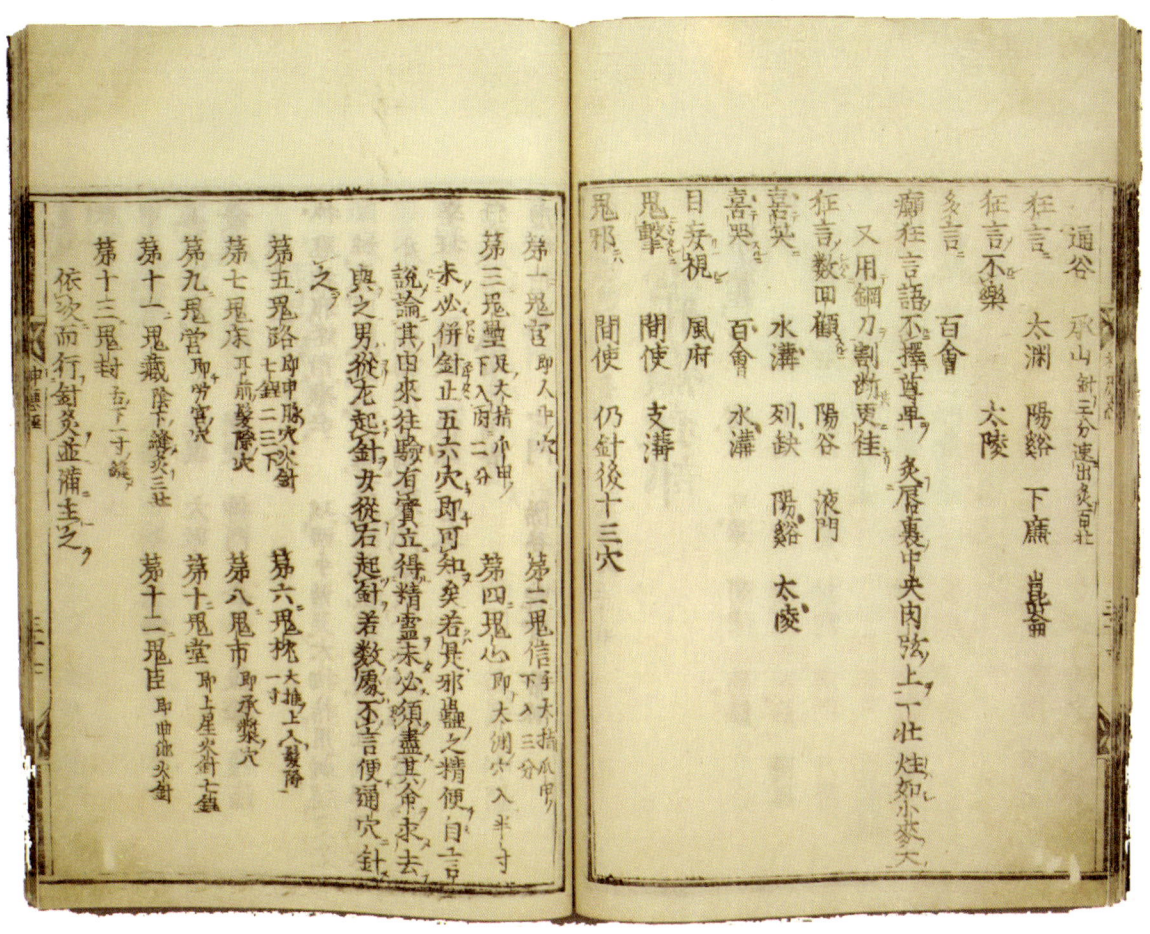

通谷　承山针三分速出，灸百壮

狂言：太渊　阳溪　下廉　昆仑　狂言不乐：大陵　多言：百会

癫狂，言语不择尊卑：灸唇里中央肉弦上一壮，炷如小麦大。又用钢刀割断更佳。

狂言数回顾：阳谷　液门

喜笑：水沟　列缺　阳溪　大陵　喜哭：百会　水沟

目妄视：风府

鬼击：间使　支沟　鬼邪：间使

仍针后十三穴：第一鬼宫即人中穴，第二鬼信手大指爪甲下入三分，第三鬼垒足大指爪甲下入肉二分，第四鬼心即太渊穴。入半寸。

未必并针，只五、六穴即可知矣。若是邪蛊之精，便自言说论其由来。往验有实立得精灵，未必须尽其命求去，与之男从左起针，女从右起针。若数处不言，便通穴针之。

第五鬼路即申脉穴，火针七锃，二三下，第六鬼枕大椎上入发际一寸，第七鬼床耳前发际穴，第八鬼市即承浆穴，第九鬼宫即劳宫穴，第十鬼堂即上星，火针七锃，第十一鬼藏阴下缝，灸三壮，第十二鬼臣即曲池，火针，第十三鬼封舌下一寸缝。依次而行，针灸并备主之。

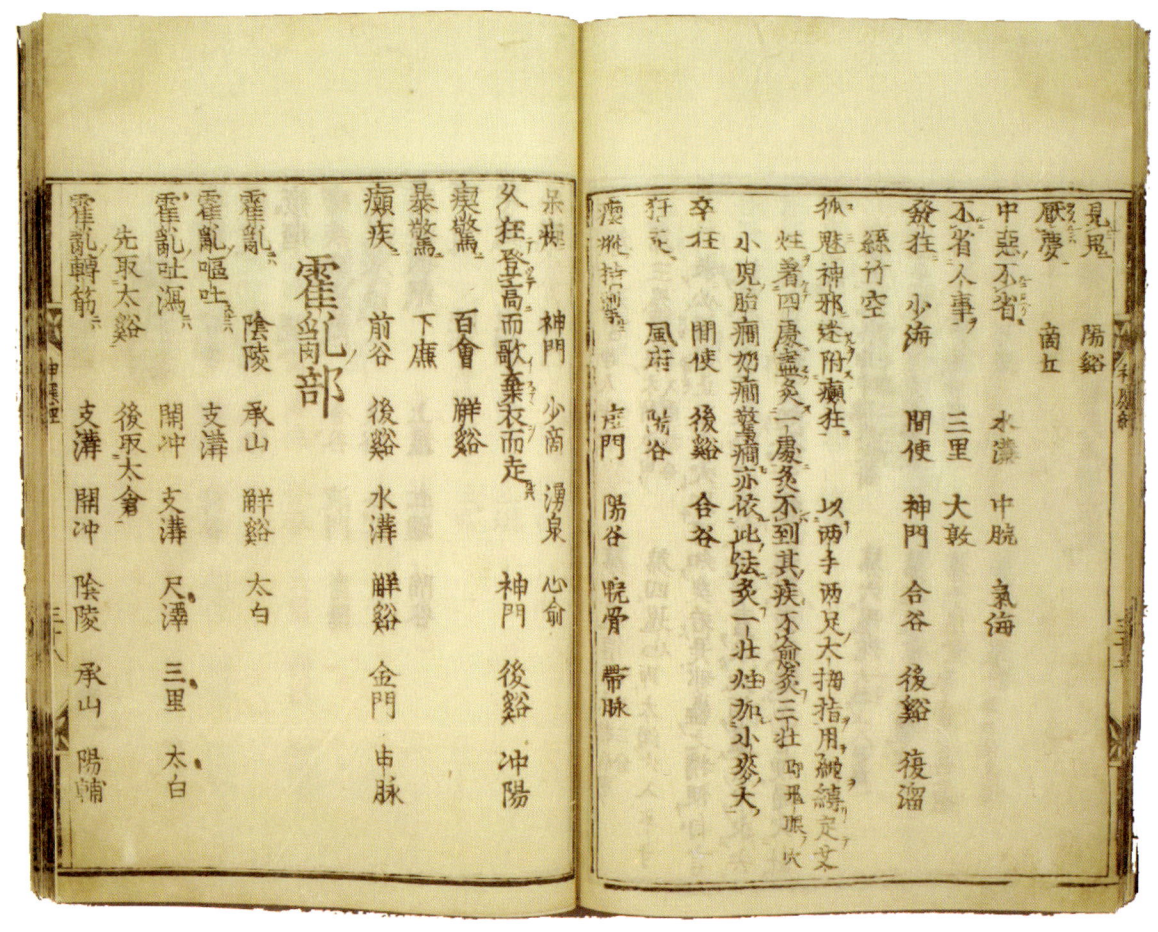

见鬼：阳溪

厌梦：商丘

中恶不省：水沟　中脘　气海　不省人事：三里　大敦

发狂：少海　间使　神门　合谷　后溪　复溜　丝竹空

狐魅神邪迷附癫狂：以两手两足大拇指，用绳缚定，艾炷着四处，尽灸一处。灸不，其疾不愈，灸三壮即鬼眼穴。小儿胎痫、奶痫、惊痫亦依此法灸一壮，炷如小麦大。

卒狂：间使　后溪　合谷　狂走：风府　阳谷

瘈疭指掣：哑门　阳谷　腕骨　带脉

呆痴：神门　少商　涌泉　心俞

久狂登高而歌，弃衣而走：神门　后溪　冲阳

瘈惊：百会　解溪　暴惊：下廉

癫疾：前谷　后溪　水沟　解溪　金门　申脉

霍乱部

霍乱：阴陵　承山　解溪　太白　霍乱呕吐：支沟

霍乱吐泻：关冲　支沟　尺泽　三里　太白。先取太溪，后取太仓。

霍乱转筋：支沟　关冲　阴陵　承山　阳辅

中封　解溪　丘墟　公孙　太白　大都

疟疾部

疟疾：百会　经渠　前谷

温疟：中脘　大椎　痎疟：腰俞

疟疾发寒热：合谷　液门　商阳

痰疟寒热：后溪　合谷

疟疾振寒：上星　丘墟　陷谷　头痛：腕骨

寒疟：三间　心烦：神门

寒疟不食：公孙　内庭　厉兑　久疟：中渚　商阳　丘墟

热多寒少：间使　三里

脾寒发疟：大椎　间使　乳根

肿胀部

浑身浮肿：曲池　合谷　三里　内庭　行间　三阴交

水肿：列缺　腕骨　合谷　间使　阳陵　阴谷　三里　曲泉　解溪　陷谷　复溜　公孙　厉兑　冲阳　阴陵　胃俞　水分　神阙

四肢浮肿：曲池　通里　合谷　中渚　液门

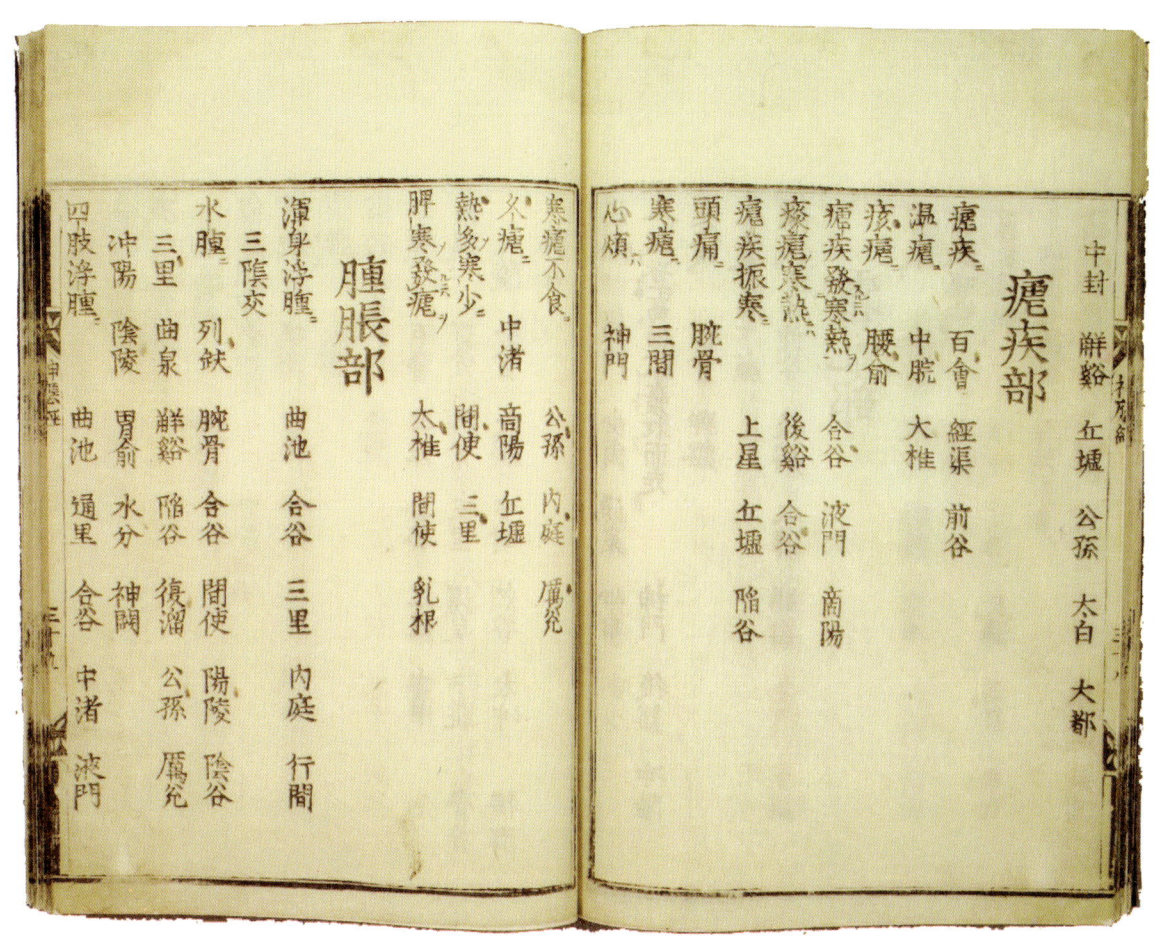

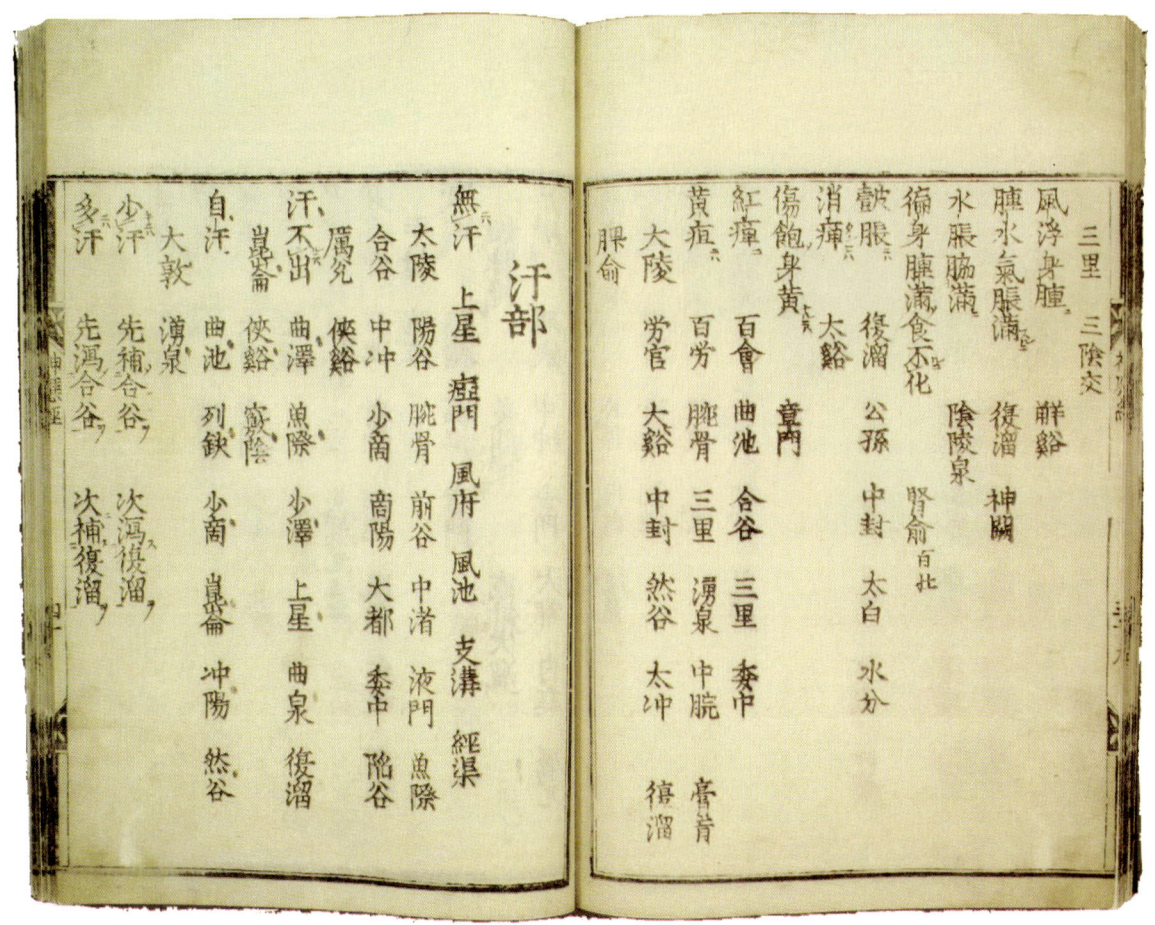

三里　三阴交

风浮身肿：解溪　肿，水气胀满：复溜　神阙

水胀胁满：阴陵泉

遍身肿满食不化：肾俞百壮

臌胀：复溜　公孙　中封　太白　水分

消瘅：太溪　伤饱身黄：章门

红瘅：百会　曲池　合谷　三里　委中

黄疸：百劳　腕骨　三里　涌泉　中脘　膏肓　大陵　劳宫　太溪　中封　然谷　太冲　复溜　脾俞

汗部

无汗：上星　哑门　风府　风池　支沟　经渠　大陵　阳谷　腕骨　前谷　中渚　液门　鱼际　合谷　中冲　少商　商阳　大都　委中　陷谷　厉兑　侠溪

汗不出：曲泽　鱼际　少泽　上星　曲泉　复溜　昆仑　侠溪　窍阴

自汗：曲池　列缺　少商　昆仑　冲阳　然谷　大敦　涌泉

少汗：先补合谷，次泻复溜。　多汗：先泻合谷，次补复溜。

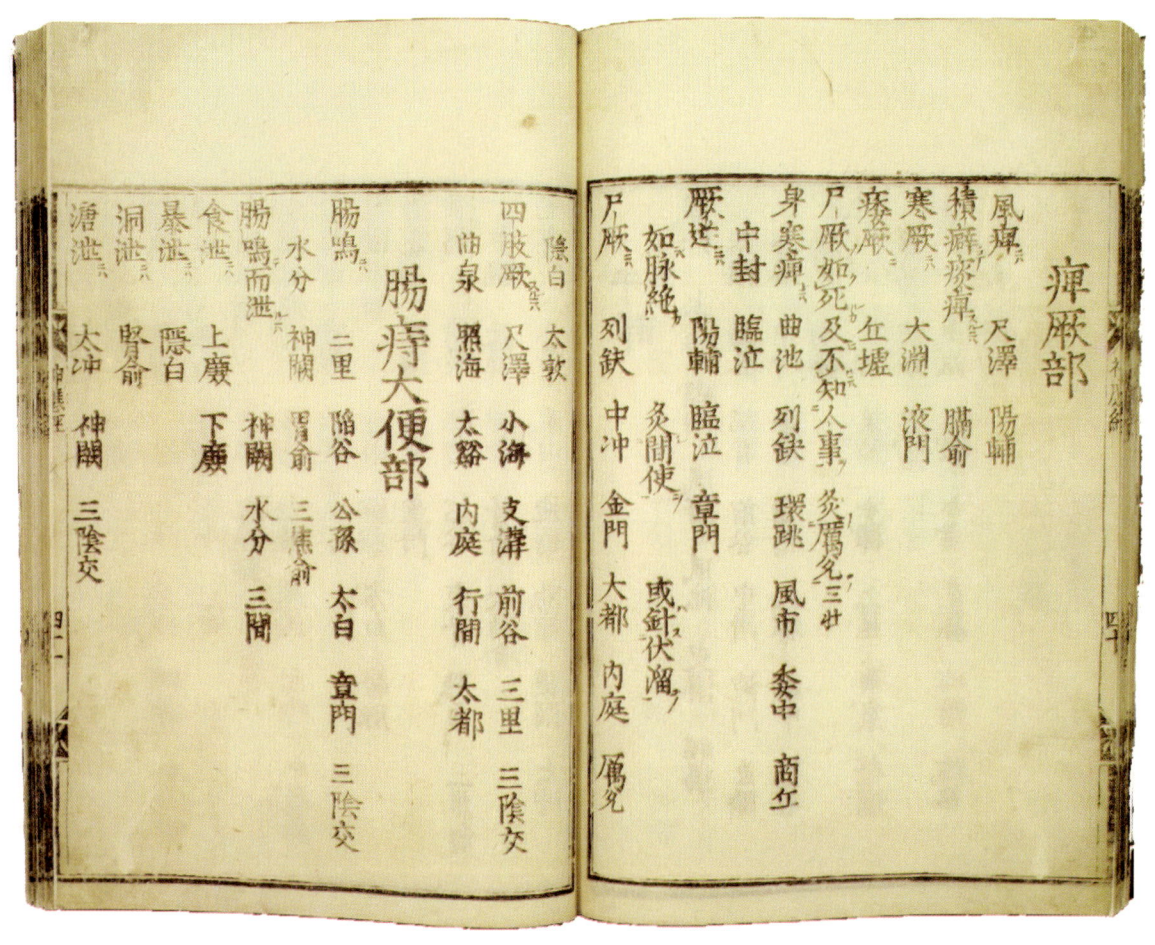

痹厥部

风痹：尺泽　阳辅

积癖痰痹：膈俞

寒厥：太渊　液门　痿厥：丘墟

尸厥如死及不知人事：灸厉兑三壮

身寒痹：曲池　列缺　环跳　风市　委中　商丘　中封　临泣

厥逆：阳辅　临泣　章门。如脉厥，灸间使，或针复溜。

尸厥：列缺　中冲　金门　大都　内庭　厉兑　隐白　大敦

四肢厥：尺泽　小海　支沟　前谷　三里　三阴交　曲泉　照海　太溪　内庭　行间　大都

肠痔大便部

肠鸣：三里　陷谷　公孙　太白　章门　三阴交　水分　神阙　胃俞　三焦俞

肠鸣而泄：神阙　水分　三间

食泄：上廉　下廉　暴泄：隐白　洞泄：肾俞

溏泄：太冲　神阙　三阴交

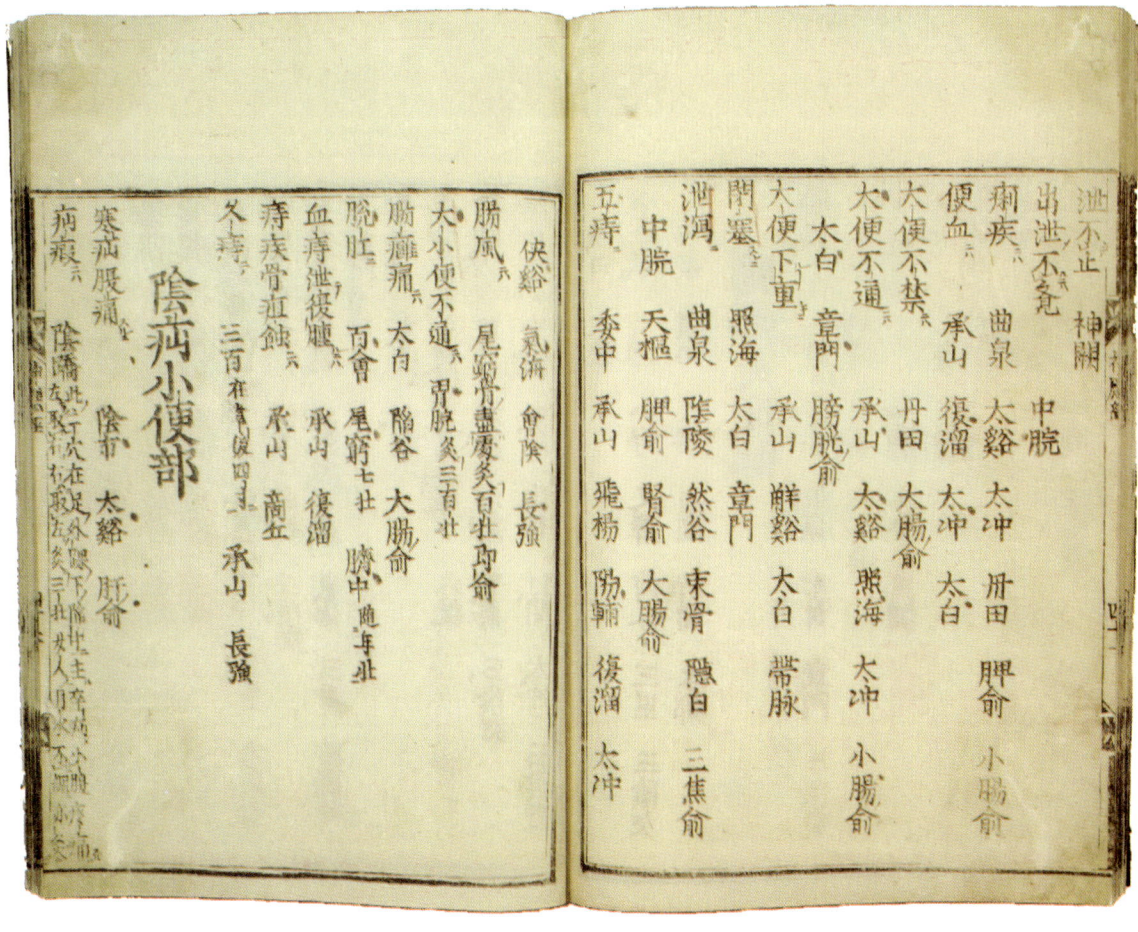

泄不止：神阙　出泄不觉：中脘

痢疾：曲泉　太溪　太冲　丹田　脾俞　小肠俞

便血：承山　复溜　太冲　太白

大便不禁：丹田　大肠俞

大便不通：承山　太溪　照海　太冲　小肠俞　太白　章门　膀胱俞

大便下重：承山　解溪　太白　带脉　闭塞：照海　太白　章门

泻泄：曲泉　阴陵　然谷　束骨　隐白　三焦俞　中脘　天枢　脾俞　肾俞　大肠俞

五痔：委中　承山　飞扬　阳辅　复溜　太冲　侠溪　气海　会阴　长强

肠风：尾窍骨尽处，灸百壮即愈。

大小便不通：胃脘灸三百壮　肠痈痛：太白　陷谷　大肠俞

脱肛：百会　尾窍七壮　脐中随年壮

血痔，泄，复肿：承山　复溜　痔疾，骨疽蚀：承山　商丘

久痔：三百在掌后四寸　承山　长强

阴疝小便部

寒疝腹痛：阴市　太溪　肝俞

疝瘕：阴跷此二穴在足外踝下陷中。主卒疝、小腹疼痛。左取右，右取左，灸三壮。女人月水不调，亦灸

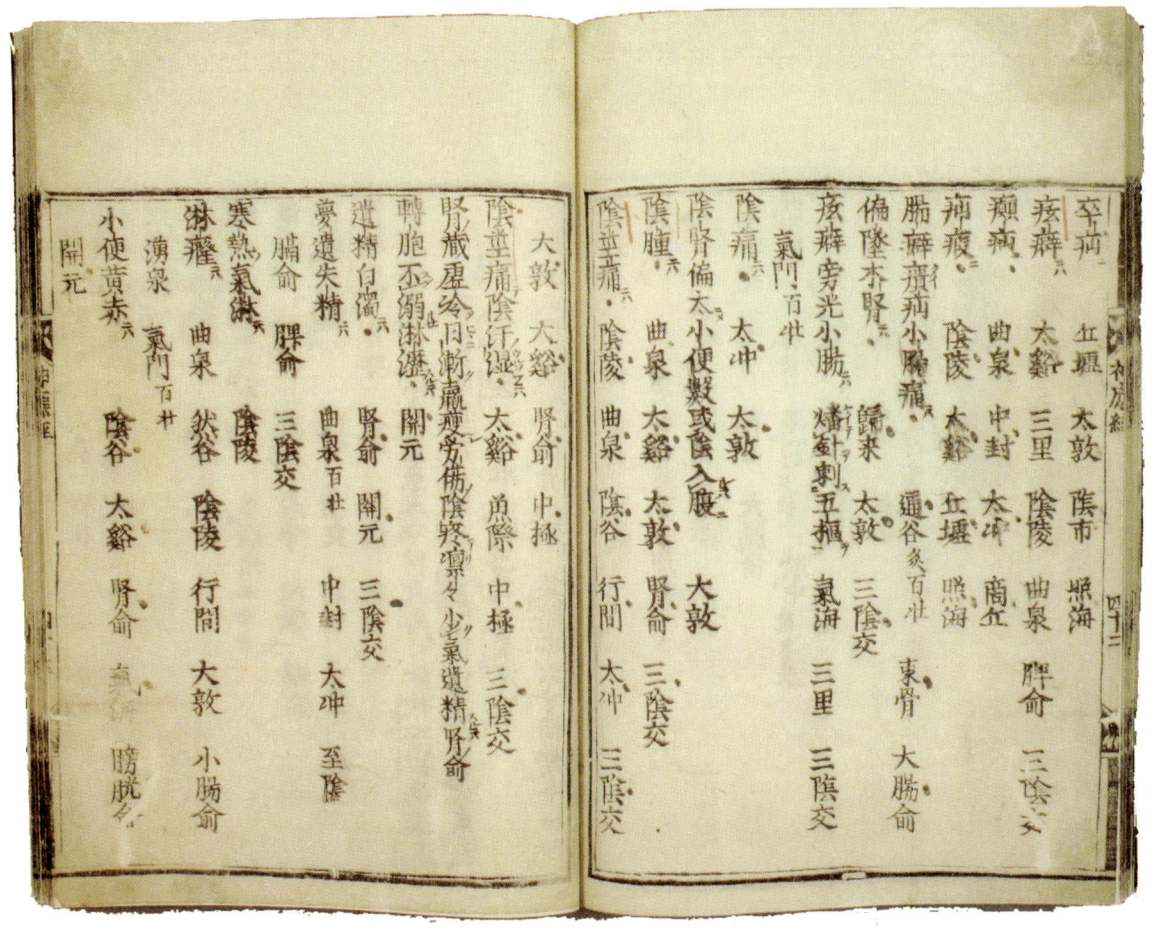

卒疝：丘墟　大敦　阴市　照海

㿗癖：太溪　三里　阴陵　曲泉　脾俞　三阴交

癫疝：曲泉　中封　太冲　商丘　疝瘕：阴陵　太溪　丘墟　照海

肠癖瘰疝小肠痛：通谷灸百壮　束骨　大肠俞

偏坠木肾：归来　大敦　三阴交

㿗癖膀胱小肠：燔针刺五枢　气海　三里　三阴交　气门百壮

阴痛：太冲　大敦　阴肾偏大，小便数或阴入腹：大敦

阴肿：曲泉　太溪　大敦　肾俞　三阴交

阴茎痛：阴陵　曲泉　阴谷　行间　太冲　三阴交　大敦　太溪　肾俞　中极

阴茎痛，阴汗湿：太溪　鱼际　中极　三阴交

肾脏虚冷，日渐羸瘦，劳伤阴疼，凛凛少气，遗精：肾俞

转胞不尿，淋沥：关元　遗精白浊：肾俞　关元　三阴交

梦遗失精：曲泉百壮　中封　太冲　至阴　膈俞　脾俞　三阴交　寒热气淋：阴陵

淋癃：曲泉　然谷　阴陵　行间　大敦　小肠俞　涌泉　气门百壮

小便黄赤：阴谷　太溪　肾俞　气海　膀胱俞　关元

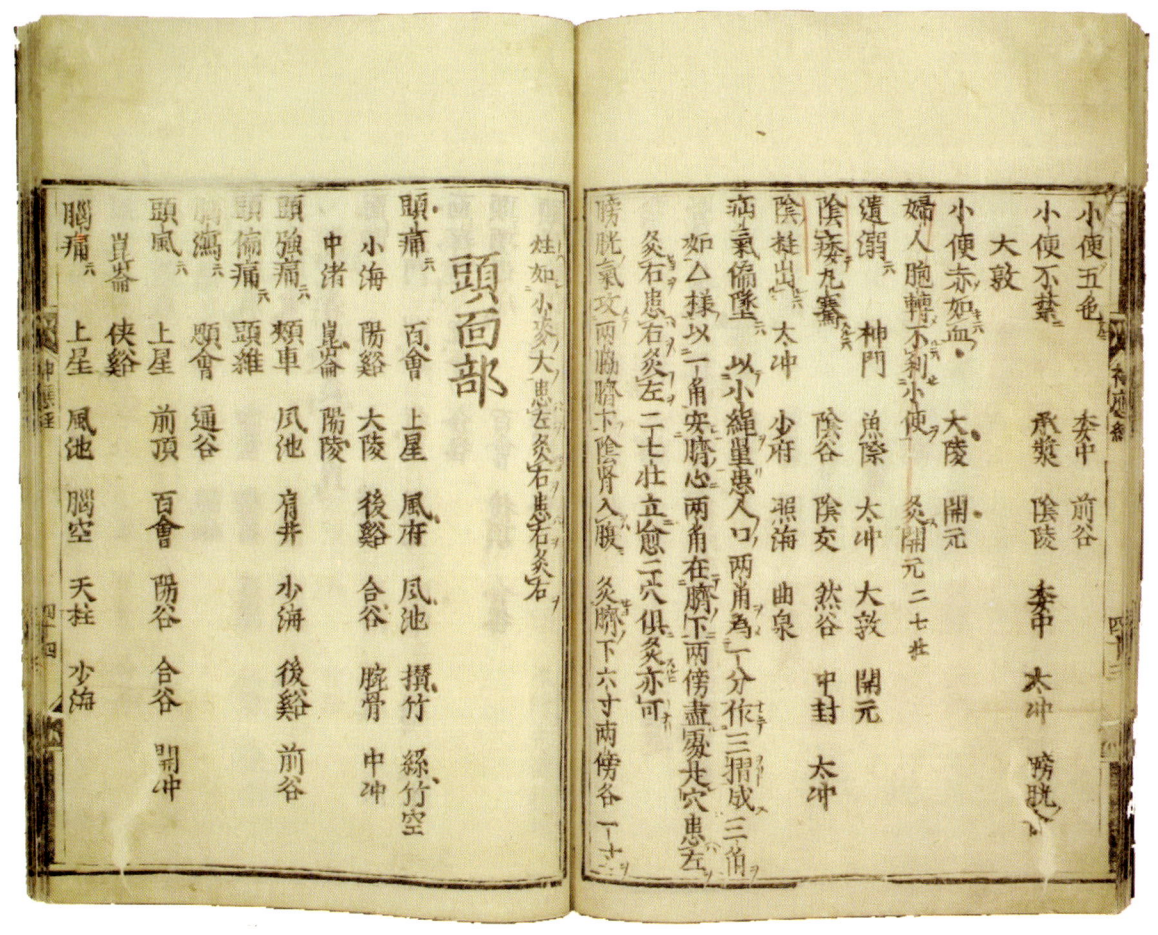

小便五色：委中　前谷

小便不禁：承浆　阴陵　委中　太冲　膀胱俞　大敦

小便赤如血：大陵　关元　妇人胞转不利小便：灸关元二七壮

遗溺：神门　鱼际　太冲　大敦　关元

阴痿丸骞：阴谷　阴交　然谷　中封　太冲　阴挺出：太冲　少府　照海　曲泉

疝气偏坠：以小绳量患人口两角为一，分作三，折成三角，如△样。以一角安脐心，两角在脐下，两旁尽处是穴。患左灸右，患右灸左，二七壮，立愈。二穴俱灸亦可。

膀胱气攻两胁脐下，阴肾入腹：灸脐下六寸，两旁各一寸，炷如小麦大。患左灸右，患右灸左。

头面部

头痛：百会　上星　风府　风池　攒竹　丝竹空　小海　阳溪　大陵　后溪　合谷　腕骨　中冲　中渚　昆仑　阳陵

头强痛：颊车　风池　肩井　少海　后溪　前谷　头偏痛：头维

脑泻：囟会　通谷　头风：上星　前顶　百会　阳谷　合谷　关冲　昆仑　侠溪

脑痛：上星　风池　脑空　天柱　少海

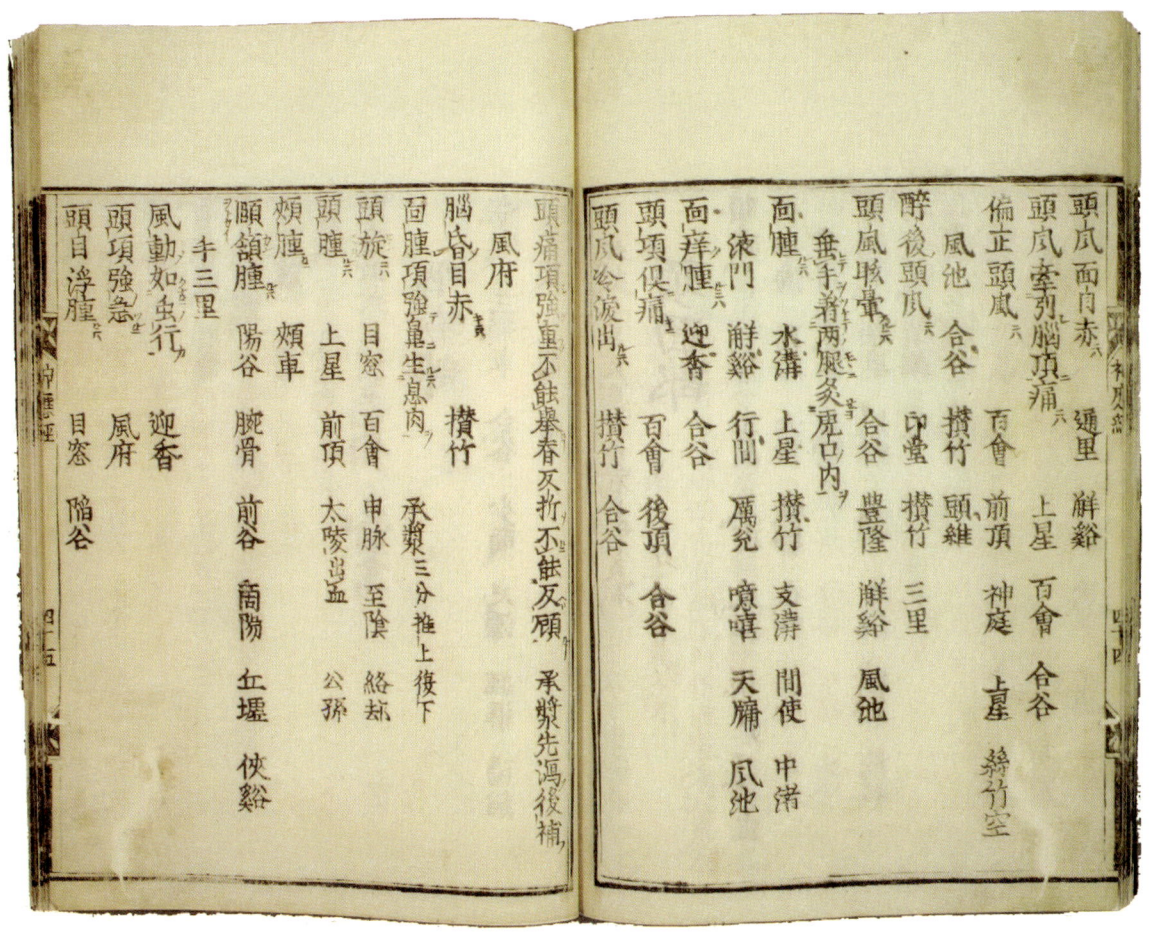

头风面目赤：通里　解溪

头风牵引脑顶痛：上星　百会　合谷

偏正头风：百会　前顶　神庭　上星　丝竹空　风池　合谷　攒竹　头维

醉后头风：印堂　攒竹　三里

头风眩晕：合谷　丰隆　解溪　风池　垂手着两腿，灸虎口内。

面肿：水沟　上星　攒竹　支沟　间使　中渚　液门　解溪　行间　厉兑　噫嘻　天牖　风池

面痒肿：迎香　合谷

头项俱痛：百会　后顶　合谷　头风冷泪出：攒竹　合谷

头痛项强重不能举，脊反折不能反顾：承浆先泻后补　风府

脑昏目赤：攒竹　面肿项强，鼻生息肉：承浆三分推上复下

头旋：目窗　百会　申脉　至阴　络却　头肿：上星　前顶　大陵出血　公孙

颊肿：颊车　颐颔肿：阳谷　腕骨　前谷　商阳　丘墟　侠溪　手三里

风动如虫行：迎香　头项强急：风府

头目浮肿：目窗　陷谷

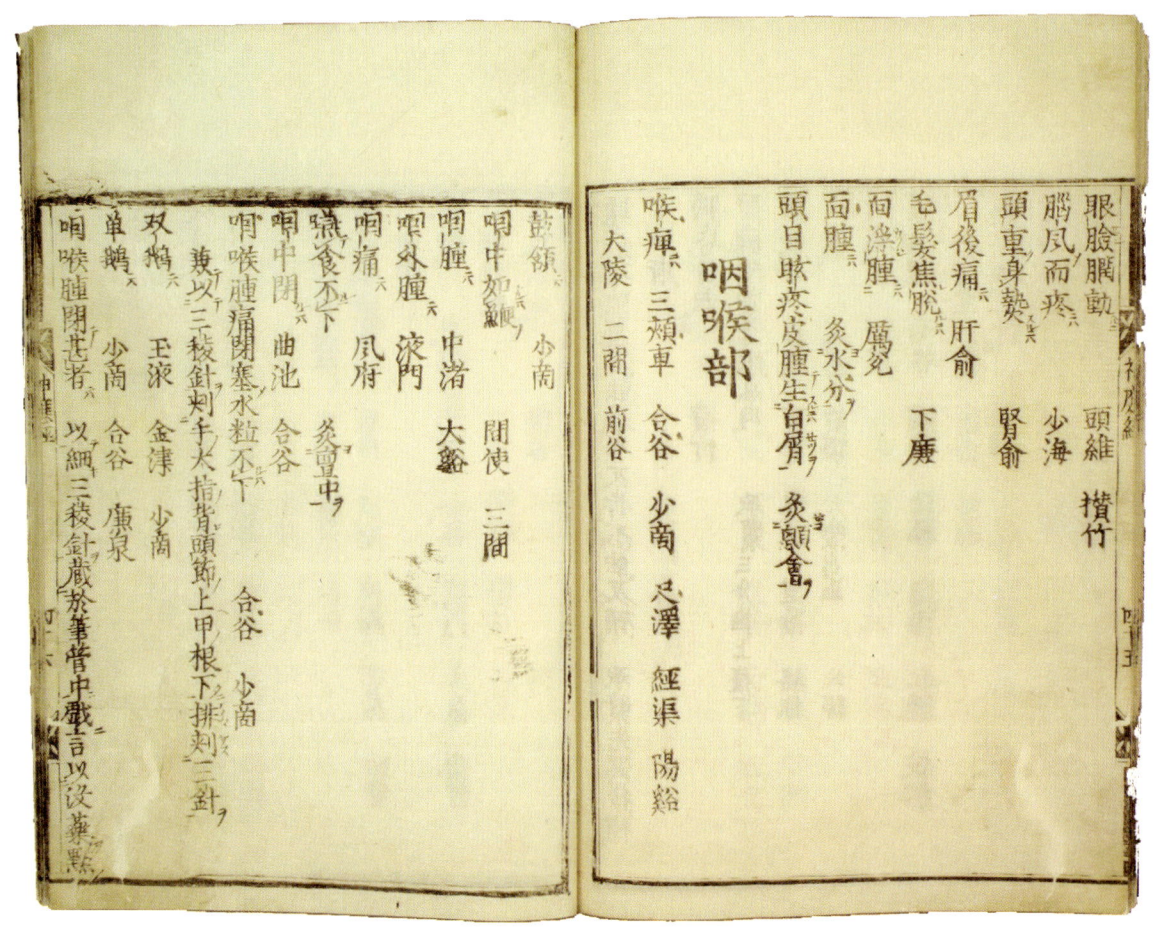

眼睑眴动：头维　攒竹

脑风而痛：少海

头重身热：肾俞

眉后痛：肝俞

毛发焦脱：下廉

面浮肿：厉兑　面肿：灸水分

头目眩疼，皮肿生白屑：灸囟会

咽喉部

喉痹：三颊车　合谷　少商　尺泽　经渠　阳溪　大陵　二间　前谷

鼓颔：少商

咽中如鲠：间使　三间　咽肿：中渚　太溪

咽外肿：液门　咽痛：风府

咽食不下：灸膻中　咽中闭：曲池　合谷

咽喉肿痛闭塞，水粒不下：合谷　少商　兼以三棱针刺手大指背，头节上，甲根下，排刺三针。

双蛾：玉液　金津　少商　单蛾：少商　合谷　廉泉

咽喉肿闭甚者：以细三棱针，藏于笔管中，戏言以没药点

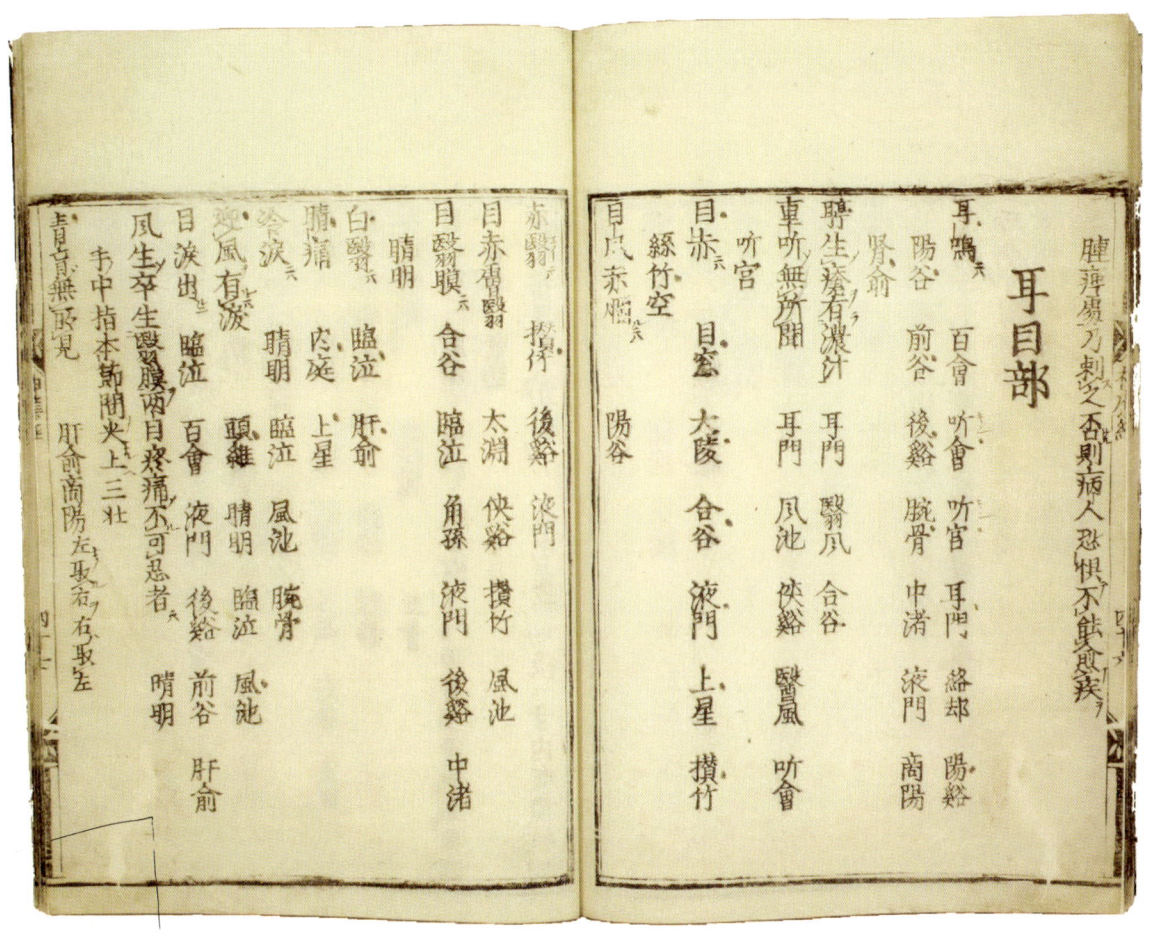

肿痹处，乃刺之。否则病人恐惧，不能愈疾。

耳目部

耳鸣：百会 听会 听宫 耳门 络却 阳溪 阳谷 前谷 后溪 腕骨 中渚 液门 商阳 肾俞

耵生疮有脓汁：耳门 翳风 合谷

重听无所闻：耳门 风池 侠溪 翳风 听会 听宫

目赤：目窗 大陵 合谷 液门 上星 攒竹 丝竹空　目风赤烂：阳谷

赤翳：攒竹 后溪 液门　目赤肤翳：太渊 侠溪 攒竹 风池

目翳膜：合谷 临泣 角孙 液门 后溪 中渚 睛明　白翳：临泣 肝俞

睛痛：内庭 上星　冷泪：睛明 临泣 风池 腕骨

迎风有泪：头维 睛明 临泣 风池

目泪出：临泣 百会 液门 后溪 前谷 肝俞

风生卒生翳膜，两目疼痛不可忍者：睛明　手中指本节间、尖上，三壮。

青盲无所见：肝俞　商阳左取右，右取左

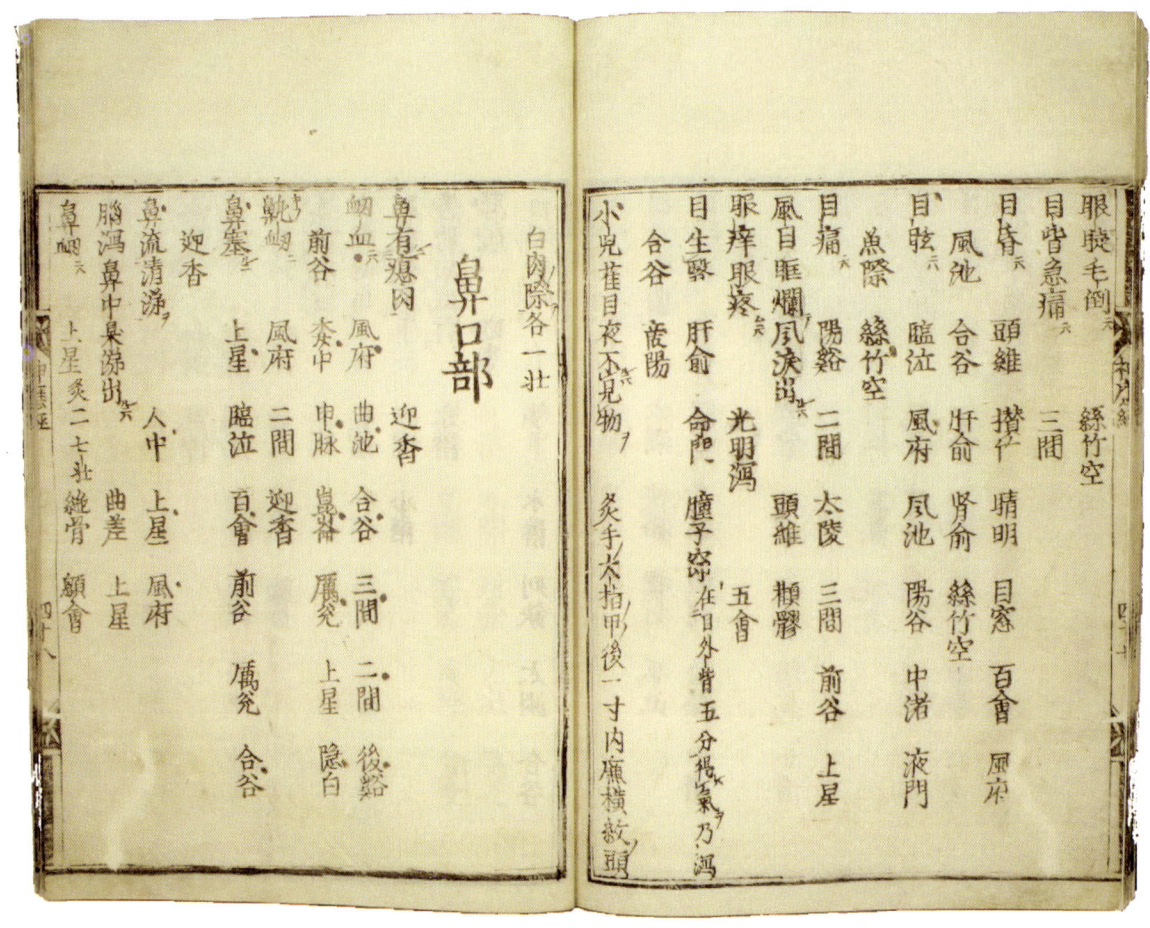

眼睫毛倒：丝竹空　目眦急痛：三间

目昏：头维　攒竹　睛明　目窗　百会　风府　风池　合谷　肝俞　肾俞　丝竹空

目眩：临泣　风府　风池　阳谷　中渚　液门　鱼际　丝竹空

目痛：阳溪　二间　大陵　三间　前谷　上星

风目眶烂风泪出：头维　颧髎　眼痒眼疼：光明泻　五会

目生翳：肝俞　命门　瞳子髎在目外眦五分，得气乃泻　合谷　商阳

小儿雀目，夜不见物：灸手大指甲后一寸内廉，横纹头，白肉际各一壮。

鼻口部

鼻有息肉：迎香

衄血：风府　曲池　合谷　三间　二间　后溪　前谷　委中　申脉　昆仑　厉兑　上星　隐白

鼽衄：风府　二间　迎香　鼻塞：上星　临泣　百会　前谷　厉兑　合谷　迎香

鼻流清涕：人中　上星　风府　脑泻鼻中臭涕出：曲差　上星

鼻衄：上星灸二七壮　绝骨　囟会

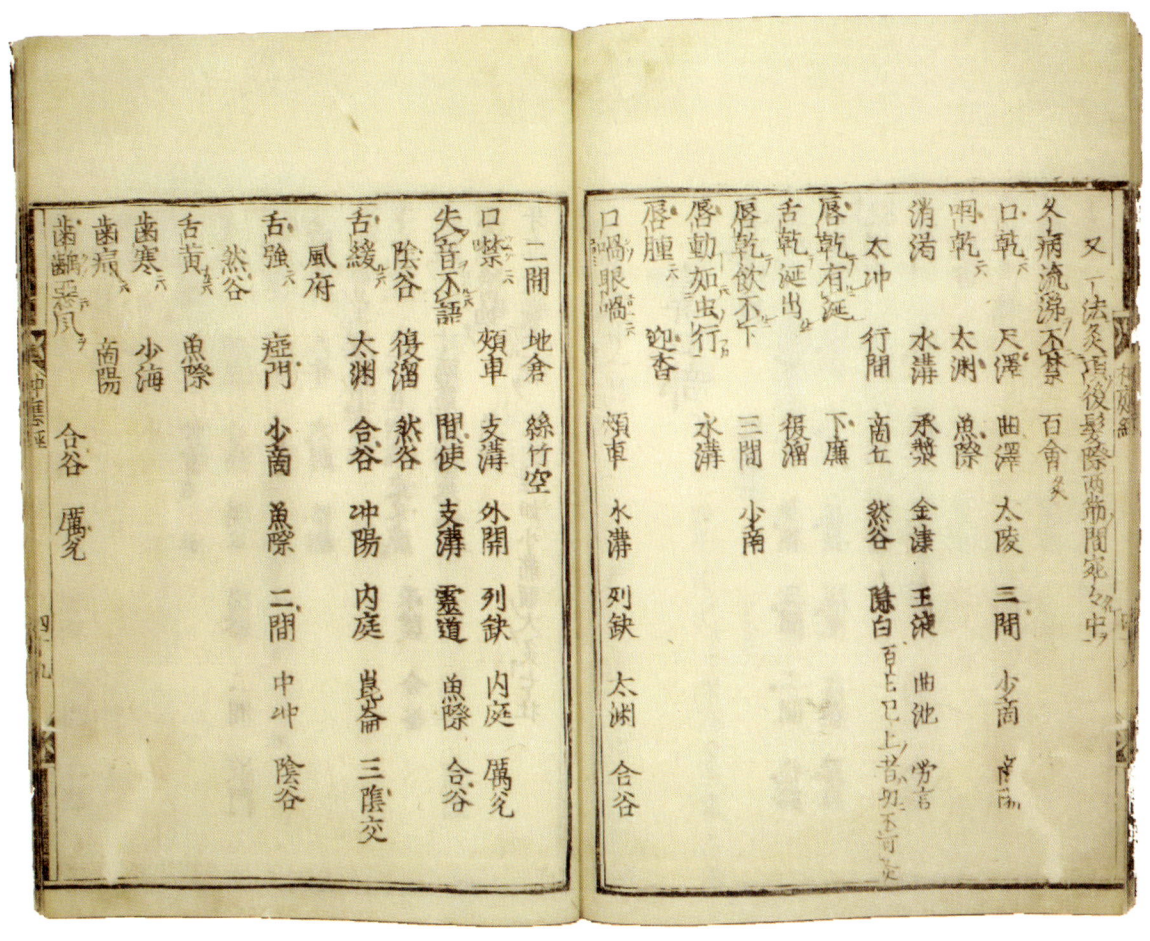

又一法：灸项后两筋间宛宛中。

久病流涕不禁：百会灸

口干：尺泽　曲泽　大陵　二间　少商　商阳　咽干：太渊　鱼际

消渴：水沟　承浆　金津　玉液　曲池　劳宫　太冲　行间　商丘　然谷　隐白百日以上者，切不可灸

唇干有涎：下廉　舌干涎出：复溜

唇干饮不下：三间　少商　唇动如虫行：水沟　唇肿：迎香

口㖞眼㖞：颊车　水沟　列缺　太渊　合谷　二间　地仓　丝竹空

口噤：颊车　支沟　外关　列缺　内庭　厉兑

失音不语：间使　支沟　灵道　鱼际　合谷　阴谷　复溜　然谷

舌缓：太渊　合谷　冲阳　内庭　昆仑　三阴交　风府

舌强：哑门　少商　鱼际　二间　中冲　阴谷　然谷

舌黄：鱼际

齿寒：少海　齿痛：商阳

齿龋恶风：合谷　厉兑

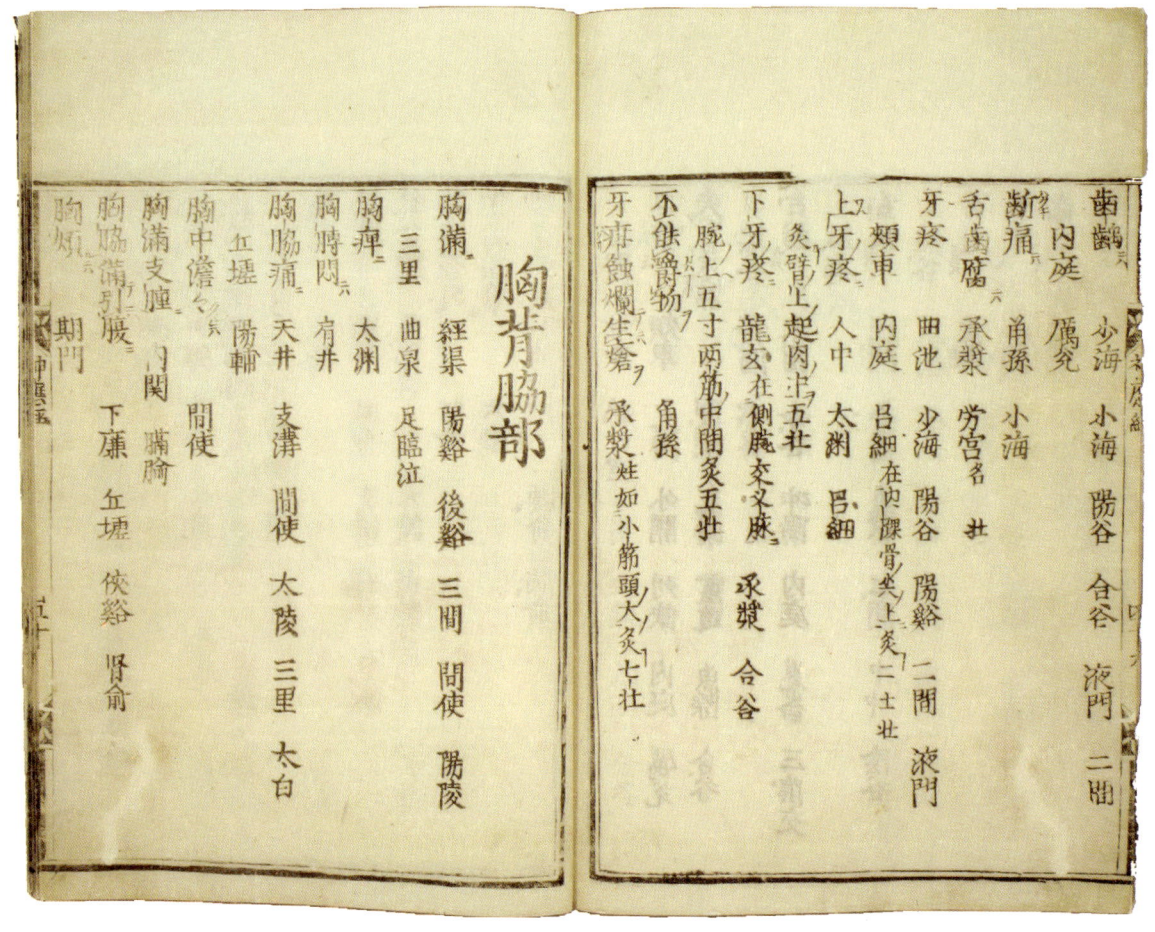

齿龋：少海　小海　阳谷　合谷　液门　二间　内庭　厉兑

龈痛：角孙　小海

舌齿腐：承浆　劳宫各壮

牙疼：曲池　少海　阳谷　阳溪　二间　液门　颊车　内庭　吕细在内踝骨尖上，灸二七壮

上牙疼：人中　太渊　吕细　灸臂上起肉中五壮

下牙疼：龙玄在侧腕交叉脉　承浆　合谷　腕上五寸两筋中间，灸五壮。

不能嚼物：角孙

牙疳蚀烂生疮：承浆炷如小筋头大，灸七壮

胸背胁部

胸满：经渠　阳溪　后溪　三间　间使　阳陵　三里　曲泉　足临泣

胸痹：太渊　胸膊闷：肩井

胸胁痛：天井　支沟　间使　大陵　三里　太白　丘墟　阳辅

胸中澹澹：间使　胸满支肿：内关　膈俞

胸胁满引腹：下廉　丘墟　侠溪　肾俞

胸烦：期门

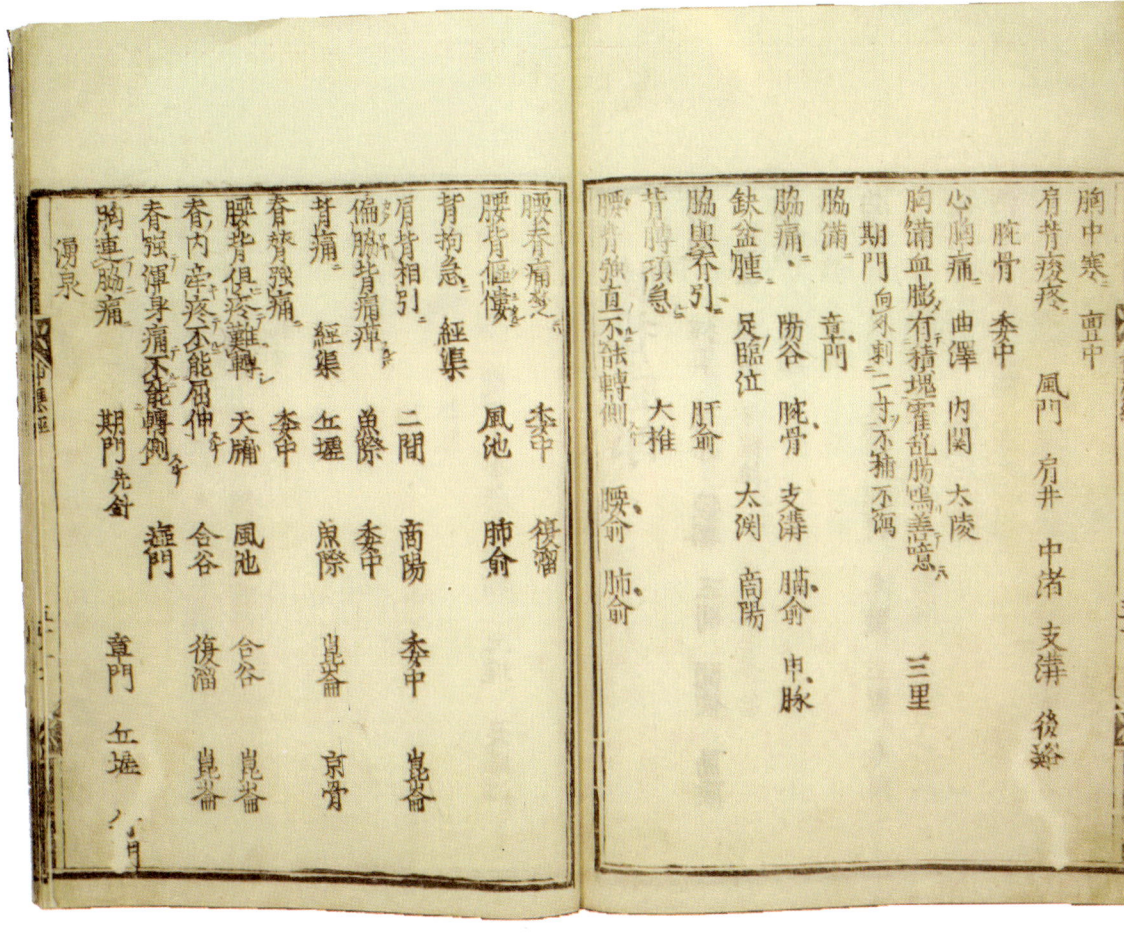

胸中寒：膻中

肩背酸疼：风门　肩井　中渚　支沟　后溪　腕骨　委中

心胸痛：曲泽　内关　大陵

胸满血膨有积块，霍乱，肠鸣，善噫：三里　期门向外刺二寸，不补不泻

胁满：章门　胁痛：阳谷　腕骨　支沟　膈俞　申脉

缺盆肿：足临泣　太渊　商阳

胁与脊引：肝俞　背膊项急：大椎

腰背强直不能转侧：腰俞　肺俞

腰脊痛楚：委中　复溜　腰背伛偻：风池　肺俞

背拘急：经渠　肩背相引：二间　商阳　委中　昆仑

偏胁背痛痹：鱼际　委中

背痛：经渠　丘墟　鱼际　昆仑　京骨　脊膂强痛：委中

腰背俱疼难转：天牖　风池　合谷　昆仑

脊内牵疼不能屈伸：合谷　复溜　昆仑　脊强浑身痛不能转侧：哑门

胸连胁痛：期门先针　章门　丘墟　行间　涌泉

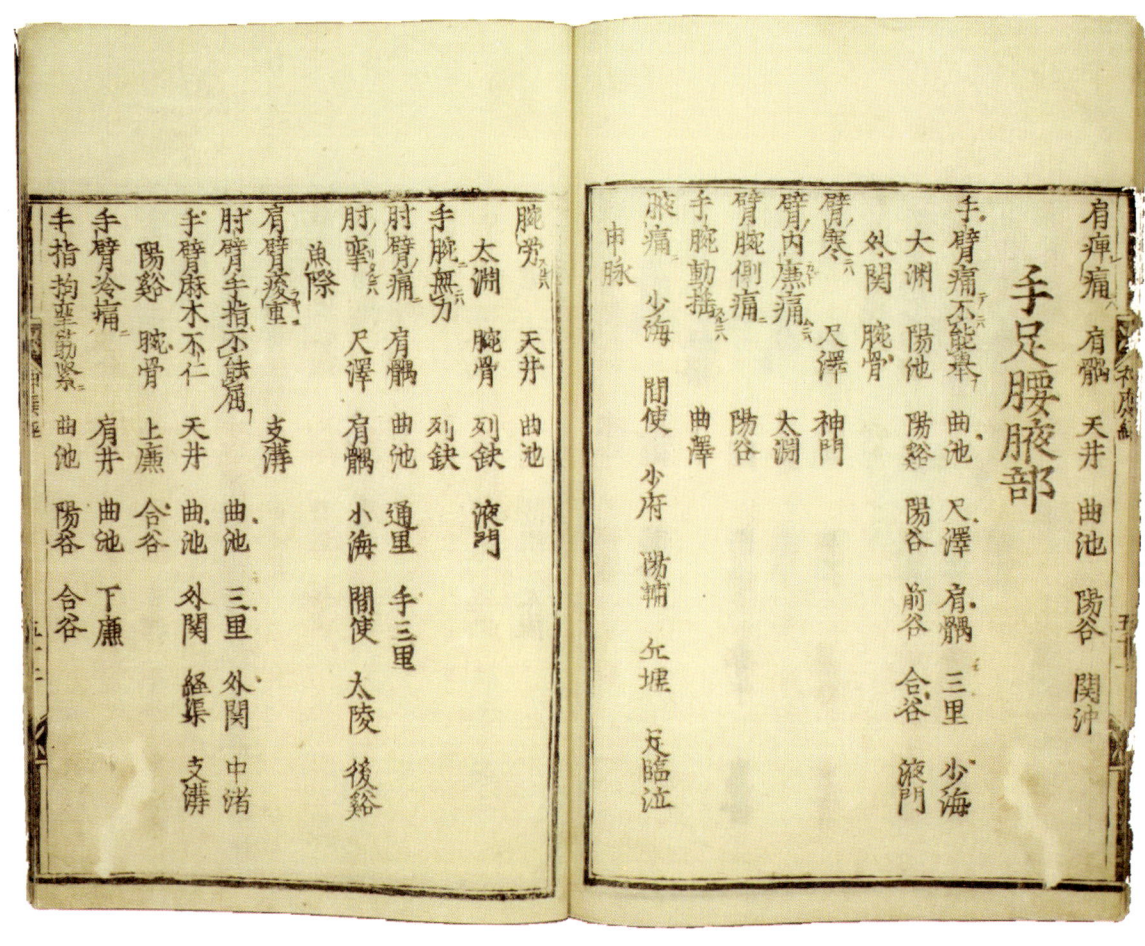

肩痹痛：肩髃　天井　曲池　阳谷　关冲

手足腰腋部

手臂痛不能举：曲池　尺泽　肩髃　三里　少海　太渊　阳池　阳溪　阳谷　前谷　合谷　液门　外关　腕骨

臂寒：尺泽　神门

臂内廉痛：太渊　臂腕侧痛：阳谷

手腕动摇：曲泽

腋痛：少海　间使　少府　阳辅　丘墟　足临泣　申脉

腕劳：天井　曲池　太渊　腕骨　列缺　液门

手腕无力：列缺　肘臂痛：肩髃　曲池　通里　手三里

肘挛：尺泽　肩髃　小海　间使　大陵　后溪　鱼际

肩臂酸重：支沟　肘臂手指不能屈：曲池　三里　外关　中渚

手臂麻木不仁：天井　曲池　外关　经渠　支沟　阳溪　腕骨　上廉　合谷

手臂冷痛：肩井　曲池　下廉　手指拘挛筋紧：曲池　阳谷　合谷

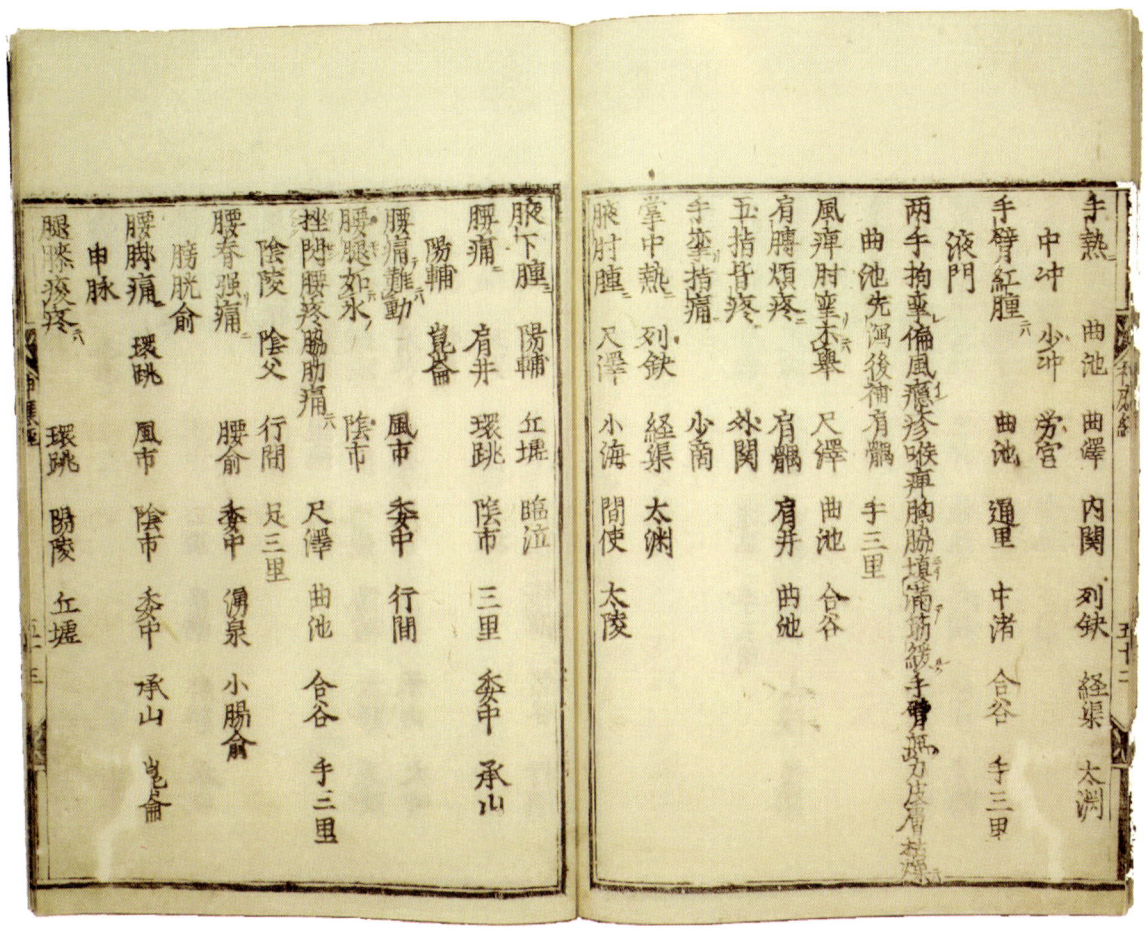

手热：曲池　曲泽　内关　列缺　经渠　太渊　中冲　少冲　劳宫

手臂红肿：曲池　通里　中渚　合谷　手三里　液门

两手拘挛，偏风，隐疹，喉痹，胸胁填满，筋缓，手臂无力，皮肤枯燥：曲池先泻后补　肩髃　手三里

风痹肘挛不举：尺泽　曲池　合谷

肩膊烦疼：肩髃　肩井　曲池

五指皆疼：外关　手挛指痛：少商

掌中热：列缺　经渠　太渊

腋肘肿：尺泽　小海　间使　大陵　腋下肿：阳辅　丘墟　临泣

腰痛：肩井　环跳　阴市　三里　委中　承山　阳辅　昆仑

腰痛难动：风市　委中　行间　腰腿如水：阴市

挫闪腰疼，胁肋痛：尺泽　曲池　合谷　手三里　阴陵　阴交　行间　足三里

腰脊强痛：腰俞　委中　涌泉　小肠俞　胱膀俞

腰脚痛：环跳　风市　阴市　委中　承山　昆仑　申脉

腿膝酸疼：环跳　阳陵　丘墟

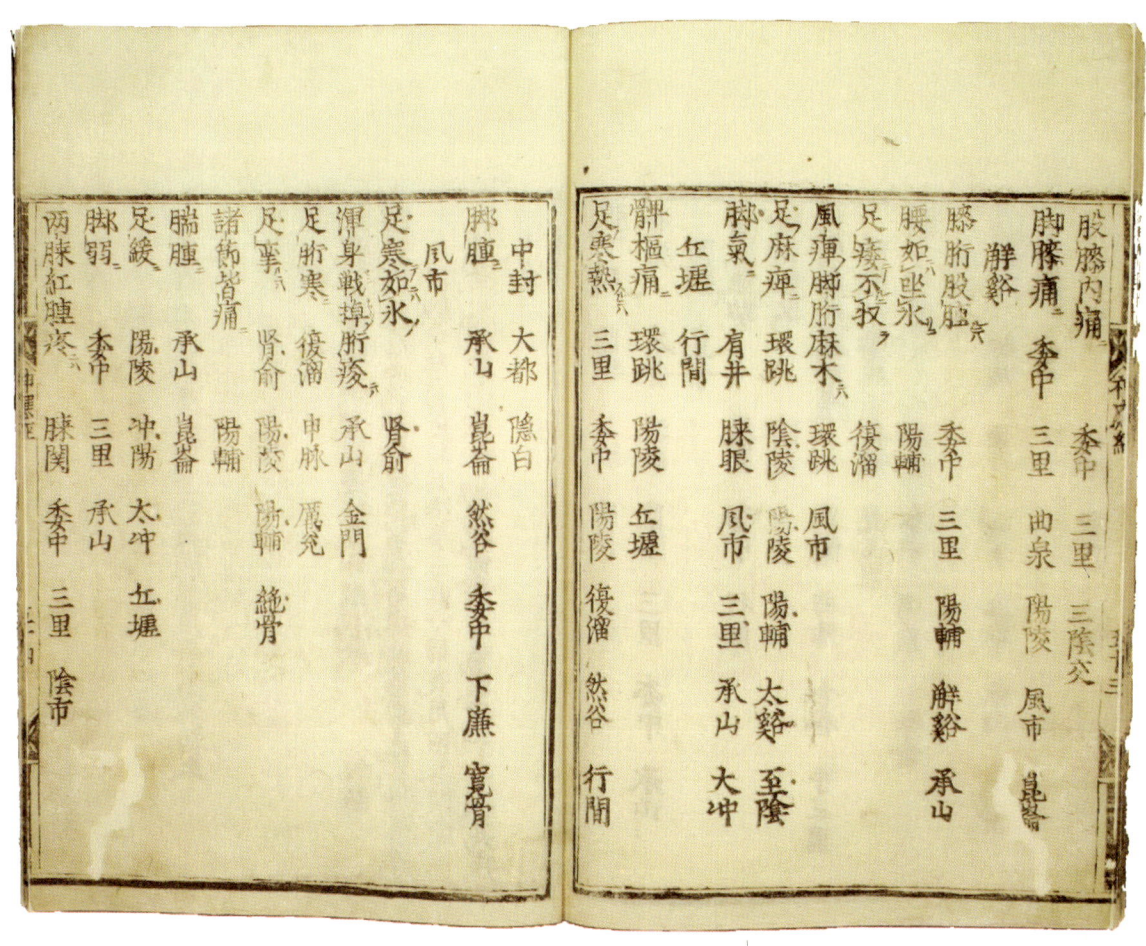

股膝内痛：委中　足三里　三阴交

脚膝痛：委中　三里　曲泉　阳陵　风市　昆仑　解溪

膝胻股肿：委中　三里　阳辅　解溪　承山　腰如坐水：阳辅

足痿不收：复溜　风痹，脚胻麻木：环跳　风市

足麻痹：环跳　阴陵　阳陵　阳辅　太溪　至阴

脚气：肩井　膝眼　风市　三里　承山　太冲　丘墟　行间

髀枢痛：环跳　阳陵　丘墟

足寒热：三里　委中　阳陵　复溜　然谷　行间　中封　大都　隐白

脚肿：承山　昆仑　然谷　委中　下廉　宽骨　风市

足寒如水：肾俞　浑身战抖，胻酸：承山　金门

足胻寒：复溜　申脉　厉兑

足挛：肾俞　阳陵　阳辅　绝骨

诸节皆痛：阳辅

腨肿：承山　昆仑　足缓：阳陵　冲阳　太冲　丘墟

脚弱：委中　足三里　承山　两膝红肿痛：膝关　委中　三里　阴市

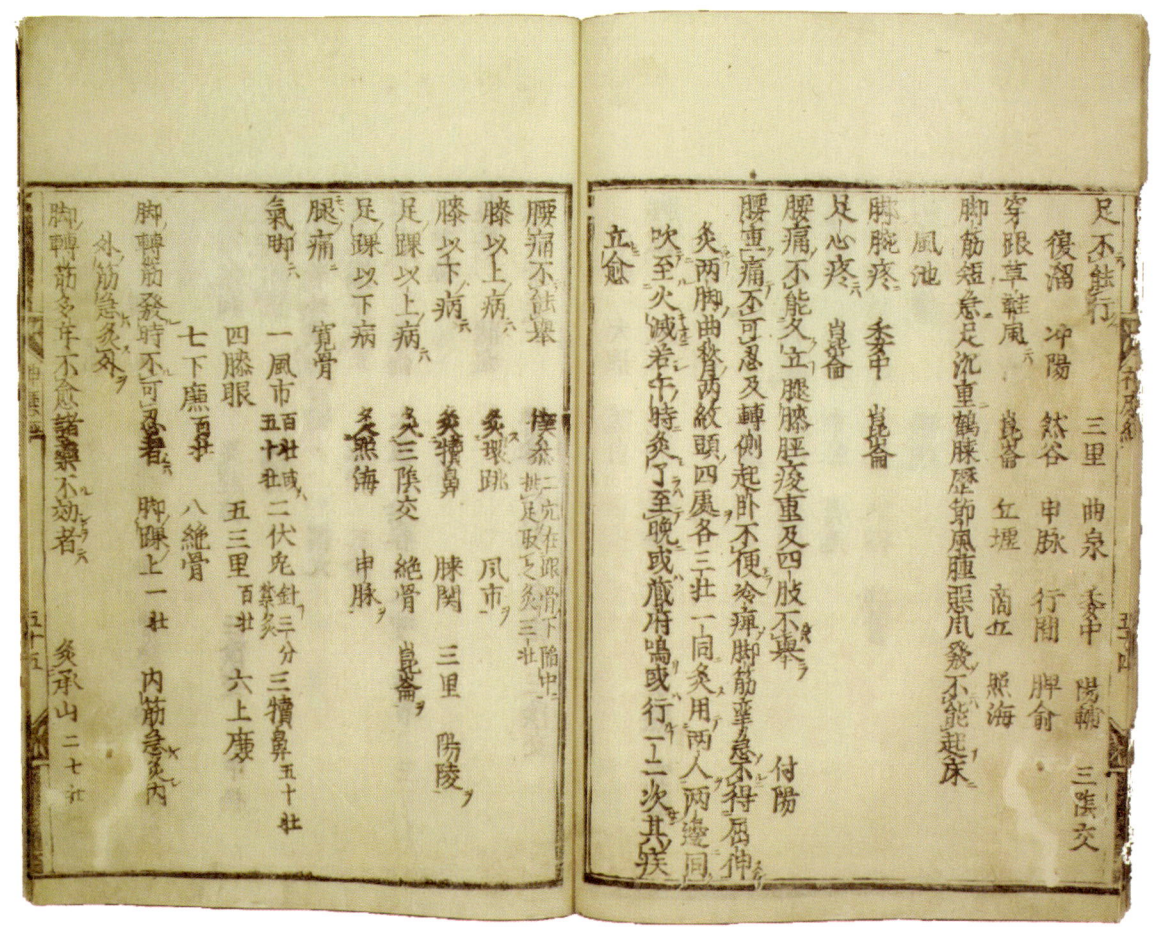

足不能行：三里　曲泉　委中　阳辅　三阴交　复溜　冲阳　然谷　申脉　行间　脾俞

穿跟草鞋风：昆仑　丘墟　商丘　照海

脚筋短急，足沉重，鹤膝，历节风肿，恶风发不能起床：风池

脚腕疼：委中　昆仑　足心疼：昆仑

腰痛不能久立，腿膝胫酸重及四肢不举：跗阳

腰重痛不可忍，及转侧起卧不便，冷痹脚筋挛急不得屈伸：灸两脚曲㒺两纹头四处，各三壮，一同灸，用两人两边同吹至火灭。若午时灸了至晚或脏腑鸣，或行一、二次，其疾立愈。

腰痛不能举：仆参二穴在跟骨下陷中，拱足取之。灸三壮

膝以上病：灸环跳　风市　膝以下病：灸犊鼻　膝关　三里　阳陵

足踝以上病：灸三阴交　绝骨　昆仑　足踝以下病：灸照海　申脉

腿痛：宽骨

气脚：一风市百壮或五十壮　二伏兔针三分，禁灸　三犊鼻五十壮　四膝眼　五三里百壮　六上廉　七下廉百壮　八绝骨

脚转筋，发时不可忍者：脚踝上一壮　内筋急，灸内；外筋急，灸外。

脚转筋，多年不愈，诸药不效者：灸承山二七壮

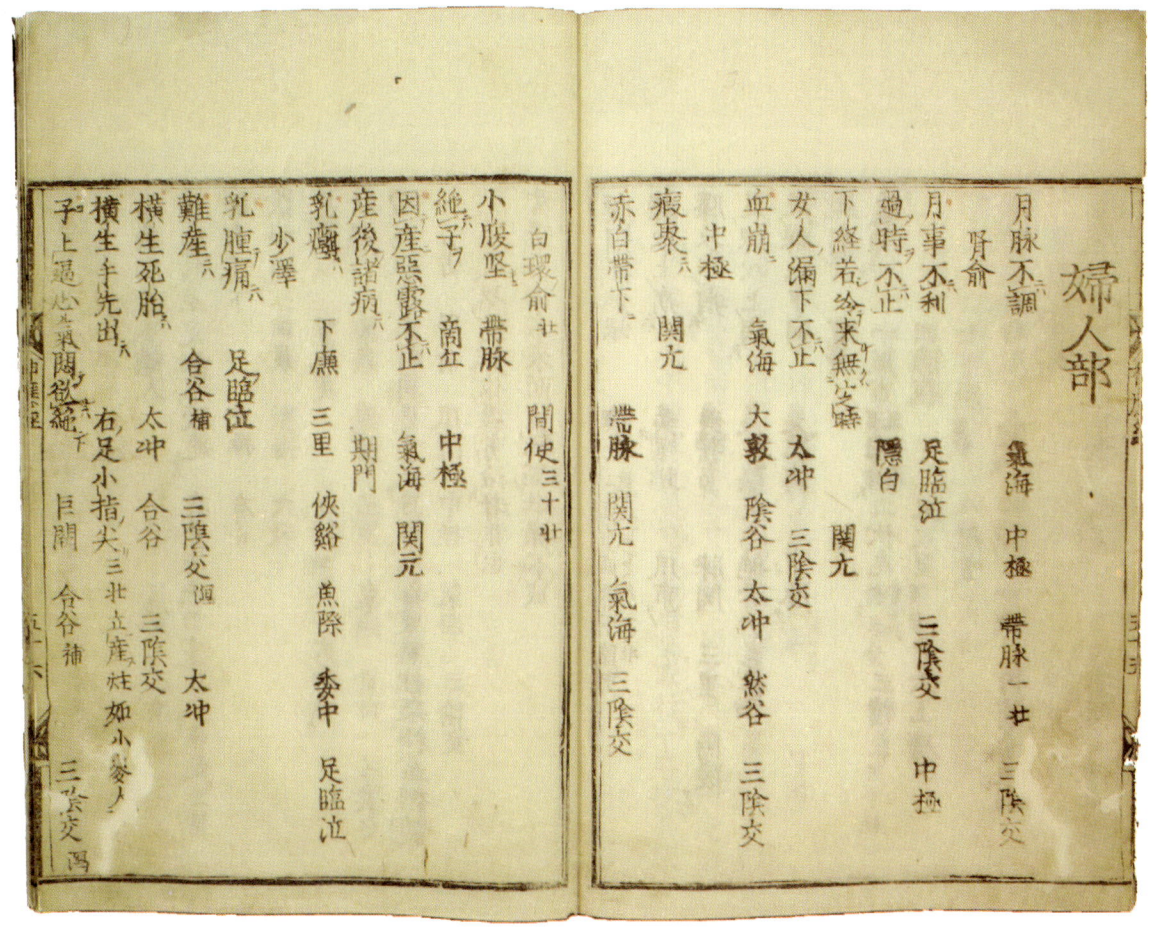

妇人部

月脉不调：气海　中极　带脉一壮　三阴交　肾俞
月事不利：足临泣　三阴交　中极
过时不止：隐白
下经若冷，来无定时：关元
妇人漏下不止：太冲　三阴交
血崩：气海　大敦　阴谷　太冲　然谷　三阴交　中极
瘕聚：关元
赤白带下：带脉　关元　气海　三阴交　白环俞壮　间使三十壮
小腹坚：带脉
绝子：商丘　中极
因产恶露不止：气海　关元
产后诸病：期门
乳痈：下廉　三里　侠溪　鱼际　委中　足临泣　少泽
乳肿痛：足临泣
难产：合谷补　三阴交泻　太冲
横生死胎：太冲　合谷　三阴交
横生手先出：右足小指尖三壮　立产，炷如小麦大。
子上逼心，气闷欲绝：巨阙　合谷补　三阴交泻

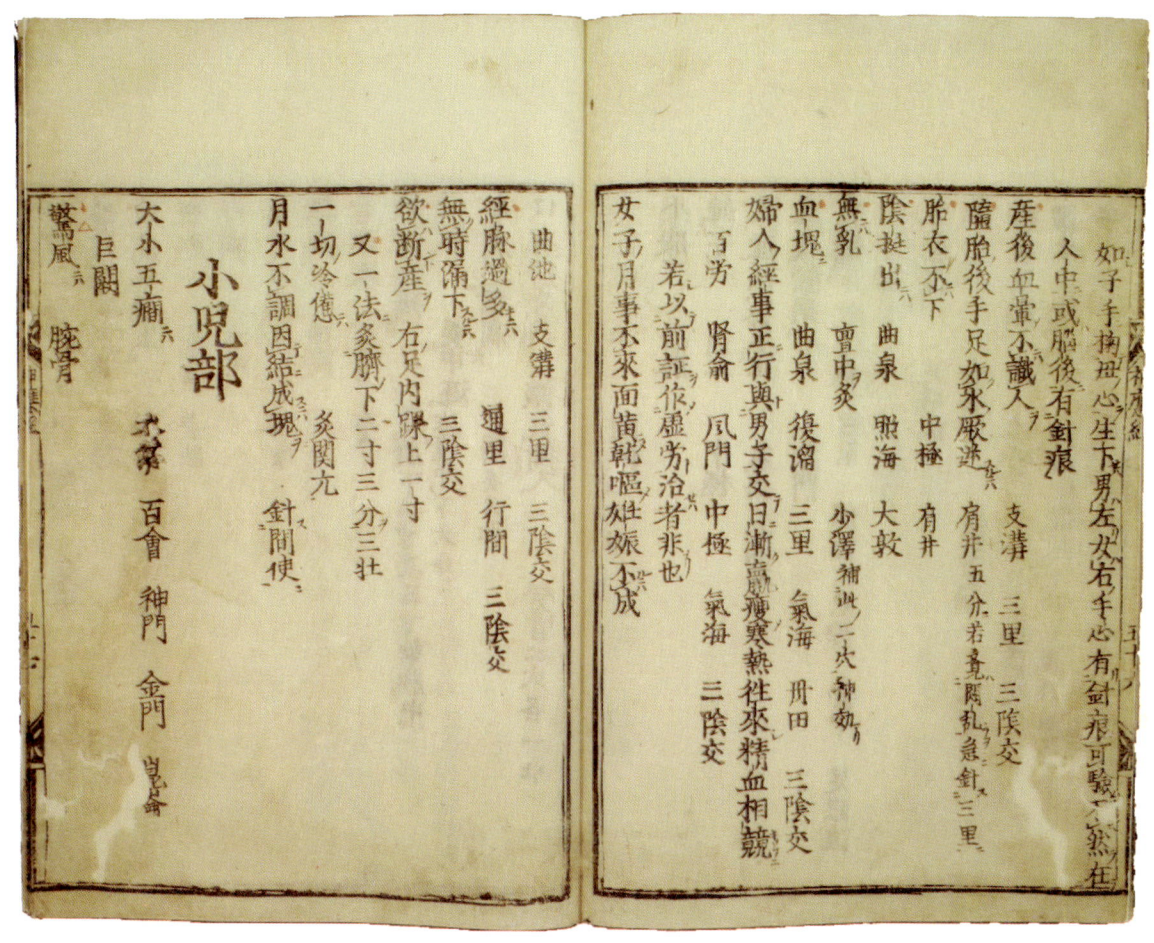

如子手掬母心,生下男左女右手心有针痕,可验。不然,在人中或脑后有针痕。

产后血晕不识人:支沟　足三里　三阴交

堕胎后手足如水,厥逆:肩井五分　若又见闷乱,急针三里。

胎衣不下:中极　肩井

阴挺出:曲泉　照海　大敦

无乳:膻中灸　少泽补此二穴神效

血块:曲泉　复溜　足三里　气海　丹田　三阴交

妇人经事正行,与男子交,日渐羸瘦,寒热往来,精血相竞:百劳　肾俞　风门　中极　气海　三阴交。若以前证作虚劳治者,非也。

女子月事不来,面黄,干呕,妊娠不成:曲池　支沟　三里　三阴交

经脉过多:通里　行间　三阴交　无时漏下:三阴交

欲断产:右足内踝上一寸。又一法,灸脐下二寸三分,三壮。

一切冷惫:灸关元　月水不调,因结成块:针间使

小儿部

大小五痫:水沟　百会　神门　金门　昆仑　巨阙　惊风:腕骨

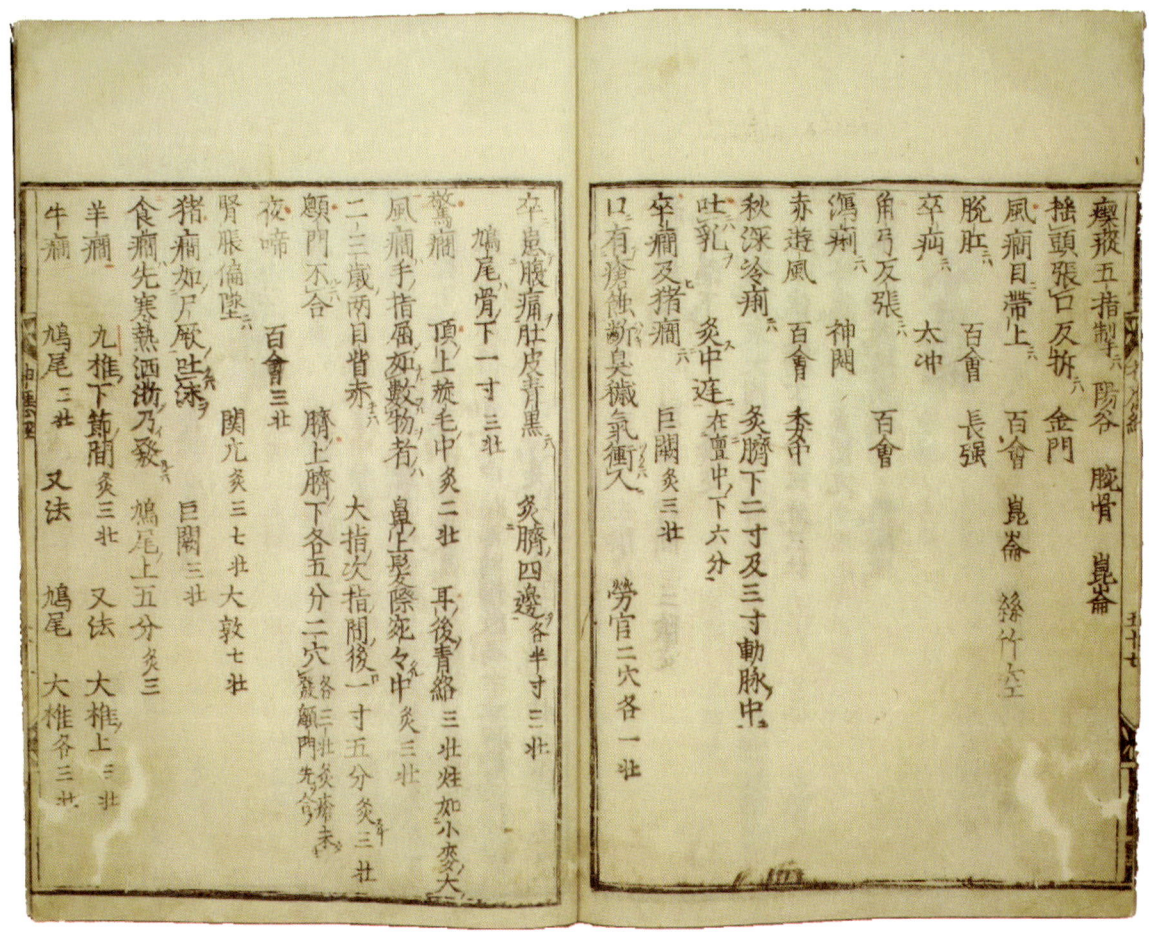

瘈疭五指掣：阳谷　腕骨　昆仑　摇头，张口，反折：金门
风痫，目带上：百会　昆仑　丝竹空
脱肛：百会　长强　卒疝：太冲
角弓反张：百会
泻痢：神阙
赤游风：百会　委中
秋深冷痢：灸脐下二寸及三寸动脉中。
吐乳：灸中庭在膻中下六分　卒痫及猪痫：巨阙灸三壮
口有疮蚀断臭秽气冲人：劳宫二穴，各一壮
卒患腹痛，肚皮青黑：灸脐四边各半寸，三壮　鸠尾骨下一寸三壮
惊痫：顶上旋毛中灸二壮　耳后青络三壮，炷如小麦大
风痫，手指屈如数物者：鼻上发际宛宛中灸三壮
二三岁两目眦赤：大指、次指间后一寸五分灸三壮
囟门不合：脐上、脐下各五分，二穴各三壮灸疮未发，囟门先合
夜啼：百会三壮
肾胀偏坠：关元灸三七壮　大敦七壮
猪痫如尸厥吐沫：巨阙三壮　食痫，先寒热洒淅乃发：鸠尾上五分灸三壮
羊痫：九椎下节间灸三壮。又法：大椎上三壮　牛痫：鸠尾三壮　又法：鸠尾　大椎各三壮

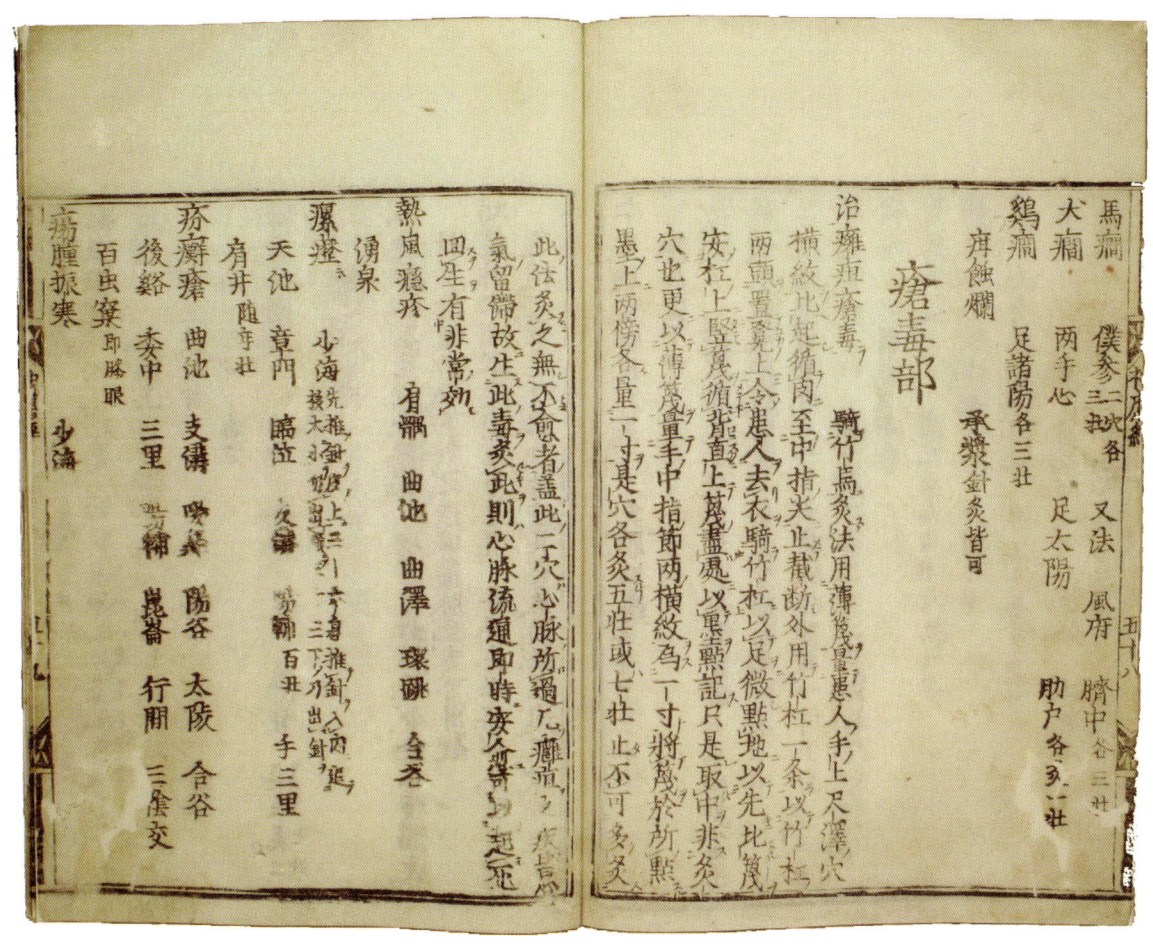

马痫：仆参二穴各三壮　　又法：风府　脐中各三壮

犬痫：两手心　足太阳　肋户各灸一壮　　鸡痫：足诸阳各三壮

疳蚀烂：承浆针、灸皆可

疮毒部

治痈疽疮毒，骑竹马灸法：用薄篾量患人手上尺泽穴，横纹比起，循肉至中指尖止，截断。外用竹杠一条，以竹杠两头置凳上，令患人去衣，骑竹杠以足微点地。以先比篾安杠上，竖篾，循背直上，篾尽处以墨点记。只是取中，非灸穴也。更以薄篾量手中指节两横纹为一寸，将篾于所点墨上两旁各量一寸是穴。各灸五壮或七壮止，不可多灸。此法灸之，无不愈者。盖此二穴，心脉所过，凡痈疽之疾，皆心气留滞，故生此毒，灸此则心脉流通，实时安愈，可以起死回生，有非常效。

热风隐疹：肩髃　曲池　曲泽　环跳　合谷　涌泉

瘰疬：少海先推针皮上三十六息，推针入内，追核大小，勿出核，三十三下乃出针　天池　章门　临泣　支沟　阳辅百壮　手三里　肩井随年壮

疥癣疮：曲池　支沟　阳溪　阳谷　大陵　合谷　后溪　委中　三里　阳辅　昆仑　行间　三阴交　百虫窠即膝眼

疡肿振寒：少海

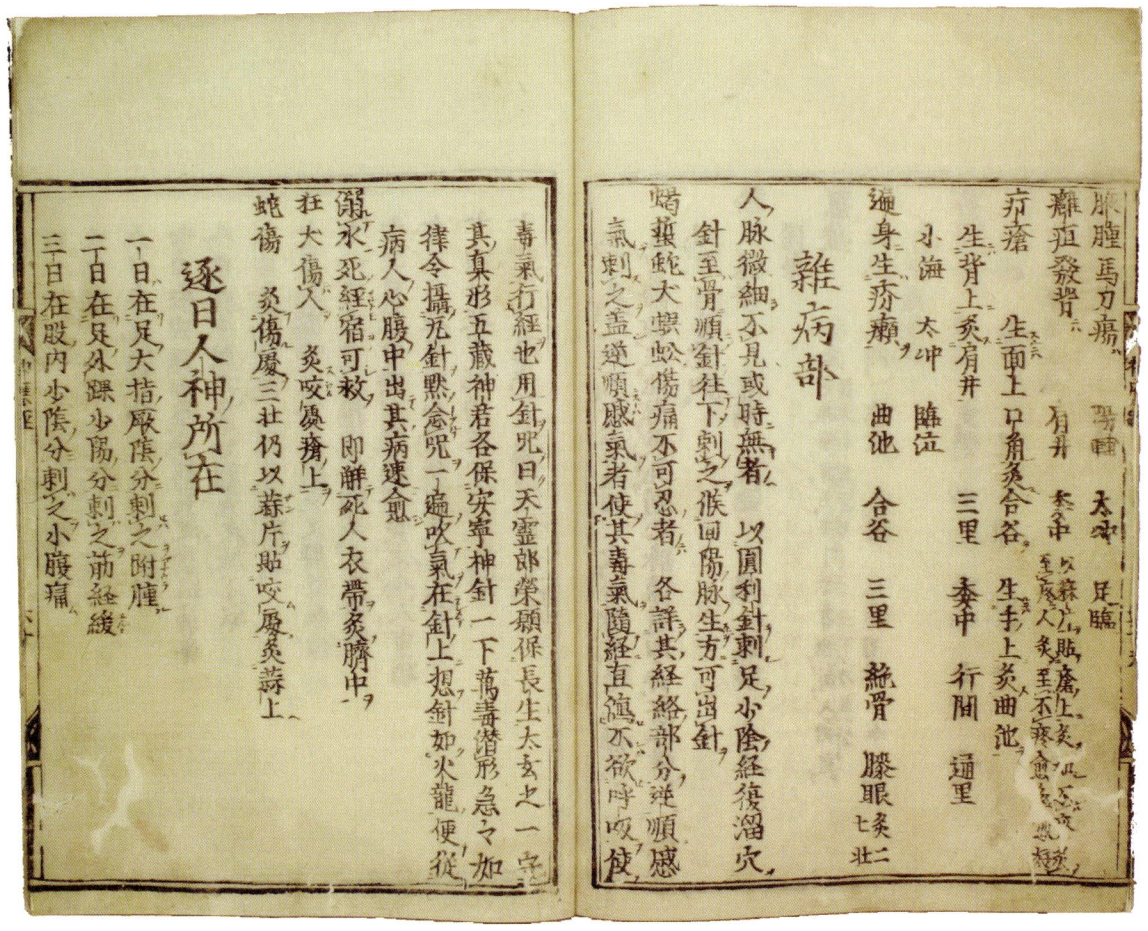

腋肿马刀疡：阳辅　太冲　足临泣

痈疽发背：肩井　委中以蒜片贴疮上，灸。如不疼，灸至疼；疼，灸至不疼，愈多愈好

疔疮：生面上口角，灸合谷；生手上，灸曲池；生背上，灸肩井、三里、委中、行间、通里、小海、太冲、临泣。

遍身生疥癞：曲池　合谷　三里　绝骨　膝眼灸二七壮

杂病部

人脉微细不见或时无者：以圆利针刺足少阴经复溜穴，针至骨，顺针往下刺之，候回阳脉生，方可出针。

蝎蜇、蛇、犬、蜈蚣伤，痛不可忍者：各详其经络部分，逆顺戚气刺之。盖逆顺戚气者，使其毒气随经直泻，不欲呼吸，使毒瓦斯行经也。用针咒曰：天灵朗荣，愿保长生，太玄之一，守其真形，五脏神君，各保安宁，神针一下，万毒潜形，急急如律，令摄九针。默念咒一遍，吹气在针上，想针如火龙，便从病人心腹中出其病，速愈。

溺水死，经宿可救：即解死人衣带，灸脐中。

狂犬伤人：灸咬处疮上。蛇伤：灸伤处三壮，仍以蒜片贴咬处，灸蒜上。

逐日人神所在

一日在足大指厥阴分，刺之，跗肿。二日在足外踝少阳分，刺之，筋经缓。三日在股内少阴分，刺之，小腹痛。

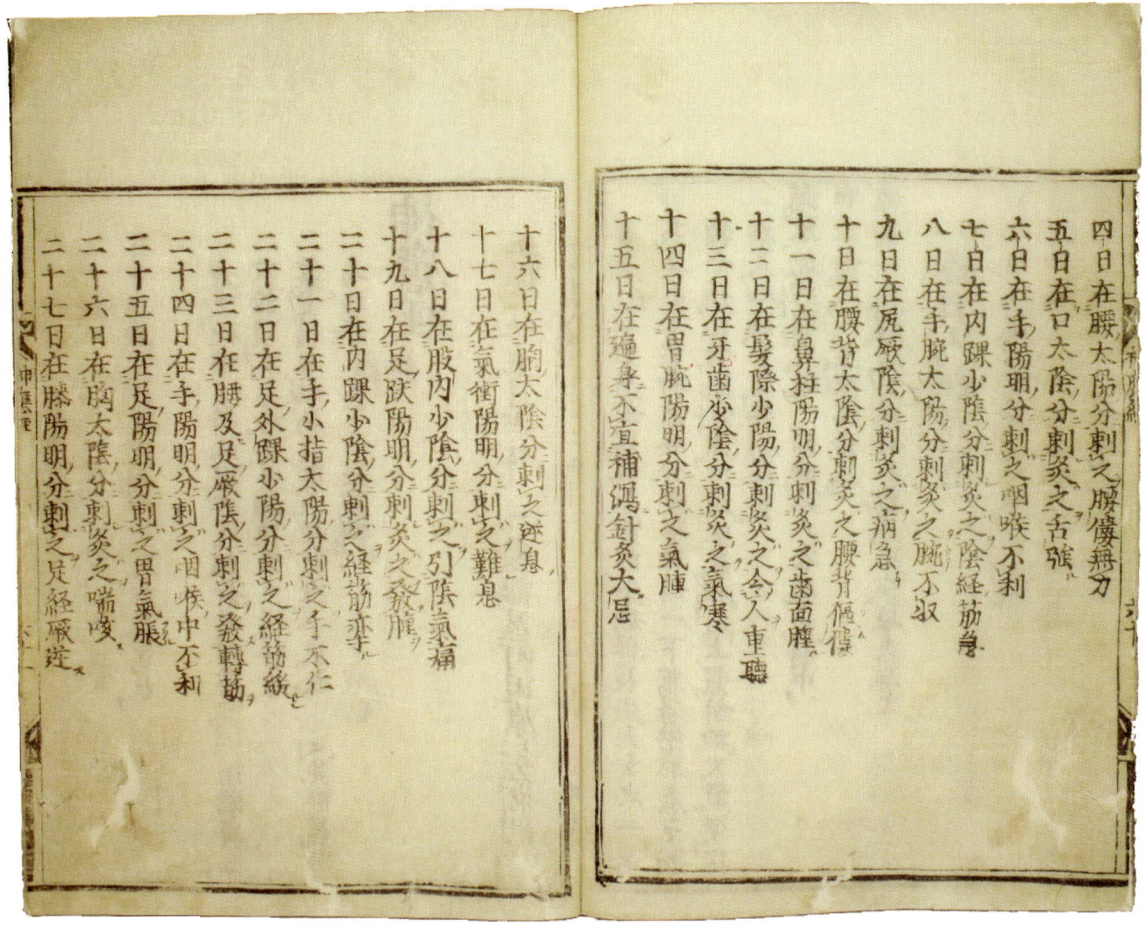

四日在腰太阳分，刺之，腰偻无力。五日在口太阴分，刺灸之，舌强。六日在手阳明分，刺之，咽喉不利。

七日在内踝少阴分，刺灸之，阴经筋急。八日在手腕太阳分，刺灸之，腕不收。九日在尻厥阴分，刺灸之，病急。十日在腰背太阴分，刺灸之，腰背伛偻。

十一日在鼻柱阳明分，刺灸之，齿面肿。

十二日在发际少阳分，刺灸之，令人重听。

十三日在牙齿少阴分，刺灸之，气寒。

十四日在胃脘阳明分，刺之，气肿。

十五日在遍身，不宜补泻，针灸大忌。

十六日在胸太阴分，刺之，逆息。

十七日在气冲阳明分，刺之，难息。

十八日在股内少阴分，刺之，引阴气痛。

十九日在足跗阳明分，灸之。

二十日在内踝少阴分，刺之，经筋挛。

二十一日在手小指太阳分，刺之，手不仁。

二十二日在足外踝少阳分，刺之，经筋缓。

二十三日在腰及足厥阴分，刺之，发转筋。

二十四日在手阳明分，刺之，咽喉中不利。

二十五日在足阳明分，刺之，胃气胀。

二十六日在胸太阴分，刺灸之，喘咳。

二十七日在膝阳明分，刺之，足经厥逆。

二十八日在阴少阴分,刺之,小腹急痛。

二十九日在膝胫厥阴分,刺之,筋痿无力。

三十日在足跗上阳明分,刺之,有伤胃气。

考之砭足焫一科,虽有《资生经》《针灸四书》,其间浩翰广漠,不能窥其要妙,独宏纲陈先生得梓桑君家传之秘,乃纂其备要,编为是书,以便后学。今重校正,定其详略,尤为切要,使天下后世咸跻于仁寿之域也。

《神应经》终

正保二年五月吉日　二条鹤屋町　田原仁左卫门开板

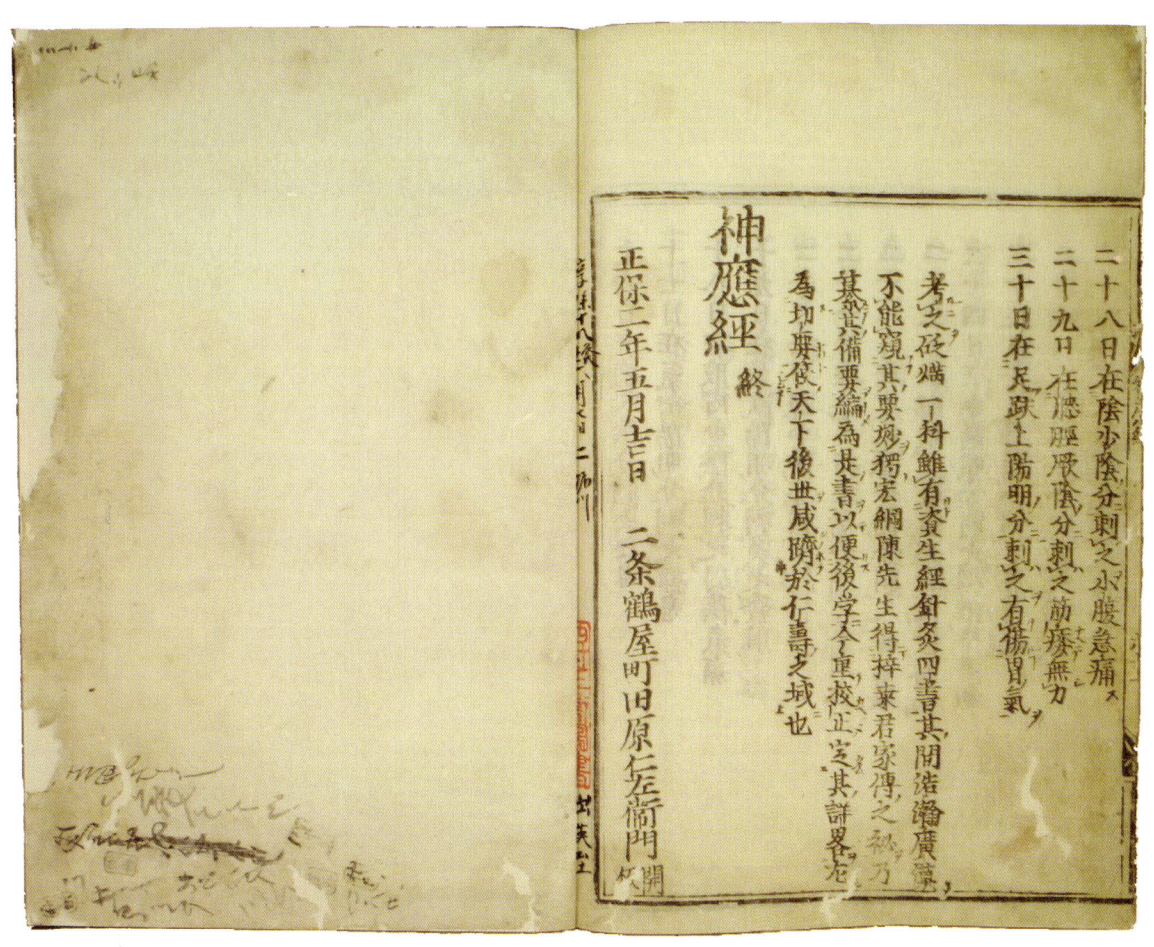

针灸择日编集

(朝鲜) 金循义 金义孙 编 王旭东 校订

清光绪十六年刻本

《针灸择日编集》，不分卷。针灸著作。朝鲜人金循义、金义孙撰。刊于1447年。本书主要辑录明代以前文献中有关针灸选择日时的资料，加以比较对照，依干支日时决定可否。此种针法来自古代"人神流注"学说。是否与现代"时辰生理学"有相似之处，尚须进一步研究。本书所收底本为清光绪十六年（1890）上杭罗氏刻本十瓣同心兰室藏板。

针灸择日编集

《孙真人备急千金方》《黄帝明堂灸经》《补注铜人腧穴针灸图经》《太平圣惠方》《窦汉卿编集针经指南》《新刊铜人针灸经》《针灸广爱书括》《事林广记》《齐人千金月令》《元龟集》《龙木总论》《资生经》《素问》《灵枢经》《巢氏病源论》《易简方》《龙树菩萨眼论》

针灸吉日　出《铜人》《元龟》《广记》

　　丁卯　丁亥　庚午　庚子　甲戌　甲申　甲辰　丙子

　　丙申　丙午　丙辰　丙戌　壬午　壬辰　壬子　壬戌

　　辛卯　辛丑　戊戌　戊申　己亥　己未　乙巳　乙卯

　　癸丑　《元龟》有丁丑，《广爱》亦有丁丑而无丙辰、丙戌、壬戌、辛丑、己未、癸丑等六日，又云：天医要安并吉

　　又《铜人》宜用除日　破日　开日　天医要安并吉

　　又《铜人针灸》忌法丁丑及白虎　血支　血忌　月厌　月杀　月刑　死别　独火凶

推天医吉日及杂忌傍通法　出《千金》《腧穴》《明堂》《针经》《圣惠》《龙树》

月傍通	正二三四五六七八九十十一十二	有闰依节气用
天医	卯寅丑子亥戌酉申未午巳辰吉	出《千金》《圣惠》《明堂》。《千金》午作巳，巳作午
血忌	丑未寅申卯酉辰戌巳亥午子凶	出《针经》《龙树》，《圣惠》云月忌，《明堂》《千金》同
血支	丑寅卯辰巳午未申酉戌亥子凶	出《针经》
月厌	戌酉申未午巳辰卯寅丑子亥凶	出《千金》《圣惠》《明堂》
月忌	戌戌戌丑丑丑辰辰辰未未未凶	出《千金》。《明堂》作四激，《圣惠》作月激
大杀	戌巳午未寅卯辰亥子丑申酉凶	出《龙树》。《千金》云：不可举，百事凶
月杀	丑戌未辰丑戌未辰丑戌未辰凶	出《千金翼》《明堂》《圣惠》
月刑	巳子辰申午丑寅酉未亥卯戌凶	出《千金》《明堂》《圣惠》
月害	巳辰卯寅丑子亥戌酉申未午凶	出《明堂》。《千金》作六害，《圣惠》同

《千金方》忌针灸法

每月初六日　十五　十八　二十二　二十四　小尽日　等

疗病，令人长病　诸方无此法

又　戊午　甲午等日大忌刺出血、针灸、服药　不出月凶。

甲辰　庚寅　乙卯　丙辰　辛巳　甲子　壬子　丁巳　辛卯　癸卯　乙亥等日忌针灸

壬辰　甲辰　己巳　丙午　丁未等日　男忌针灸

甲寅　乙卯　乙酉　乙巳　丁巳等日　女忌针灸　诸方无此法

又　五辰　五酉　五未及八节先后各一日凶

《素问》云：前后各五日　诸方无此法

又 甲乙日忌寅时头 丙丁日忌辰时耳 戊己日忌午时发 庚辛日忌申时阙文 壬癸时忌酉时 诸方无此法

又推行年医法 横看假如子年卯日，他皆仿此

年至　子丑寅卯辰巳午未申酉戌亥

天医　卯戌子未酉亥辰寅巳午申丑　诸方无此法

又求岁天医法

常以传送加太岁顺数至太一下为天医　诸方无此法

又求月天医法

阳月以大吉　阴月以小吉，加月建功曹，下为鬼道传送，下为天医　诸方无此法

又针灸宜忌法

木命人行年在木，则不宜针及服青药

火命人行年在火，则不宜汗及服赤药

土命人行年在土，则不宜吐及服黄药

金命人行年在金，则不宜灸及服白药

水命人行年在水，则不宜下及服黑药

凡医者不知此法，下手即困。若遇年命厄会深者，下手即死。　诸方无此法

《千金方》推四时人神忌　《明堂》《针经》《圣惠》《铜人》《元龟》《广记》同

春：左胁　夏：脐　秋：右胁　冬：腰

《千金方》十二支人神忌　《针经》《铜人》《广记》《元龟》

　　子日：目　　诸经同
　　丑日：耳　　《针经》同　《铜人》腰、耳　《广记》腰　《元龟》同
　　寅日：口　　《外台》胸、面　《铜人》胸　《针经》《广记》《元龟》同
　　卯日：鼻　　《外台》脾　《针经》齿　《广记》鼻、脾　《铜人》同　《元龟》膝
　　辰日：腰　　《针经》《铜人》同　《广记》足　《元龟》膝
　　巳日：手　　《针经》《铜人》《广记》《元龟》同　《外台》头、口
　　午日：心　　诸经同
　　未日：足　　《针经》同　《外台》足、心　《广记》头、手　《铜人》同　《元龟》手
　　申日：头　　《针经》《元龟》同　《广记》头、背　《铜人》同　《外台》肩
　　酉日：背　　《铜人》《元龟》同　《针经》膝　《广记》肩　《外台》胫
　　戌日：项　　《针经》阴　《外台》咽喉　《广记》面　《元龟》同　《铜人》面、头
　　亥日：顶　　《铜人》头　《元龟》同　《针经》胫　《广记》头、项　《外台》肩、胫

《千金方》十干人神忌　《铜人》《广记》《元龟》

　　甲日：头　　诸经同
　　乙日：项　　《元龟》喉、耳
　　丙日：肩、臂　《元龟》足、肩、心　《广记》《铜人》同
　　丁日：胸、胁　《广记》心　《元龟》心、背、喉　《铜人》同
　　戊日：腹　　《广记》《元龟》同　《铜人》腹、脾

己日：背 《广记》脾 《元龟》腹、脾 《铜人》同

庚日：膝 《广记》腰 《元龟》肺、腰 《铜人》同

辛日：脾 《广记》膝 《铜人》同 《元龟》股

壬日：肾 《铜人》肾、胫 《元龟》胫 《广记》同

癸日：足 《广记》同 《元龟》手、足 同

《千金方》逐时人神忌 《铜人》《明堂》《圣惠》《广记》《元龟》《龙木》

子时：踝 《铜人》《明堂》《龙木》《圣惠》同 《广记》足 《元龟》跌

丑时：头 《圣惠》《明堂》《广记》《元龟》《龙木》同 《铜人》腰

寅时：目 《广记》《元龟》《铜人》同 《圣惠》耳 《明堂》《龙木》同

卯时：面、耳 《外台》项 《圣惠》面 《明堂》《广记》《元龟》《铜人》《龙木》同

辰时：项、口 《外台》面 《铜人》头 《龙木》同 《圣惠》项 《明堂》《广记》《元龟》同

巳时：肩 《外台》乳 《明堂》《圣惠》《龙木》同 《铜人》手 《元龟》《广记》同

午时：胸、胁 《圣惠》胸 《明堂》《广记》《元龟》《铜人》《龙木》同

未时：腹 诸经同

申时：心 诸经同

酉时：背、脾 《明堂》背 《铜人》《圣惠》《广记》《元龟》《龙木》同

戌时：腰、阴 《明堂》腰 《铜人》《圣惠》《广记》《元龟》《龙木》同

亥时：股 诸经同 《元龟》肱

《千金方》日辰忌 《明堂》《铜人》《腧穴》《针经》《圣惠》《月令》《广爱》《元龟》《广记》《龙木》

初一日：足大指 《圣惠》《广爱》《元龟》《广记》《月令》《龙木》同

初二日：外踝 《圣惠》《广爱》《元龟》《月令》《广记》《龙木》《明堂》同 《腧穴》外踝少阳分，刺之筋经缓 《针经》《铜人》同

初三日：股内 《明堂》《圣惠》《广爱》《广记》《龙木》同 《元龟》肱内 《月令》同 《腧穴》股少阴分，刺之少腹痛 《针经》《铜人》同

初四日：腰 诸经同 《腧穴》腰太阳分，刺灸腰偻无力 《针经》《铜人》同

初五日：口舌咽悬雍 《广记》《龙木》同 《圣惠》口舌 《明堂》同 《广爱》口罅 《元龟》口 《月令》同 《腧穴》口太阴分，刺灸舌强 《针经》《铜人》同

初六日：足小指 《广记》《龙木》同 《月令》手小指 《外台》同 《圣惠》两手 《广爱》《元龟》《明堂》同 《腧穴》手阳明分，刺灸咽喉不利 《针经》同。又云足小指 《铜人》太阴手阳明分，针之咽门不开

初七日：内踝　诸经同　《腧穴》内踝少阴分，刺灸阴经筋急　《针经》《铜人》同

初八日：足、腕　诸经同　《月令》腕　《元龟》同　《腧穴》手腕太阳分，刺灸腕不收　《针经》《铜人》同

初九日：尻　《圣惠》《元龟》《龙木》《明堂》同　《月令》尻尾　《广记》同　《广爱》尻、臀　《腧穴》尻厥阴分，刺灸生疾结　《针经》《铜人》同

初十日：背、腰　诸经同　《月令》背　《腧穴》背、腰太阳分，刺灸腰背无力　《针经》腰背偻《铜人》同

十一日：鼻柱　诸经同　《广爱》鼻　《千金翼》眉　《腧穴》鼻柱阳明分，刺灸齿面肿　《针经》《铜人》同

十二日：发际　诸经同　《腧穴》发际少阳分，刺之令耳不听　《针经》令耳重听　《铜人》同

十三日：牙齿　诸经同　《腧穴》牙齿少阴分，刺灸气寒　《针经》《铜人》同

十四日：胃脘　诸经同　《腧穴》胃脘阳明分，刺之气胀　《铜人》同　《针经》刺之气肿

十五日：遍身　诸经同　《腧穴》遍身，不补不泻，刺灸大忌　《针经》《铜人》同

十六日：胸乳　《龙木》《广记》同　《圣惠》胸　《广爱》《元龟》同　《月

令》唇 《明堂》胃 《腧穴》胸太阳分《铜人》作太阴分，刺之气逆息 《针经》同

十七日：气冲 诸经同 《千金翼》气冲及胁 《腧穴》气冲阳明分，刺之难息 《针经》《铜人》同

十八日：腹内 《龙木》《广记》同 《广爱》股 《圣惠》股内 《月令》《明堂》同 《元龟》肱内 《腧穴》股少阴分《铜人》作股内少阴分，《针经》同，刺之引阴器痛

十九日：足跗 《龙木》《广爱》《广记》同 《圣惠》足 《元龟》《月令》《明堂》同 《腧穴》足阳明分，刺灸发肿 《铜人》同 《针经》足跗，刺灸发肿 《铜人》同

二十日：膝下 《龙木》《广记》同 《圣惠》内踝 《广爱》《元龟》《明堂》同 《月令》足踝 《腧穴》内踝少阴分，刺之经筋《铜人》作膝挛 《针经》同

二十一日：手小指 诸经同 《月令》足小指 《腧穴》手小指太阳分，刺之手不仁 《针经》《铜人》同

二十二日：腹肚 《龙木》《广记》同 《圣惠》外踝 《广爱》同 《元龟》胸、目下 《月令》目下 《明堂》内踝 《腧穴》外踝少阳分，刺之经筋缓 《铜人》《针经》同

二十三日：肝腧 《圣惠》《龙木》同 《广记》肝 《月令》臂 《明堂》肝及足 《广爱》《元龟》同 《腧穴》肝足厥阴分，刺之发转筋 《铜

人》《针经》同

二十四日：手阳明、两胁 《月令》《龙木》同 《圣惠》手阳明 《元龟》《广记》《明堂》同 《广爱》手 《腧穴》手阳明分，刺灸咽中不利 《针经》《铜人》同

二十五日：足阳明 诸经同 《腧穴》足阳明分，刺灸之胃气胀 《针经》《铜人》同

二十六日：手足 《龙木》《广记》同 《圣惠》胸 《广爱》《元龟》《月令》《明堂》同 《腧穴》胸太阴分《铜人》作太阳分，刺灸喘嗽 《针经》同

二十七日：膝 诸经同 《腧穴》膝阳明分，刺之足胫厥逆 《针经》《铜人》同

二十八日：阴 诸经同 《腧穴》阴少阴分，刺之少腹急痛 《针经》《铜人》同

二十九日：膝、胫、颞颡 《龙木》同 《圣惠》膝、胫 《明堂》《元龟》《广记》同 《广爱》膝、脐 《月令》脑 《腧穴》膝、胫厥阴分，刺之筋痿少力 《铜人》《针经》同

三十日：关元下至足心 《龙木》《广记》同 《圣惠》足跗 《广爱》《元龟》《月令》《外台》《明堂》同 《腧穴》阳明分，月空亡，不泻，禁不治 《针经》足跗。此日忌针灸 《铜人》足跗阳明分，月空亡，不泻，忌针

《千金方》十二部人神忌 不得犯其处，杀人 《明堂》《圣惠》

建日申时：头 《外台》足 《明堂》足，禁晡时 《圣惠》同
除日酉时：膝 《外台》眼 《明堂》眼，禁日入 《圣惠》同
满日戌时：腹 《明堂》腹，禁黄昏 《圣惠》同
平日亥时：腰背 《明堂》背，禁人定 《圣惠》同
定日子时：心 《明堂》心，禁夜半 《圣惠》同
执日丑时：手 《明堂》手，禁鸡鸣 《圣惠》同
破日寅时：口 《明堂》手 《圣惠》口，禁平朝
危日卯时：鼻 《明堂》鼻，禁日出 《圣惠》同
成日辰时：唇 《明堂》唇，禁食时 《圣惠》同
收日巳时：足 《外台》头 《明堂》头，禁禺中 《圣惠》同
开日午时：耳 《明堂》《圣惠》同
闭日未时：目 《明堂》目，禁日昳 《圣惠》同

《千金方》针灸忌日

男忌除　女忌破　《明堂》《针经》《圣惠》《广记》《铜人》《资生经》同

男忌戊　女忌己　出《千金》《针经》《资生经》

《千金方》忌针灸法

立春春分脾　立夏夏至肺　立秋秋分肝　立冬冬至心　四季十八日肾　诸方无此法

《腧穴经》四时太一神忌　《针经》《铜人》《元龟》同

左足应立春，其日戊寅己丑　　左胁《铜人》《元龟》作胸应春分，其日乙卯
左手应立夏，其日戊辰己巳　　头首《针经》作膺喉头首应夏至，其日丙午
右手应立秋，其日戊申己未　　右胁《铜人》《元龟》作胸应秋分，其日辛酉
右足应立冬，其日戊戌己亥　　腰尻下窍《元龟》无腰字应冬至，其日壬子
脏腑膈下应四时，其日戊己

《腧穴经》太一人神忌　《针经》同

冬至节

一日　十日　十九日　二十八日　三十七日，在腰尻下窍
二日　十一日　二十日　二十九日　三十八日，在右肩臂
三日　十二日　二十一日　三十日　三十九日，在左胁
四日　十三日　二十二日　三十一日　四十日，在左肩臂
五日　十四日　二十三日　三十二日　四十一日，在五脏六腑膈中
六日　十五日　二十四日　三十三日　四十二日，在右脚足
七日　十六日　二十五日　三十四日　四十三日，在右胁
八日　十七日　二十六日　三十五日　四十四日，在左脚足
九日　十八日　二十七日　三十六日　四十五日，在头首、

喉膺

立春节

一日 十日 十九日 二十八日 三十七日，在左脚足

二日 十一日 二十日 二十九日 三十八日，在头首喉膺

三日 十二日 二十一日 三十日 三十九日，在腰尻下窍

四日 十三日 二十二日 三十一日 四十日，在右肩臂

五日 十四日 二十三日 三十二日 四十一日，在左胁

六日 十五日 二十四日 三十三日 四十二日，在左肩臂

七日 十六日 二十五日 三十四日 四十三日，在五脏六腑膈下

八日 十七日 二十六日 三十五日 四十四日，在右脚足

九日 十八日 二十七日 三十六日 四十五日，在右胁

春分节

一日 十日 十九日 二十八日 三十七日，在左胁

二日 十一日 二十日 二十九日 三十八日，在左肩臂

三日 十二日 二十一日 三十日 三十九日，在五脏六

腑膈下

　　四日　十三日　二十二日　三十一日　四十日，在右脚足

　　五日　十四日　二十三日　三十二日　四十一日，在右胁

　　六日　十五日　二十四日　三十三日　四十二日，在左脚足

　　七日　十六日　二十五日　三十四日　四十三日，在头首喉膺

　　八日　十七日　二十六日　三十五日　四十四日，在腰尻下窍

　　九日　十八日　二十七日　三十六日　四十五日，在右肩臂

立夏节

　　一日　十日　十九日　二十八日　三十七日，在左肩臂

　　二日　十一日　二十日　二十九日　三十八日，在五脏六腑膈下

　　三日　十二日　二十一日　三十日　三十九日，在右脚足

　　四日　十三日　二十二日　三十一日　四十日，在右胁

　　五日　十四日　二十三日　三十二日　四十一日，在左脚足

　　六日　十五日　二十四日　三十三日　四十二日，在头首、

喉膺

　　七日　十六日　二十五日　三十四日　四十三日，在腰尻下窍

　　八日　十七日　二十六日　三十五日　四十四日，在右肩臂

　　九日　十八日　二十七日　三十六日　四十五日，在左胁

夏至节

　　一日　十日　十九日　二十八日　三十七日，在头首喉膺

　　二日　十一日　二十日　二十九日　三十八日，在腰尻下窍

　　三日　十二日　二十一日　三十日　三十九日，在右肩臂

　　四日　十三日　二十二日　三十一日　四十日，在左胁

　　五日　十四日　二十三日　三十二日　四十一日，在左肩臂

　　六日　十五日　二十四日　三十三日　四十二日，在五脏六腑膈下

　　七日　十六日　二十五日　三十四日　四十三日，在右脚足

　　八日　十七日　二十六日　三十五日　四十四日，在右胁

　　九日　十八日　二十七日　三十六日　四十五日，在左脚

足

　立秋节

　　一日　十日　十九日　二十八日　三十七日，在右肩臂

　　二日　十一日　二十日　二十九日　三十八日，在左胁

　　三日　十二日　二十一日　三十日　三十九日，在左肩臂

　　四日　十三日　二十二日　三十一日　四十日，在五脏六腑膈下

　　五日　十四日　二十三日　三十二日　四十一日，在右脚足

　　六日　十五日　二十四日　三十三日　四十二日，在右胁

　　七日　十六日　二十五日　三十四日　四十三日，在左脚足

　　八日　十七日　二十六日　三十五日　四十四日，在头首喉膺

　　九日　十八日　二十七日　三十六日　四十五日，在腰尻下窍

　秋分节

　　一日　十日　十九日　二十八日　三十七日，在右胁

　　二日　十一日　二十日　二十九日　三十八日，在左脚足

　　三日　十二日　二十一日　三十日　三十九日，在头首喉膺

四日　十三日　二十二日　三十一日　四十日，在腰尻下窍

五日　十四日　二十三日　三十二日　四十一日，在右肩臂

六日　十五日　二十四日　三十三日　四十二日，在左胁

七日　十六日　二十五日　三十四日　四十三日，在左肩臂

八日　十七日　二十六日　三十五日　四十四日，在五脏六腑膈下

九日　十八日　二十七日　三十六日　四十五日，在右脚足

立冬节

一日　十日　十九日　二十八日　三十七日，在右脚足

二日　十一日　二十日　二十九日　三十八日，在右胁

三日　十二日　二十一日　三十日　三十九日，在左脚足

四日　十三日　二十二日　三十一日　四十日，在头首喉膺

五日　十四日　二十三日　三十二日　四十一日，在腰尻下窍

六日　十五日　二十四日　三十三日　四十二日，在右肩

臂

  七日 十六日 二十五日 二十四日 四十三日，在左胁

  八日 十七日 二十六日 三十五日 四十四日，在左肩臂

  九日 十八日 二十七日 三十六日 四十五日，在五脏六腑膈下

《千金方》九部人神忌 《明堂》《铜人》《圣惠》《元龟》同

  一 十 十九 二十八 三十七 四十六 五十五 六十四 七十三 八十二，脐[①]

  二 十一 二十 二十九 三十八 四十七 五十六 六十五 七十四 八十三，心

  三 十二 二十一 三十 三十九 四十八 五十七 六十六 七十五 八十四，肘

  四 十三 二十二 三十一 四十 四十九 五十八 六十七 七十六 八十五，咽

  五 十四 二十三 三十二 四十一 五十 五十九 六十八 七十七 八十六，口

  六 十五 二十四 三十三 四十二 五十一 六十 六十九 七十八 八十七，头

  七 十六 二十五 三十四 四十三 五十二 六十一

---

①脐：原无，据《扁鹊神应针灸玉龙经·九部人神经脉》补。

七十　七十九　八十八，脊

　八　十七　二十六　三十五　四十四　五十三　六十二　七十一　八十　八十九，膝

　九　十八　二十七　三十六　四十五　五十四　六十三　七十二　八十一　九十，足

《明堂经》尻神法　《铜人》《元龟》

　一　十九　二十八　三十七　四十六　五十五　六十四　七十三　八十二，踝诸经同

　二　二十　二十九　三十八　四十七　五十六　六十五　七十四　八十三，牙、腨《元龟》同，《铜人》牙、口

　三　十二　二十一　三十　三十九　四十八　五十七　六十六　七十五　八十四，头、口、乳诸经同

　四　十三　二十二　三十一　四十　四十九　五十八　六十七　七十六　八十五，肩、尾穷骨《铜人》肩、尻，《元龟》同

　五　十四　二十三　三十二　四十一　五十　五十九　六十八　七十七　八十六，面、背、目诸经同

　六　十五　二十四　三十三　四十二　五十一　六十　六十九　七十八　八十七，手、膊诸经同

　七　十六　二十五　三十四　四十三　五十二　六十一　七十　七十九　八十八，腰、项诸经同

八 十七 二十六 三十五 四十四 五十三 六十二 七十一 八十 八十九，膝、肋诸经同
九 十八 二十七 三十六 四十五 五十四 六十三 七十二 八十一 九十，肘、肚、脚诸经同

《千金方》推十二部人神法　《明堂》《圣惠》《铜人》《元龟》

一 十三 二十五 三十七 四十九 六十一 七十三 八十五，心《元龟》《圣惠》《明堂》同，《铜人》头、心

二 十四 二十六 三十八 五十 六十二 七十四 八十六，喉诸经同

三 十五 二十七 三十九 五十一 六十三 七十五 八十七，头《铜人》《明堂》《圣惠》同，《元龟》项

四 十六 二十八 四十 五十二 六十四 七十六 八十八，眉《元龟》同，《千金翼》肩，《圣惠》《铜人》同，《明堂》头

五 十七 二十九 四十一 五十三 六十五 七十七 八十九，背《元龟》《圣惠》《明堂》同，《铜人》脊

六 十八 三十 四十二 五十四 六十六 七十八 九十，腰诸经同

七 十九 三十一 四十三 五十五 六十七 七十九 九十一，腹诸经同

八 二十 三十二 四十四 五十六 六十八 八十 九

十二，项《元龟》《圣惠》《明堂》同，《铜人》项、手

　　九　二十一　三十三　四十五　五十七　六十九　八十一　九十三，足诸经同

　　十　二十二　三十四　四十六　五十八　七十　八十二　九十四，膝诸经同

　　十一　二十三　三十五　四十七　五十九　七十一　八十三　九十五，阴诸经同

　　十二　二十四　三十六　四十八　六十　七十二　八十四　九十六，股《圣惠》《明堂》《铜人》同，《元龟》肱

《病源》论年人神忌　诸方无此法

　　六　十八　二十四　四时　五十六　六十二　六十七　九十八，神在膊，不可见血，见血者必死

　　十一　十五　二十　三十一　三十二　四十六　五十九　六十三　七十五　九十一，神在尻尾，不可见血，见血者死

　　十三　二十九　三十五　六十一　七十三　九十三，神在足，不可见血，见血者死

　　十六　二十六　三十二　四十八　五十八　六十四　八十　九十六，神在胁，不可见血，见血者死

　　十九　二十五　三十三　四十九　五十七　六十　六十五　七十三　八十一　九十七，神在背，不可见血，见血者死

十九　二十三　三十　三十五　三十九　五十一　五十五　六十一　八十七　九十九，神在两耳下，不可见血，见血者死

二十五　三十一　六十　九十五百，神皆在额，不可见血，见血者死

龙树菩萨眼论　医眼禁忌日

甲子丙寅不可治左　丁巳丁丑不可治右　庚寅不可治眼头　辛巳不可治眼尾

壬不治上睑　巳不治下睑

又建定禁晡时　除禁日入　满禁黄昏　平禁人定　定禁夜半　执禁鸡鸣　破禁平朝危禁日出　成禁食时　收禁禺中　开禁日中　闭禁日昳

上件曰医眼针闭，不可下手，大忌。子日不可治眼，不见光明。《素问》《灵枢经》凡刺之禁法：

新内勿刺　已刺勿内　已醉勿刺　已刺勿醉　新怒勿刺　已刺勿怒　新劳勿刺　已刺勿劳　已饱勿刺　已刺勿饱　已饥勿刺　已刺勿饥　已渴勿刺　已刺勿渴　大惊大恐

必定其气乃刺。若乘车来者，卧而休之；如食顷乃刺；出行来者，坐而休之，如行十里顷乃刺。凡此禁者，其脉乱气散，逆其荣卫，经气不次，因而刺之，则阳病入于阴，阴病出于阳，邪气复生，粗工勿察，是谓伐身，形体淫泆，乃消脑髓，津液不化，脱其五味，是谓失气也。

《针经》杂忌法

《经》云：恶于针石者，不可与言于至巧；气血羸劣者，不可刺久病。笃危者及大寒大热、大风大雨、大饥大饱、大醉大劳，皆不可刺。然大寒无刺，令病人于无风暖室中，啜以粥食，饮以醪酪，令病人无畏寒气，候气息调匀，然后可刺。如此治之，无疾不愈。余皆仿此而行之。又云：无刺漉漉之汗，无刺混混之脉，无刺熇熇之热，此之谓也。

《明堂经》候天色法

凡点灸时，若值阴雾大起，风雪忽降，猛雨炎暑，雷电虹霓，暂时且停，候待晴明，即再下火灸之。灸时不得伤饱大饥，饮酒大醉，食生冷硬物，兼忌思虑愁忧，恚怒呼骂，吁嗟叹息，一切不祥，忌之大吉。《资生经》同

又云：凡医者，若不能知此诸般禁忌，趋吉避凶，妄乱针灸，非惟不能愈疾，甚者或致患人伤生丧命，为害非轻。若逢病人年命厄会处，男女气怯，下手至难。通人达士，若遇卒急暴患，何暇选择避忌？则不可拘此。若是禁穴，诸般医疗不差，《明堂》许灸一壮《资生经》一壮至三壮，更宜以意详之。

《易简方》灸膏肓忌法

今人见病人畏灸，多谓无力胜火，当候少愈。此大不然：倘能渐安，又何必灼艾？此皆悠悠之语。及其病成，则悔无及矣。凡灸此穴者，切不可灸三脘、腹中、脐下等处，若前后受火，则炎气交攻，中脘膈截，往往呕吐清水，或气息喘急，或渴欲引饮，名为火邪，多有致毙。

治法以黑豆煎汤，徐徐解之。轻者尚可疗也。或谓灸膏肓多致不救，不然乃灼艾伤晚，已不及耳。

《资生经》灸艾杂说法

凡灸艾皆以日正午以后方可下火灸，谓阴气未至，灸无不着。午前平朝谷气虚，令人癫眩。大概如此。卒急者，不可拘此。《铜人》同

《资生经》点艾火法

《下经》云：古来灸病，忌松、柏、枳、橘、榆、枣、桑、竹等八木，切宜避之。又《下经》云：灸时不得伤饱、大饥、饮酒、食生硬物。又云：今①下里人灸后亦忌饮水，将水濯手足。

又灸后忌猪、鱼、热面、生酒、动风冷物，鸡肉最毒。而房劳尤当忌也。

庄季裕灸膏肓忌法

灸膏肓后忌：生冷、油腻、黏滑、鸡、猪、鱼、虾、笋蕨，其他动气、发风之物。并触冒寒风暑湿。

---

①今：原作"令"，据《针灸资生经》卷二改。

针灸集书

日本江户抄本

明·杨珣 撰
王慕然 陈杞然 校对

　　《针灸集书》二卷，成书于明正德十年（1515）。《明史》载杨珣撰《针灸详说》二卷，现存明刻朝鲜刊本残本版心刻有"针灸详说"四字，可知或即此书。杨珣，字恒斋，明代医家，长安人，生卒年代不详。曾著《伤寒撮要》等。本书卷上为"腧穴治病门类"，收载中风等76种病证的针灸治法，内容多出自《针灸资生经》，但较《资生经》多增错讹。卷上又收载"长桑君天星秘诀""天星十一穴""八法穴治病歌""九针十二原解及针法"等文献，多出自《针经指南》等金元著述，其中"小易赋"则是已经失传的珍贵资料。卷下为"经络起止腧穴交会图解"，以十四经为单位，图文并重，介绍循行部位和所属腧穴。此与《针灸资生经》等前代针灸书以身体部位排列腧穴的方式有明显不同。本书存世稀少，仅存残本明刻朝鲜刊本卷下一册，足本仅有日本国立公文书馆藏江户时期抄本一部。今以江户抄本为底本校订刊出。

针灸集书序

岁在壬申，都察院右副都御史古幷耿公奉命来镇关陕，便宜行事。政暇集珣，谓曰：用药必先明脉理，针灸在乎知穴，法此医道之当然。脉理穴法，虽在人身，而其治法具载于方书，用之者要当察之真，体之切，庶不失位而误人也。一或讹舛，则脉理不明，孔穴不真，用药针灸，徒为人害。欲疾之瘳者难矣。尝观《素问》有云：小针之要，易陈而难入。斯言至矣。而东嘉王叔权《资生经》固详，其间于十二经络中穴，有列于正侧①偃

---

① 侧：原作"则"，据下文"正侧偃伏"改。

伏之下者，使学者罔知经分。知子由太医院出，亲灸当代名人，博览群籍，必得其旨要。尝著《伤寒撮要》等书，已行于世。子何不详考诸说，立成经络起止，绘图分注腧穴，各归所属经，分类而集之，不惟使后学者有所持循，而济世利人之功，亦莫大于此也。珣既承教，不敢固辞，乃取《素问》《铜人》诸书，参互考订，分为经络起止，灌注交会，腧穴寸数，度量取穴之法，与夫针灸补泻，治病腧穴，次韵栝诀，悉类而集之。于正侧偃伏所载之穴，各附本经，兼督、任二脉之穴，绘于图像，举始见终，观者了然心目。集为一帙，凡二卷，名之曰《针灸集书》。呈稿间，公被召还朝。乙亥，公复镇陕右，珣遂具录以呈。公乃披而喜曰：子之集此书，深契前贤之心，亦之发其蕴奥，文且简明，易于检阅，诚有益于世也。于是廪命工锓梓以传，欲人之获睹是书，资之而有以全其生焉。其用心亦仁矣。珣但愧闻见之不广，采取之未备。凡我同志览其讹缺，详加订正，庶几脉理穴法，而无妄举臆度之失，济世卫生，不无小补云。书成因纪述作之意于卷端。时①

①时：此下脱简。

针灸集书卷之上

长安后学恒斋杨珦类集

腧穴治病门类目录

中风　　中风不语口眼㖞

偏枯　　口喑哑

舌强吐舌　　手指挛

足麻　　脚气

虚损　　消渴

膀胱气　　诸疝

淋癃　　小便不通

小便五色　　梦遗失精白浊

大便不通　　大便小便不通

小便不禁　　泄泻

飧泻　　溏泄

肾泄　　痢疾

便血　　痔漏

霍乱转筋　　霍乱吐泻

呕吐干呕　　喜唾

反胃　　疟疾

心痛　　心惊

喜笑健忘　　嗜卧

不卧　　癫狂癫邪

癫痫瘛疭　　风痉角弓反张

痰涎　　呕血唾血　　气喘

咳嗽　　咳逆　　少气短气

贲豚　痃癖
癥癖　积聚
积气　腹痛
腹胀满　鼓胀
水肿　胸胁痛
背痛　臂痛
脚肿　腰痛
耳鸣　耳聋
牙疼　鼻衄
喉痹　颈项强
头风头痛　头眩
伤寒阴毒　发背
历节风　妇人血气痛
血崩　难产

赤白带下　瘰疬
长桑君秘穴　针灸杂法
马丹阳天星十一穴并治杂病穴歌
八法穴治病歌　九针十二原解
官针解　九针论
禁刺　子午神泻法
针法歌　行针补泻法
论真气　迎随补泻法
经络取原法　直言补泻手法
泻必用方　补必用员
呼吸补泻法　针灸须药
气穴问合　孔穴相去
定发际　论铜身寸
点穴法　论壮数

十干忌　　推吉凶日
忌针灸日　　尻神起例
十二部人神　　九部人神
月内人神图　　日人神歌
气穴所发各有处名
缪刺巨刺可以别之
刺荣无伤卫刺卫无伤荣
小易赋

手足十二经并督、任二脉穴腧目录

经络起止腧穴交会图解
《灵枢经》经脉篇

中风

治中风眼戴上,及不能语者,灸第二椎、第五椎上各十壮,齐下火,立差。○凡人未中风一两月前,或三五月前,非时足胫上忽酸重痹麻,良久方解。此将中风之候,急灸三里、绝骨四处三壮,后用葱、薄荷、桃柳叶煎汤淋洗驱逐风气。于疮口出灸疮,春较秋灸,秋较春灸,常令两脚有疮为妙。○百会、耳前发际、肩井、风市、三里、绝骨、曲池,此七穴治中风,语言謇涩,半身不遂,或口眼喎斜。可齐下火,如风在左灸右,风在右灸左,神效,不能具录。○百会、曲鬓、肩髃、曲池、风市、足三里、绝骨,共十三穴,治风中脏,气塞涎上不语,极危者,下火立效。其状觉心中愦乱,神思不怡,或手足痹麻,此将中脏之候。不问风与气,但依次自上及下,各灸五壮或七壮。若素有风人,灸之以泄风气,可保无虞[1]。

○百会、风池、大椎、肩井、曲池、间使、足三里、听会、颊车、地仓、肩髃,以上穴皆治中风,无分中腑

---

① 无虞:底本脱文,据《针灸资生经》卷四补。

中脏，可选而灸之，立效。○《集效方》云：治风莫如续命、防风、排风之类，如减用之，可投助疾病。若救危急，必火艾为良。此论亦当。○又有患风，医次青州白丸子、排风、续命、四物汤、黄芪建中汤、术附汤、嘉禾散各为一处，同和分数服。生姜五斤，枣三枚，水一碗煎服，皆效。○周户传三汤、四散子，用四君子、排风、续命、嘉禾、急风正气匀气散，一切风气无不效。○解益以医风名，其进沉香半夏汤方，云夫人中风，心肾俱虚，百脉皆乱，气散血凝。若使便服金银、朱砂、脑麝凉药，则手足不举，经络遂死。又丹溪云：引风入骨髓。便服生附子，则益发虚，热转不能语，或下鲜血，故成废疾。善治风者，当先调气益心，去痰醒脾，然后治风，十愈八九。用炮附子一只，沉香等分，人参半两，半夏二钱，南星一钱，各汤洗七次，为粗末，每服二大钱，水一钟半，姜十片煎，空心稍热服，神效。其论治风有理，故附于此。

中风不语口噤口眼㖞

○脾风占候，声不出，或上下手，当灸手十指头，次灸人中穴，灸大椎，

---

① 服：原无，据《针灸资生经》卷四补。

次两耳门前脉，去耳门上下行二寸是。《巢源》云：脾脉络胃，夹咽，连舌本，散舌下。心之别脉，系舌本。心脾受风邪，故舌强不语。三阳之筋并络入颔、颊，夹于口。诸阳为风寒所客，则筋急，故口噤不开。○治卒中风，口眼㖞。苇筒长五寸，以一头刺耳孔中四畔，以面密塞，勿令泄气，一头内大豆一颗，并艾烧令燃，灸七壮差。右灸左，左灸右，甚效。耳病亦灸之。

偏枯

○列缺、下关、上关、完骨、承浆、地仓、迎香、环跳、肩髃、曲池、照海、阴跷、阳陵泉、委中、百会，以上穴并治偏枯，半身不遂，口㖞，手臂挛急，捉物不得，屈身难，腰跨痛不能转，或冷风湿痹，可选而灸之。○半身不遂，男女皆有此患，但男忌左，女忌右尔。若得此疾后，风药不宜暂缺，当令身上有灸疮可也。最忌房事。若灸先百会、囟会、风池、肩髃、曲池、合谷、环跳、风市、三里、绝骨，不必拘旧经病左灸右，病右灸左之说，但按酸疼处灸之，若两边皆灸尤佳，当自上而下灸之。○听会、地仓、颊车，治偏风、口眼㖞斜。〇承泣、四白、巨髎、迎香、水沟，治口喎僻。

口瘖哑

〇合谷、水沟、承泣、三阳络、翳风、脑户、风府、地仓、大迎，以上并治不能言，舌急。〇廉泉治舌下肿难言，舌纵涎出，上气喘息，呕沫，口噤，舌根急缩，下食难。此穴一名舌本，盖舌之根也，故能治舌下肿，难言。

舌强、吐舌、重舌

〇中冲、阴谷、天突、然谷、窍阴，以上并治舌强。〇阳谷治小儿吐舌，戾颈。〇行间治小儿重舌。

手指挛

〇养老、阴交、大陵、心俞、肝俞、少商、少冲、外关、中渚、尺泽、腕骨，以上并治手指不得上下，挛而掣痛。

足麻痹

〇至阴、中都、承筋、次髎、阳交、太溪，以上并治足麻不仁。

〇《列子》载偃师造偈云：废其肾则足不能行。是足之不能行，盖肾有病也。当灸肾俞及环跳、风市、犊鼻、膝关、阳陵、阴陵泉、三里、绝骨等穴，灸之即效。

脚气

〇世有勤工力学之士，一心注意于事，久

坐行立于湿地，不时动转，于冷风来击，入于经络，不觉成病。故风毒中人，或先中手足十指，因汗毛孔间，腠理疏通，风如击箭，或先中足心，或先中足跌，或先中膝以下踹肚表里者。若欲使人不成病者，初觉即灸所觉处二、三十壮，因此即愈，不复发。〇风市、伏兔、犊鼻、膝两眼、三里、上廉、下廉、绝骨八处，可灸百壮。〇如觉脚恶，便灸三里、绝骨，为要穴。有患此脚弱，不即治，及入肿，腹肿大，上气，于是乃须大法灸，并服八风散，往往得差。〇又灸梁丘、犊鼻、三里、上廉、解溪、太冲、阳陵泉、绝骨、昆仑、阴陵、三阴交、涌泉、承山、束骨等穴，亦有服八味丸愈。

虚损

〇气海治脏气不足，真元虚惫，一切气疾。灸之以壮元阳。〇丹田治腑脏虚乏，下元冷惫等疾，及脐下三十六疾。〇中极治阳气虚惫，失精绝子。〇三里治胃寒，心腹胀满，胃气不足，恶闻食臭，肠鸣腹痛，食不化，五劳七伤，久泻等疾，皆主之。〇膏肓俞穴主无所不疗，羸瘦虚损，梦中失精，上气咳逆，发狂健忘，虚劳咳嗽，喘满上气等疾。○涌泉穴亦治杂病。三里、膏肓、涌泉三穴，无所不治也。○肾俞穴治虚劳羸瘦，肾虚水脏久冷，小便浊，出精，阴中疼，五劳七伤，虚惫，足寒如冰，身肿如水。○曲骨主失精，五脏虚竭。○四花穴治男子、妇人、小儿骨蒸劳瘵诸疾，取穴以稻秆心量口缝如何阔，断其长多少，以如此长裁纸四方，当中剪小孔，别用长稻草踏脚下，前取脚大指为止，后取脚曲䐐横纹中为止，断了，却环在结喉下，垂向背后，看秆止处，即以前小孔纸当中安，分为四花，盖灸纸四角也。○又一法：先横量口吻，取长短，以所量草就背上三椎骨下直量，至草尽处，两头用笔点了；再量中指长短为准。却将量中指草量两头，用笔圈四角，其圈者是穴。灸七七壮。○中髎、肩井、大椎、肺俞、肾俞、膏肓、三里、噫嘻、气海、下焦俞等穴，治丈夫五劳七伤六极，腰痛，大便难，小便淋沥，或腹胀下利，寒热喘满，虚烦口干，传尸骨蒸，肺痿咳嗽，唾脓血，并治之。○灸劳法，其病手足心热，多汗，精神少，酸疼，颊赤，嗽喘，肌瘦食少，吐脓血者。令身正直，用草子，男左女右，自脚中指尖量过脚心下，向上至曲䐐大纹处截断，却将此草自鼻尖量，从头正中，须分开头发，贴肉量至脊，以草尽处用墨点记，别用草一条，令病人自然合口，量阔挟截断，却将此草于墨点上平折两头，尽处量穴，随年壮灸，累效。

消渴

○商丘穴主烦中消渴。○意舍主消渴身热，面目黄。○承浆穴、然谷、隐白，主消渴嗜食。○劳宫主消渴不嗜食。○行间、太冲并主嗌干苦渴。○中膂俞主肾虚消渴。○水沟主消渴饮水无度。○古方载消渴有三：曰消渴，曰消中，曰消肾，消肾最忌房事。李祠部必云：肾虚则消渴，消中亦当忌也。仲景云：宜服八味丸。或服之不效者，不去附子。有同舍患此，人教服千金枸杞汤，效。坡文载眉山张医治杨颖臣渴病，麝香当门子酒渍作十元，取枳枸，俗谓鸡矩子，亦曰癞汉指头，作汤饮之，愈。张云：消渴、消中，皆脾衰而肾败，土不能胜水，肾液不上溯，乃成此疾。今诊杨肝极巨脉热而肾衰，当由果实过度，虚热在脾，而多饮水，水多故溺多，非消渴也。射香能败酒，瓜果近辄不植，屋外有枳枸木，屋中酿酒不熟，故以二物去酒果毒。其论渴有理，故载于此。○凡消渴经百日以上，不得灸刺，灸刺则于疮上漏脓水不歇，遂致痈疽羸瘦而死。若初得患者，可如方刺灸。若灸诸阴而不愈，宜灸诸阳。详见《千金》。

膀胱气

○章门穴、五枢穴治膀胱疝气，气癖疝瘕，气攻两胁，苦痛状如雷声，积聚气。○岐伯灸膀胱气攻冲两胁，时脐下鸣，阴卵入腹，灸脐下六寸两旁各寸六分，三七壮。○水道治小腹满，引阴中痛，腰背急，膀胱有寒，三焦结热，小便不利。

诸疝

○曲泉穴主癀疝，阴跳痛引脐中。○中都、合阳、关元、大巨、交信、中封、太冲、地机并治癀、疝、癃，暴痛痿厥。○少府治阴痛，实时挺长，寒热阴暴痛，遗尿，偏坠，虚则暴痒，气逆卒疝，小便不利。○冲门，主妇人阴疝。○商丘、巨阙、太冲并治狐疝，阴股内痛，上下引小腹痛，不可俯仰。○石关、气冲、脐中、气海并治气癃，癫疝，阴急，小腹疝气，游行五脏，疝绕脐冲胸不得息，或偏坠，痛则汗出。○筑宾治小儿胎疝。又小儿胎疝，卵偏重，灸囊后缝十字纹，当上三壮，春较夏灸，秋较冬灸。又小儿气癫，灸之厥阴大敦，左灸右，右灸左，各一壮。○太仓公诊司空命妇曰：疝气，客于膀胱，难于前后，溲而溺赤，灸其足厥阴脉，左右各一所，即不遗溺。○大敦、阴市、合阳、阴交、肝俞、次髎、蠡沟、阴跷，此八穴治诸疝痛楚。○照海穴治卒疝小腹痛，四肢淫泺，身闷，阴暴起疝。○华佗治卒疝，阴囊偏大，取足大指去甲五分，内侧白肉际，灸三壮，艾炷如半枣核，左取右，右取左。○一人少戏举重，得偏坠之疾，人为灸关元两旁相去各三寸青脉上，灸七壮即愈。又王彦宾患小肠气，亦灸之愈。○阴陵泉治疝瘕，小便不利，气淋，或按之如以汤沃股内至腰，飧泄，阴痛，小腹痛，坚急，下湿，不嗜食。○中极治疝瘕积聚，与阴相引。

淋癃

关元、悬钟、大敦、气门、气冲、

小肠俞、中极、曲骨，并治五淋，又治石淋，脐下三十六疾，不得小便。〇行间治癃闭，茎中痛不可忍。〇复溜治五淋，小便如散火。〇涌泉治胞转，气淋。〇大钟治小便淋闭，洒洒腰脊强痛，大便秘涩，嗜以口中热，或呕逆多寒，欲闭户处少气，善惊恐，不乐。〇关元治血淋，灸五十壮，或盐著脐中，灸三壮。〇关元、大敦、气门，三穴治石淋，各灸三十壮。〇丹田、伏溜，灸劳淋、血淋，皆可灸之。〇一人壮年寓学，忽有遗沥之患，因阅①方书见有用五倍子末酒调服者而愈。药若相投，岂在多品，亦无事于灸也。故附著于此。若欲治淋疾，则有王不留行子，神效。昔人有服三粒而愈，其花叶取十余叶，令研煎服，尤效。

小便不通

〇委阳、曲骨、会阴、行间、胞肓、关元、水道、横骨，以上并治小便艰。〇一人小便淋涩不通，甚苦，以王不留行叶研，煎服，立差。〇黄芪椎破，水煎数沸服，治大小便不通，立效。〇亦有煎葱汤，浸脐以下得通。

---

① 阅：原作"脱"，据《针灸资生经》卷三改。

小便五色

〇肾俞治小便难，赤浊，骨寒热。〇凡尿若青者，取井穴；黄色者，取俞；赤色者，取荥；白色者，取经；黑色者，取合。〇前谷、委中、承浆、小肠俞、魂门、太溪、阴谷，并治小便赤黄。〇关元、膀胱俞、肾俞，治小便色白如泔，宜服补药。惟赤色者，宜服《本事方》清心丸，甚效。〇小便出血者，人教酒与水前苦荬菜根服，即差。

梦遗、失精、白浊

〇虚劳尿精，灸第七椎两旁各三十壮。涌泉、三焦俞、肾俞、章门、脾俞、中封、大赫、中极、至阴、膏肓、志室，以上穴并灸失精白浊，男子梦与人交，精涩。〇白浊、漏精，灸大椎骨、尾龟骨，并中间共三穴。以绳量大椎至尾龟骨，折中取中间穴。〇又当灸京门三十壮，十四椎百壮。〇《五脏论》曰：心有三孔，藏精汁三合。则人之遗漏，其因于心乎？心动则遗漏从之。欲免此患，要养其心，使不动可也。其次则邪念或起，必早抑之。至游居士云：不愁念起，只恐觉迟是也。服药针灸，斯为下矣，然犹愈于不为也。

大便不通

○大钟、中髎、石门、太冲、中管、太溪、承筋、昆仑、承山，以上并治大便难，坚燥秘涩。○腹中有积，大便秘，以巴豆肉为饼，置脐中，灸三壮即通，神效。○老弱者，以蜜锐导之即通。○又或用麻子、苏子煮粥食，妇人、老人最佳。

大小便不通

○丰隆、长强、小肠俞、胞肓、浮郄、扶承、大肠俞、会阴，以上并治大小便不通。○一卒伤寒，大小便不通，与五苓散而皆通。五苓固利小便矣，而大便亦通者，津液生故也。或小便通而大便尚不通，宜用蜜锐导之。○肥皂角烧灰存性，每服二钱匕，用米饮空心调服。

小便不禁

○承浆、关元、涌泉、关门、中府、神门、阳陵泉、阴包、曲泉、阴谷、脐下一寸五分、大敦，以上并治小便不禁，遗尿。○尿床，灸脐下横纹七壮。妇人遗尿，灸横骨七壮。○小儿遗尿，灸脐下一寸三分，随年。又灸大敦三壮。

泄泻

○曲泉、腹结、神阙、气穴、阳纲、意舍、梁门、关元、会阳、脾俞、章门，以上并治泄泻，腹胀，食不化，谷不消。○肾俞、会阳、三间、然谷、昆仑等穴，并治洞泄不禁，肠鸣。○天枢治冬月重感于寒则泄，当脐痛，肠胃间遁气切痛。若心腹痛而后泄，此寒气客于肠胃间，速灸关元及脐中百壮，服当归缩砂汤。

飧泄

○中髎、上廉、阴陵泉，并治飧泄。○下廉治小腹痛，飧泄，次指间痛，唇干，涎出不觉，不得汗出，毛髪焦，脱肉少气，胃中热，不嗜食。○《素问》言：春伤于风，夏必飧泄。苟知伤于风而得之，则药自可治。虽不著艾，未为害也。○《本事方》云：飧泄者，食谷不化也。春时木旺，肝生风，邪淫于脾经，至夏引冷当风，故多飧泄。宜芎劳丸：芎劳、神曲、白术、附子等分为末，糊丸桐子大，服五十丸，空心米饮下。治脾湿而泄者，万无不中。其用芎劳除湿有理，故载于此。

溏泄

○三阴交、地机、太冲，以上穴治溏泄。○一人尝患痹痛既愈，而溏利者久之，因灸脐中神阙穴，遂不登溷。连三日灸之，三夕不登溷。若灸溏泄，脐中第一，次三阴交。

肾泄

○中极治肾泄。○一人每五更必溏利一

次者数月。有人云：此名肾泄，肾感阴气而然，服五味子散愈。五味子二两，吴茱萸半两，细粒绿色者，并炒香熟，为末。每服二钱，陈米汤调下。其论溏利有理，故附载之。〇人患溏利，每天晓必如厕。人教赎豆附丸服，即愈。其方不可得也，再患此，只用姜煎附子，加豆蔻服，愈。

痢疾

〇复溜治肠澼，便脓血，泄痢后重，腹痛如痉状。〇交信、曲泉、丹田、关元、太溪、脾俞、五枢、中膂俞，以上并泄痢赤白，后重，腹痛里急，或下脓血。〇气海治妇人水泄痢。〇小儿痢下赤白，秋末脱肛，腹痛，灸十三椎下节间，名接脊穴，一壮。〇小儿疳痢脱肛，体瘦渴饮，形容瘦悴，诸药不效，灸尾翠骨上三寸骨陷间，三壮。三伏内用桃水浴孩子，午正时当日灸之，用青帛拭，似见疳虫随汗出，神效。〇赤白下，灸穷骨，多为佳。

便血

〇太冲、会阳、下廉、幽门、下髎、腹哀、劳宫、复溜，以上穴并灸便血，或肠风，或结阴便血。〇治下血不止，量脐心与脊骨平，于脊骨上按其骨突处酸疼，方灸之，不疼则不灸也。灸大肠风，皆除根，神效。

痔漏

○长强治肠风下血，五种痔疮，蚀下部匿。此痔根本是冷，谨冷食、房劳。○会阴、会阳、小肠俞、秩边、承山、飞扬、商丘、支沟、扶承、复溜，并治五痔肿痛，谷道相通瘙扰，久痔，泻鲜血，或大便难，小便不利。○飞扬治野鸡痔。○灸痔法，疾若未深，尾闾骨下近谷道，灸一穴便可愈。《传信方》：先以经年槐枝煎汤洗，后灸其上七壮，效。如《本草》，只以马蓝菜根一握，水煎三碗，乘热以小口瓦器中熏洗，令肿退，于元生鼠奶根上灸，即不可灸尖头，恐效迟。如患深，用汤洗；未退，易汤洗令消，然复灸，觉火气通至胸乃效。病虽深，至二十余壮永绝根本。以竹片护四边肉，仍于天色寒凉时灸，忌毒物。○脊端穷骨，即脊骨尽处，名龟尾，当中灸三壮，治肠风下血，痔漏，须颠倒身，方灸。○《本草衍义》曰：肠风，乃肠痔。苟知其为痔而治之，无不效矣。若灸肠风，长强穴为要穴。又以杖量脐下于脊骨当脐处灸，效。又治下血，除根。

霍乱转筋

○人迎治霍乱，头痛，胸满，呼吸鸣喘，穷窘不得息。○巨阙、关冲、支沟、公孙、阴陵泉、大都、金门、仆参、太白、承筋、解溪、丘墟，以上并灸转筋霍乱入腹，或肿不仁。○岐伯：治霍乱转筋，发不可忍者，灸脚踝上一炷。内筋急灸内踝，外灸外。○三阴交，治霍乱手足厥冷。○霍乱将欲死，灸承筋七壮。○又盐内脐中，灸二七壮。

霍乱吐泻

○凡霍乱泻出不自知，先取太溪，后取太仓之原。○三里、尺泽、期门、人迎、上脘、中脘、隐白，以上并治霍乱吐泻。○此霍乱先心痛，及先吐，灸巨阙七壮。若先腹痛，太仓二七壮。先下利，灸大肠募，脐旁二寸，男左女右。若吐下不禁，两手脉疾数，灸蔽骨下三寸。又脐下三寸，各七壮。若泻不止，大都七壮，又慈宫二七壮，即神门[1]穴。○此证尤当速治，宜服来复丹、镇灵丹等药，以多为贵，又宜灸上管、中管、神阙、关元、水分，一名分水，此穴能分水谷故也。

呕吐干呕

○胃俞治呕吐，筋挛，食不下。○商丘

---

①神门：疑为"冲门"之误，《针灸甲乙经》卷三第二十二："冲门：一名慈宫。"

治脾虚，令人病寒不乐，好太息，多寒热，喜呕。○阳陵泉治呕，宿心下澹澹。○天容主咳逆呕沫。○绝骨治病热欲呕。○神藏治呕吐胸满。○巨阙、率谷①、石门、魂门、阳关、筑宾、上管、三焦俞，以上穴并治呕吐。○极泉、侠白、通谷、胆俞，以上并治干呕无所出。○干呕不止，粥食汤药皆吐不停，灸手间使穴七壮，或灸心主尺泽及乳下一寸三十壮。○《千金》言：生姜呕家之圣药。有此疾者，早上宜多②用生姜泡汤服，或煨，或生嚼，或取自然汁入酒服，皆效。

喜唾

○中府治咳唾稠浊。○库房治多唾浊沫脓血。○周荣治咳唾稠脓。○少商、石关、日月、幽门，以上治唾沫。○积主脏病，聚主腑病。积者，是饮食包结不清；聚者，是伏痰结而不化。痰伏在上膈，主头目眩痛，多自涎唾，或致潮热，用平胃散、乌金散治之。其论有理，故载之。

反胃

○凡食饮不化，入腹还出，先取下管，复取三里泻之。○章门、中庭、中府、胃俞、

---

① 率谷：原作"辛谷"，据《针灸资生经》卷三改。
② 多：原作"灸"，据《针灸资生经》卷一改。

意舍、胃管、膈俞，以上穴并治反胃，食反出。○有人久患反胃，服镇灵丹，又以七气汤，遂食，加以艾炷尤佳。○有老妇人患反胃，饮食至晚即吐出，见其气绕脐而转，为点水分、气海，并夹脐两旁穴即愈。

疟疾

○噫嘻、腰俞、中管、膈俞、命门、三间、液门、合谷、陷谷、天池，以上并治疟发寒热，久不愈，或一日发，或间日发。○白环俞、大椎皆治温疟。○大附子一枚，炮，末，姜两半取自然汁，丸如小豆大。每十五丸，空心热酒吞下，老少加减。川客治疟，只二三服，皆愈，兼治脾胃，愈于姜附汤，故附此。

心痛

○凡心实者则心中暴痛，虚则心烦惕[1]然，不能动，失智，皆灸内关穴。○卒心痛，汗出，刺大敦出血立已。○心俞、膻中、通谷、巨阙、太仓、神府、郄门、曲泽、大陵，以上并灸心痛。○极泉治心痛干呕。○巨阙治九种心痛，兼蛔虫心痛。○张仲景[2]治卒心痛不可忍，吐冷酸水，及元脏气，灸足大指、次指内横纹中，各一壮，炷如小麦，立愈。○心痛

---

[1] 惕：原作"畅"，据《针灸资生经》卷四改。
[2] 张仲景：《针灸资生经》卷四作"张仲文"。

冷气，灸龙颔百壮，在鸠尾头上行一寸半，不可刺。○心痛九种，乃心脾疼，而非真心痛，真心痛[1]则朝发夕死，夕发朝死。此疾亦有所自，《产论》尝谓产后心痛，若误以为有所伤，治之则虚极，而心络寒甚，传心之正经，则变为真心痛，此一说也。巫臣以夏姬之故，怨子反曰：余必使汝疲于奔命以死。子反于是一岁七奔命，遂遇心疾而卒。则又因用心而成疾矣。然则如之何？平居当养其心，使之和平，疾自不作。

心惊

○曲泽、灵道、下廉、鱼际、少冲、神门、郄门，以上穴治惊悲恐。

心喜笑并健忘

○神门、阳谷、劳宫、大陵、列缺，以上穴治喜笑不休。○肝俞、身柱，主怒，欲杀人。○百会、神道、膏肓，并治健忘。

嗜卧

○囟会、百会、阴跷、三阳络、大敦，并治嗜卧。○《千金》云：食多身瘦，名曰食晦。先取脾俞，后取季胁。凡身重不得食，无味，喜卧，皆可针灸胃管、太仓，服建中汤、平胃散。今人嗜卧，与夫食罢则脾困欲卧。不能针，岂可不

---

[1] 真心痛：原不重，据《针灸资生经》卷四补。

灸？又有人灸中脘、膏肓，遂皆不困，故既言之。

不卧

○神庭治惊悸不得安卧。○气冲、章门、期门、隐白、天府、阴陵泉、公孙、攒竹，以上并治不得卧。○人不得卧，亦有因心气使然，宜服俞山人镇心丹。此丹以酸枣仁微炒过，则令人得睡故也。○《指迷》云：若头痛筋挛，惊，不嗜卧，谓之肾厥。头疼宜灸关元百壮，服玉真丸。

癫狂癫邪

○温溜、掖门、神门、阳谷、劳宫、大陵、间使、滑肉门、攒竹、风府、太乙、心俞，以上穴并治癫狂悲歌，登高弃衣而走，多言不休，目反上，吐舌，吐沫，面赤，称神鬼魅，或笑或哭。○治鬼邪魅，及癫狂，语不择尊卑，灸上唇里而中央肉弦上一壮，炷如小麦。又用尖刀块断，更佳。○间使灸三十壮，治狂邪发无常，披头大唤，欲杀人，不避水火，及狂言妄语，此穴甚效。○狂言鬼语，灸大指太阳[①]四十壮。癫惊走，风恍惚，嗔喜骂笑，歌哭鬼语，悉灸脑户、风池、阳跷、阴跷、足跟，随年壮灸。○狂走刺人，或欲自死，骂詈不

---

① 大指太阳：《针灸资生经》卷四作"足太阳"。

息，称神鬼语，灸口吻头赤白际一壮。又两肘内屈中五壮。又背胛中间三壮，报灸之，仓公法，神效。○卒狂言鬼语，以甑带急合缚两手大指，便灸左右胁下，对屈肋头，两处火俱起，各七壮。须臾鬼自道姓名乞去。徐徐问之，乃解其手。○卒狂言语不止，及诸杂候，凡人中恶，针其足大拇指爪甲下，入少许即止。○人中治邪病，语不止。凡大人小儿中恶，先掐鼻下是也。邪鬼妄语，灸悬命十四壮。穴在口上唇里中央弦，用刀决断尤佳。

癫痫瘈疭

○命门、大杼、阳谷、曲泽、少泽、承筋、上关、听会、风府、瘈脉，以上穴并治发痫瘈疭，世谓搐是也。

癫疾

○经云：狂病，与癫不同。重阳者狂，重阴者癫。岂不异乎？且如狂病之候，不爱眠卧，不肯饮食，自言贤智，歌乐行走，此是阳盛之所为。癫病者，发即僵仆倒地，故有癫蹶之言。阴气大盛，故不得行走而倒也。今世以为痫病，误矣。其剖析癫狂之病晓然如此，而人终不信，岂亦传习之误，难以改欤？

○解溪、完骨、天冲、筋缩、申脉、后溪、前谷、通谷、本神、上星、百会、听宫、玉枕、天柱、然谷、风池，以上诸穴并治癫疾僵仆在地，久而方苏。

惊痫风痫

○囟会、巨骨、鸠尾、少冲、束骨、筋缩、前顶、瘈脉、神道、临泣，以上并治惊痫心惊发，状如鸟鸣，破心吐血，不喜闻人语，吐舌沫出，两目转上，瞻视不明。○小儿惊痫，灸鬼录穴，又名悬命穴，在上唇内中央弦上，用铜刀决断佳。○小儿急惊风，灸前顶三壮。若不愈，灸两肩头及人中穴。○小儿慢惊风，灸尺泽各一壮。狂邪惊痫病，灸承命三十壮，在内踝后上行三寸动脉上，亦治惊狂走。○急慢惊风，非风也，古人谓之阴阳痫，犹伤寒之有阴阳证也。阳痫如阳证，当治以凉药；阴痫如阴证，当治以温药。庸医不知此例，以风药治之。风药多凉，或是慢惊，未有不罹其害者，戒之戒之。○小儿食痫者，先寒热洒淅乃发，灸鸠尾上五分，三壮。○小儿风痫者，先屈手指如数物，乃发也。灸鼻柱上发际宛中三壮。○小儿猪痫，病如尸厥，吐沫，灸巨阙三壮。○小儿鸡痫，善惊，反折，手掣，自摇，灸掌后去腕半寸陷中。○小儿羊痫，目瞪吐舌，羊鸣，灸九椎下节间三壮。○小儿牛痫，目直视，腹胀乃发，灸鸠尾三壮。○小儿马痫，张口摇头，身反折，马鸣，灸仆参各三壮。○小儿有阴阳痫，慢脾，即食痫，宜醒脾丸、人参散。○古方有三痫丸，治小儿百二十种①惊痫：荆芥二两，白矾一两，半生半枯，为末，面糊丸，黍米大，朱砂为衣。生姜汤下十丸。若慢惊，用来复丹；急惊，三痫丸；食痫，醒脾丸可也。

风痉角弓反张

○颅囟、大迎、哑门、天冲、肝俞、脾俞、中膂俞、腰俞，以上穴并主风痉，角弓反张，口噤舌强，脊强反折，瘛疭。○小儿身强，角弓反张，灸鼻上入发际三分，三壮；百会、大椎下节间三壮。○又云：产后中风，如角弓反张，无治法，惟荆芥末酒服二钱匕，立效。

痰涎

○巨阙治热病，胸中痰饮，腹胀，恍惚不知人。○通谷治结积留饮，胸满，食不化。○不容

---

①种：原作"肿"，据《针灸资生经》卷四改。

治痰癖。○少冲治冷痰。○率谷、浮白、上管、温溜，以上治痰涎。○痰涎证不一，惟劳瘵有痰难治。最宜灸膏肓穴，壮数既多，当有所下耷耷然如流水之状，盖痰下也。○凡人有患水疰，口中涌水，经谓之"肺来乘肾"。食后吐水，可灸肺俞，又灸三阴交、期门，泻肺补肾也。

呕血唾血

○上管、不容、大陵、手少阴郄、胃管，以上并治呕血。○五里、鱼际、巨骨、肝俞、紫宫、石门，并治吐血。○五会①、然谷、鸠尾、周荣、尺泽、肩中俞，并治唾血。○大陵、郄门，并主衄血。○凡口鼻出血不止，名脑衄，灸上星五十壮。

气喘

○昆仑、三间、神门、噫嘻、期门、俞府、华盖、天突、肺俞、扶突、水突、神藏，以上主喘不得息。○曲泽出血立已。○有贵人患喘，夜卧不得而起行，夏月亦衣夹背心，只灸膏肓，病愈。○又有暴喘，乃是痰为梗，令细到厚朴七八钱，以姜七片，水一碗煎，去滓服，数服，瘥。○不因痰而喘者，当灸肺

---

① 五会：《针灸资生经》卷四作"地五会"。

俞。凡有喘与哮者，为按肺俞，无不酸疼，皆为缪刺肺俞，令灸而愈。亦有只缪刺不灸而愈。

咳嗽

〇三里、缺盆、膻中、巨阙、鱼际、肺俞、天突、列缺、肩中俞、太渊，以上并治咳嗽。〇久嗽，最宜灸膏肓、肺俞。

咳逆

然谷、天泉、陷谷、章门、天突、云门、肺俞、肩井、风门、行间、维道、三里，以上并主咳逆。〇灸咳逆法，乳下一指许，正与乳相直骨间陷中。妇人即屈乳头度之，乳头齐处是穴。炷如小豆许，灸三壮，男左女右，只一处，火到肌即瘥。无分伤寒、杂病，皆可灸之。〇咳病有十：风咳、寒咳、支咳、胆咳、厥阴咳、五脏咳。《千金》载其刺法详矣。伤寒咳是恶候，曾有是证，灸天突而愈者，神哉。

少气 附：短气、乏气、结气

〇然谷治喘呼少气。〇上廉治脏气不足。〇三里治胃气不足，少气。〇气海治脏气虚惫，真气不足，一切气疾久不瘥者，皆灸之。〇少府、膀胱俞、少冲、步廊、间使、肾俞，并治少气。〇至阴治少气难言。〇肝俞、膺窗、涌泉、风门、膻中、华盖，并治短气不得息，不能言。天、肩二井穴亦可灸。〇乏气，灸五椎下，随年壮。〇太仓治心腹诸病，坚痛，烦痛，忧思结气，或肠鸣泄泻，皆可灸百壮。

贲豚气 附：伏梁、息贲

凡卒厥逆上气，气攻两胁，心下痛满，奄奄欲绝，此为贲豚气，即急作汤以浸两手足，数数易之。〇章门、气海、期门、关元、中极、中府、四满、阴交、石门、天枢、中脘、气穴，以上穴并治贲豚气，上腹䐜痛，茎肿，先引腰，后引小腹、腰髋小痛，下引阴中，或不得小便，两丸骞，或上抢心，甚则不得息。〇中脘、上脘治伏梁，心下状如覆杯，寒痞结气。〇期门治妇人贲豚。

痃癖

〇膈俞治痃癖，气块，膈痛。〇三阴交治痃癖，腹寒，膝股内痛，气逆，小便不利。〇漏谷治痃癖，冷气，心腹胀满，食饮不为肌肤。〇三里、太溪治痃癖。

癥癖

〇癥癖，灸内踝后宛中，随年壮。又气海百壮。〇久冷及妇人癥瘕，肠鸣泄利，绕脐绞痛，灸天枢穴百壮，三报之，勿针。〇地机、阴陵泉、太溪、太阴郄即金门、不容、中极、关元、章门，并灸癥癖，或坚大如盘。

积聚

〇冲门、阴谷、上脘、悬枢、脾募在章门季肋端、脾俞、商曲，以上穴治积聚坚满，或疼痛，或喘逆卧不安。〇气海治气结成块。

积气

〇梁门、悬枢、关门、膻中、章门、三里、不容、阴交，以上各穴治积气，肠鸣，卒痛，泄利，不欲食，腹中气游走，夹脐急。

腹痛

〇气海、阴谷、商曲、四满、巨阙、外陵、石门、丰隆、中脘、下脘、不容、肓俞，以上并灸腹胁疼痛，或腹厥痛。〇小儿卒患肚皮青黑，不急治，须臾即死，酒和胡粉涂。若干则再涂之，又灸脐四边各寸半，或鸠尾。

腹满胀

〇凡腹满痛不得息，正仰卧，屈一膝，伸一脚，并气冲针入三寸，气至泻之。〇大钟、冲门、商丘、悬钟、曲泉、漏谷、石关、阴都、下关、厉兑、昆仑、太白、中脘、神堂、中府，以上并治腹胀满。〇人有心腹满胀者，只以厚朴与之，令每服剉七八钱重，幼小量减，生姜七片，水煎服，不过五六服，胀满脱去，因识于此。○腹痛，按之痛，重按却不痛，此是气痛；重按愈痛而坚，有积也。气痛不可下，下之愈痛，虚寒证也。小建中汤治腹痛如神。○中极、胃俞、膈俞、隐白、脾俞、大肠俞、京门、大敦、中府、三阴交，以上治腹胀气逆，不得卧。○阴谷治腹胀满，不得息，小便黄，男如蛊，女如妊娠。

鼓胀

○水分、神阙、公孙、复溜、章门、四满、太白、中封，以上穴治鼓胀，腹坚如鼓，两胁积气如卵石，或肠鸣，胃虚胀，不嗜食。

水肿

○水分治腹肿不能食，甚良。○水通身肿，灸足第二指上一寸，随年壮。又灸两手大指缝头七壮。○太冲、肾俞，治虚劳浮肿。○公孙、完骨、巨髎、天枢、丰隆、厉兑、陷谷、冲阳，以上并治面浮肿。○三里、曲泉、阴谷、大敦，以上穴治大腹肿胀，脐腹邑邑。○屋翳、关门、天府，治身胀逆息，身肿身重，不得卧，喘息多唾。○胃仓、缺盆、中极、石门、四满、三里、复溜、维道，治水肿水气。○章门、关元、四满、然谷、气冲，并治水肿大气，石水。○丰隆、复溜、列缺，并治四肢肿。○水肿，惟得针水沟，若针余穴，水尽即死。此《明堂》《铜人》所戒也。多见人刺水分穴，杀人多矣。或用药，则禹余粮丸为第一，甚效。故书于此。然灸水分穴，则最为要穴，兼气海亦可。

胸胁痛

○本神、颅息，治胸胁相引，不得倾侧。○太白、丘墟、肺俞、云门、中府、隐白、期门、魂门、大陵，以上治胸痛，或膺痛。○肾俞、肝俞、脾俞、志室、支沟、中管、承满、腕骨、阳谷、章门、极泉、三里，以上并治胁急痛。

背痛 附肩疼

○经渠、丘墟、附分、膈关、秩边、京骨、巨骨、神堂、肺俞、不容，以上穴并治背膊痛，俯仰不得。○背痛，乃作劳所致，技艺之人与士女刻苦者多有此患。又士之书学，女之针指，皆刻苦而成背疼矣。色劳者亦患之，晋之景公是也。若背膊痛，灸膏肓为要穴，灸之即愈。○浮白治肩背不举而痛。○神堂治肩背连胸痛，不可俯仰。○巨骨、天井、后溪、青灵、腕骨、大杼、肩外俞，以上并治肩背痛。○肩背酸疼，当灸膏肓、肩井、肩髃，无有不愈云。肩髃，系两手之安否；环跳，系两足之安否。

臂痛

○曲池治肘臂痛，偏细。○肩髃治臂细无力，酸疼，臂冷而缓。○肘髎、间使、中渚、孔最、支正、窍阴、经渠，以上并治臂痛。

脚肿

○阳蹻、昆仑、承山、小肠俞、然谷，并灸脚肿或痛。○执中[1]母氏常久病，夏中脚忽肿，旧传夏不理足，不敢著艾，谩以针置火中令热，于三里穴刺之，微见血，凡数次，其肿如失去。执中素患脚肿，见此奇效，亦以火针刺之，翌日亦消。凡治脚肿，当先三里，而后阳蹻等穴，可也。○又有人患脚气，指缝烂，每以茶末渗之，愈。他日复烂而肿，用茶末不效，渐肿至脚背上，只以脚气治之。有卖药僧者，教以取床荐下尘渗之，如其言渗之，其烂肿平，复如故。

---

[1] 执中：原作"蛰"，据《针灸资生经》卷一改。下一处"执中"同。

腰痛

○腰俞、居髎、白环俞、阳辅、京门、肾俞、束骨、飞扬、承筋、殷门，以上并治腰痛不可俯仰，如坐水中。○委中刺出血，治腰痛不可忍。○腰痛不可俯仰，令患人正立，以竹柱地，度至脐，断竹乃以度，度背脊，灸竹上尽头处，随年壮。灸讫藏竹，勿令人得知。○又腰痛，灸脚跟上横纹中白肉际，十壮，良。又灸足巨阳七壮。巨阳在外踝下。

耳鸣

○上关、下关、百会、翳风、耳门、中渚、侠溪，并治耳鸣，或耳中聒聒。○人之耳鸣，医皆以为肾虚所致，是。然亦有用气而得者，用心而得者，不可一概论也。若欲无此患，盖亦不使肾至于虚，且不使气，不用心可也。或微微耳鸣，令葱管置在耳中，令气透，自不鸣矣。

耳聋

○天牖、四渎、外关、会宗、听会、商阳、后溪，并治耳聋。

牙疼

○大迎、颧髎、听会、浮白、颊车，并治牙痛。○又以线量手中指至掌后横纹，折为四分，量横纹后，当臂中，灸三壮，愈，随左右。

○一人患牙疼，人教将两手掌交叉，以中指头尽处为穴，灸七壮，永不疼，恐是外关穴也，穴在手去腕后二寸陷中。又有灸手外踝穴近前些子，遂永不疼。外踝者，指足外踝、手外踝，当详之。

鼻衄

○神庭、曲差、承灵、申脉、涌泉、天牖、委中，以上并治鼻衄。○上星灸七壮，治口鼻出血不止。口鼻出血不止者，名脑衄。○又灸衄不止，急于项后发际两筋间宛宛中，三壮，立定。盖血自此入脑，注鼻中。

喉痹

○凡喉痹，胁中暴逆，先取冲脉，后取三里、云门，各泻之。又刺手小指端出血，立已。○天鼎、合谷、温溜、浮白，并治喉痹。

颈项强

○腕骨、阳谷、丘墟、大杼、肩井、风府、强间、玉枕，以上穴并治颈项强。

头风头痛

○五处、百会、脑空、天柱、神庭、上星，以上并治头风目眩。解溪、承光，治风眩头痛，呕吐心烦。○胆俞、大杼，治头痛振寒。○合谷、天池、丝竹空、鱼际、四白、天冲、风池、完骨，以上并治头痛。○《素问》尝论：有数岁头痛不已者，大寒内至骨髓，髓以脑为主，脑逆故头痛，齿亦痛，名曰厥逆头痛。亦有肾厥、肝厥头痛者，如《本事方》所谓下虚者，肾虚也，肾厥则头痛；上虚者，肝虚也，肝厥则头晕是也。皆可随证治之。若真头疼，则朝发夕死，夕发朝死。人患此，若著艾，须先百会、囟会等穴，而丹田、气海穴尤当灸，以补养之，毋使至于此极可也。

头旋

○目窗、络却、天柱、申脉、百会、脑户、率谷、跗阳，以上穴并治头旋目眩。

伤寒阴毒

○阴毒伤寒者，其状不躁不渴，唇青，腰背重，喉咽及目睛痛，心腹烦疼，舌缩面青，吃噫气喘，呕逆冷汗，四肢冷，不语，用生葱十余茎，去根皮，颠倒纸卷，径阔二寸，勿令紧，欲通气，以快刀切，每一饼子高半寸，安在脐心，用熨斗火熨，葱软易之。不过十余次，患人即苏。后服正气温药。○又法，亦治伤寒阴厥，及治气虚阳脱，身冷，无脉欲绝，不省者，用葱以索缠如盏许大，切去根及叶，惟存白，长二寸许，如大饼啖，先以火熁一面，令通热，艾勿令灼人，及以热处搭病人脐连脐下，其上以熨斗满贮火熨之，令葱饼中热气熨入肌肉中。须预作三四饼，一饼坏，又易一饼，俟病人渐醒，手足温，则瘥。更服四逆、理中之辈，大效。

发背

〇发背、痈疽灸法，若不见疮头，以湿纸傅，先干者是。以大蒜去皮，生切钱子，先安一蒜钱在上，次艾灸三壮，换蒜，复三灸。如此易无数，痛，灸至不痛；不痛，灸至痛，方住。若第一日急，灸减九分，七日尚可。自此以往，灸已后时。灸讫，以石上者龙鳞薛荔，洗，研，取汁汤，温呷，即泻出恶物，去根。凡疔疮、头疮、鱼脐等疮，一功无名者，悉治。

论曰：凡发背，于背两胛间起，初如粟米大，或痛或痒，仍作赤色。人皆初不以为事，日渐长大，不过十日，遂至于死。临困之时，以阔三寸，高一寸，疮有数十孔，以手按之，诸孔中皆脓出，寻时失音。所以养生者，小觉背上痒痛有异，即火急取净土，水和为泥，捻作饼子，厚二分，阔一寸半，以艾大炷灸泥上，帖着疮上灸之，一炷一易饼子。若粟米大时，可灸七饼子即瘥；如榆荚大，灸七七壮饼即瘥；如钱大，可日夜灸，不限炷数，仍服五香连翘汤及铁浆诸药攻之，愈。○凡肿起背胛中，头白如黍粟，四边相连肿，赤黑，令人闷乱，即名发背，禁房室、酒肉、蒜面。若不灸治，即入内杀人。若灸，当疮上七八百壮皆可。

历节风

○飞扬、涌泉、颔厌、后顶穴，以上治历节风，诸风疼痛，游走无定，状如虫行，昼静夜剧，足指不伸屈，服麝香丸。出《本事方》。

妇人血气痛

○四满、石关，治子脏积冷，或有恶血内逆满痛。○中极、下极、曲泉、阴交，并治血结成块。

血崩

○大敦、合阳、气海、中都、交信、三阴交、血海穴，以上治血崩不止，恶露淋沥不绝。○一妇人血崩两月，饮食不进，与镇灵丹服，少减而未解，因与《耆域方》如圣散，用棕榈、乌梅、干姜各一两，并烧存五分性，为末。每服三钱，食前乌梅汤调下，不过三服而瘥。如无镇灵丹，只烧鹿角存性，为末，酒调服，甚效。故附此。

难产

○冲门治难产，子上冲心不得息。○张仲景[1]疗横生先出手，诸符药不效，灸右脚小指尖头三壮，炷如小麦，下火立产。○《海上方》：难产及胞衣、死胎不下，用蓖麻七粒，去壳，研如泥，涂足心，若下，急洗去，极效。○昔胡阳公主每产难，终南道士进枳壳散，神效。枳壳，麸炒去瓤四两；甘草，灸，三两。为末。每服一大钱，空心沸汤点服。五六月后便可服。八月三服，始胎束瘦[2]。○有横生逆产，难产宜服黑散。取釜下百草霜、香白芷，等分为末，服二钱匕，醋、童子小便各一茶脚，调匀，更入沸汤温热服，良久便正生。未知再服，活二人命。

赤白带下

○关元、气海、曲骨、中髎，并治赤白带下或白沃，及服镇灵丹。此丹活血温中，以其神效，有孕不可服。若灸带脉穴，其穴在两胁季肋之下一寸八分是。或灸气海，速宜灸之。若更灸百会穴佳，何也？此疾多因用心使然，故也。

瘰疬

○大迎、五里、臂臑、天牖，并治瘰疬。肩井穴随年壮。又灸足内踝上各三壮。○又

---

[1]张仲景：《针灸资生经》卷七作"张仲文"。
[2]八月三服，始胎束瘦：《针灸资生经》卷七作"八月，日三服，始产瘦小。数月后平服"。

灸耳后发际直脉七壮。

长桑君天星秘诀穴 传诸后者

如胃中停食，先针璇玑，后针三里。○如胸膈痞满，先针阴交，后承山。○如小肠气痛，先针长强，后大敦。○如伤寒汗不出，先针期门，后三里。○耳作蝉鸣，腰痛，先刺五会及耳门，后泻足三里。○脾病血气，先刺合谷，后泻阴交。○牙痛，喉痹，头痛，先刺二间，后三里。○脚转筋，眼①花，先针承山，后内踝。○脚气酸疼，先刺肩井，后刺三里、阳陵泉。○如②小肠连脐痛，先刺阴陵，后涌泉。○如③肚肿，先刺分水，后泻建里。○如冷风湿痹，先刺环跳，后阳陵。○如寒疟，肠鸣，面肿，先刺合谷，后内庭。○如手臂挛痹，刺肩髃。○如足缓，行步不得，先刺绝骨，次条口、冲阳。○中鬼邪，刺间使。○指痛挛急，刺少商。○以上诸穴，桑君口诀截法。

针灸杂法

大凡病人青筋起，脐突，口开手散，诸瘦弱形损，热甚，平日怯针，大醉大饥大饱，切莫行针，慎之慎之。况肾尤忌针，亦无补泻，惟膀胱肿，只可刺分水穴良。○如急喉、缠喉风

---

① 眼：原作"服"，据《徐氏针灸大全》卷一改。
② 如：原作"始"，据前后文例改。
③ 如：原作"知"，据前后文例改。

者，随肿处一边，于手大指外边指甲下与根齐，针之。○如咳嗽久不瘥，灸第一椎下中心各取二寸，两边各垂下又二寸，各五壮。又于三椎骨下脊中三壮。○如头痛，先刺列缺，后泻太渊。○如耳聋气闭，先刺听会，后泻迎香。○如手麻背胛痛，先刺合谷，后泻太冲、大都。○手痛先刺曲池，后合谷。○如心痛手颤，先刺少海，后泻阴市。○五种腰痛，先针尺泽，后针清冷渊。○气刺腰痛，先刺横骨，后大都。○如五淋病，先刺气海，后补三里。○食癖气块，先刺手三里，后足三里。○五般痫病，先针鸠尾，后涌泉。○奔豚气结，及伏梁，先刺太仓。○口喝面肿，灸承浆，针大杼。○孩儿脱肛，灸百会。○项强背膊痛，针大椎五分。○妇人横产，灸小脚指侧去甲二分。

马丹阳天星十一穴①并治杂病穴歌

三里内庭穴，曲池合谷彻。委中配承山，下至昆仑穴。环跳与阳陵，通里并列缺。合担用法担②，合捷③用法捷。三百六十穴，不出十一诀。治病□不应④，□⑤如汤浇雪。北斗降真机，金锁⑥教

---

①十一穴：《徐氏针灸大全》卷一、《针灸大成》卷三、《类经附翼》卷四作"十二穴"，下一个"十一穴"同。
②合担用法担：原作"合推用法□"，据《扁鹊神应针灸玉龙经》改。
③捷：《徐氏针灸大全》卷一、《针灸大成》卷三、《类经附翼》卷四作"截"，下一个"捷"字同。
④□不应：《徐氏针灸大全》卷一、《针灸大成》卷三、《类经附翼》卷四作"如神灵"。
⑤□：《徐氏针灸大全》卷一、《针灸大成》卷三、《类经附翼》卷四作"浑"。
⑥锁：原作"体"，据《徐氏针灸大全》卷一、《杨敬斋针灸全书》卷下、《针灸大成》卷三改。

开彻。至人得传授，匪人莫浪说。

三里穴：治五劳羸瘦，目不明，七伤虚乏，食不化，肠鸣腹满，气鼓，足寒肿，积聚，胃中寒。人过三旬后常灸之，则眼目光明。

内庭穴：治呕逆腹胀，脉数，心烦，目疾，口渴牙疼，诸寒热疟疾，不食，咽嗌痛，寒湿脚气红肿，恶闻人声。

曲池穴：治半身不遂，筋挛瘈疭，屈伸艰难，臂肘酸疼，喉痹肿胀，皮肤瘖麻，或瘙痒，或不仁；伤寒过经，余热不止。

合谷穴：治疟疾头痛，及头面肿，耳颊颔肿，口噤，牙关紧，身体拘急痛，手足逆冷，目暗昏花，视物不明，伤寒无汗。

委中穴：治腰痛，腿股疼，脚膝痿弱，髀枢痛，热病风痹，身无汗，脊膂痛肿，于此穴中出血，甚妙。刺者入五分。

承山穴：治腰背脊痛，战栗，脚转筋，霍乱，脚气，膝上肿，步履艰难，痔疾，便红，疽痈肿毒，拘挛痹痛。

昆仑穴：治头痛，鼻衄，脊背腰尻痛，足肿阴肿，风邪入经络，喘息冲胸，寒邪脚气，咳嗽，小儿癫痫，诸疾。

环跳穴：治冷风湿痹，身体痛麻胀，膝连股痛，白虎历节风，痛不能行步，皆可针灸。得真穴，应针而愈疾。

阳陵泉穴：治膝屈伸艰难，麻痹不仁，半身不遂，冷风疼，足趺冷，四肢瘫痪，不能坐，腹胁积聚，咽嗌如踞，恶疾，针入三分，其效若神。

通里穴：治头目眩痛，面赤热病，暴哑不能言，肘腕臂臑痛，心悲恐悸，善眩，心烦懊憹，四肢肿。

列缺穴：治口眼㖞斜，腕劳无力，半身不遂，口噤，健忘，喜笑不休，咳嗽喘息，痃癖冷块，呕吐痰涎。

偏正头风歌

丝攒二穴主头风，偏正皆宜向此针。更去大都徐泻动，风池又刺三分深。曲池合谷针先泻，永为除疴病不侵。依此下针无不应，须教随手就安平。

头风眼痛牙疼歌

头风头痛与牙疼，合谷三间两处程。更向大①

---

① 大：此下底本脱简一整页，据《徐氏针灸大全》卷一、《针灸大成》卷三等书，此歌下文为"都针眼痛，太渊穴内用行针。牙痛三分针吕细，齿疼依前指上明。更推大都左之右，交互相迎仔细迎。"另阙《耳聋歌》为："听会兼之与听宫，七分针泻耳中聋。耳门又泻三分许，更加七壮灸听宫。大肠经内将针泻，曲池合谷七分中。医者若能明此理，针下之时便见功。"《肩背腰痛歌》为："肩背并和肩膊疼，曲池合谷七分深。未愈尺泽加一寸，更于三间次第行。各入七分于穴内，少风二府刺心经。穴内浅深依法用，当时蠲疾两之经。"《咽喉胃脘心痛歌》为："咽喉以下至于脐，胃脘之中百病危。心气痛时胸结硬，伤寒呕哕闷涎随。列缺下针三分许，三分针泻到风池。二指三间并三里，中冲还刺五分依。"《治汗歌》为："汗出难来刺腕骨，五分针泻要君知。鱼际经"，此下接下页文字。

渠并通里,一分针泻莫狐疑。足指三间及三里,大指各刺五分宜。汗至如若通遍体,若人明此是良医。

四肢无力眼涩难开歌

四肢无力中邪风,眼涩难开百般攻。精神昏愦多不语,风池合谷用针通。手足三间随后泻,三里兼之针太冲①。各刺五分依穴内,下针仔细有神功。

左瘫右痪歌

风池手足指诸间,右痪偏风左曰②瘫。各刺五分随后泻,更燃七壮就身安。三里阴交针泻动,一寸三分量病看。每次更加三七壮,自然瘫痪不相干。

五种疟疾歌

疟病将针刺曲池,经渠合谷共相宜。五分针刺于二穴,疟病缠身便得离。未愈再加三间刺,五分针刺莫狐疑。又兼气痛增寒热,三分针下莫令迟。

湿痹腿胯痛歌

腿胯腰冷痹气攻,髋骨穴内七分穷。更针风

---

① 冲：原作"中"，据《徐氏针灸大全》卷一、《杨敬斋针灸全书》卷下、《针灸大成》卷三改。
② 曰：原作"脚"，据《徐氏针灸大全》卷一、《杨敬斋针灸全书》卷下、《针灸大成》卷三改。

市并三里，一寸三分补泻通。又去阴交泻一寸，行间再刺五分同。刚柔进退随呼吸，去疾除疴保病宗。

膝劳疼歌

膝劳疼时刺曲池，进针一寸是相宜。右针左痛左针右，依次二分泻气奇。膝痛三分加犊鼻，三里阴交要七吹。但能仔细寻其理，针之立效岂迟迟。

八法穴治病歌

内关穴

心疼腹胀大便频，黄疸伤寒及结胸。面肿酒癖并气块，心狂血壅及贲豚。胸中气满咽喉痹，腹内常疼胯胫疼。喘咳痰涎心腹痞，内关先刺后公孙。

公孙穴　足太阴脾经

妇人经脉不调匀，呕吐痰涎及失音。产后血迷衣不下，胸中痞闷小便淋。筋肋骨节皆疼痛，泄痢肠鸣痛不禁。喉痹结胸痃癖块，内关二穴一般针。

外关穴　手少阳三焦经

破伤风疾与心疼，中满伤寒及结胸。气块血

风并泻痢，酒癥气积及血风。胎衣不下血迷乱，疝气时发气刺攻。呕吐涎痰并月事，外关临泣穴相同。

临泣穴

腹满肠鸣胸有痰，伤寒泄利不全安。四肢战掉腽胕肿，九般心疼股胻酸。喉痹牙疼并项强，足疼臂冷与痫瘫。耳鸣久疟痰涎嗽，先刺临泣后内关。

列缺穴

心中烦躁耳蝉鸣，膈上痰涎及恶心。血运血迷胸腹痞，泄泻小便血淋频。五膈痞痛兼反胃，温疟筋挛及失音。更除胎死并产厄，医师仔细用金针。

照海穴

痃癖肠鸣及转筋，中风口噤小便淋。头旋目眩并痰盛，踝痛腰疼苦不仁。膝冷胻酸心下痞，耳鸣鼻塞闭喉咙。项强盗汗及反胃，照海列缺一般针。

后溪穴　　手太阳小肠之经

小便淋沥在膀胱，泻痢肠鸣及脱肛。腿痛腰

疼连小腹，头旋目眩病膏肓。脾胃疟疾并喉痹，表汗不出疸发黄。产后伤风及咳嗽，后溪申脉一般当。

申脉穴　足太阳膀胱经

胸中气满目睛盲，产后虚风两耳鸣。偏正头疼心腹痞，往来寒热口中腥。咽嗌肿痛通身肿，手足瘖麻热多惊。鼻衄耳聋肩角痛，后溪申脉穴偏灵。

九针十二原并解

黄帝问于岐伯曰：余子万民，养百姓而收其租税；余哀其不给而属有疾病。余欲勿使被毒药，无用砭石，欲以微针通其经脉，调其血气，营其逆顺出入之会。令可传于后世，必明为之法，令终而不减，久而不绝，易用难忘，为之经纪，异其章，别其表里，为之终始。令各有形，先立针经。愿闻其情。岐伯答曰：臣推而次之，令有纪纲，始于一，终于九焉。请言其道。小针之要，易陈易言而难入难著于人也。粗守形守制法也，上守神守人之血气有余不足，可补可泻者也。神乎神，客在门神客者，正邪共会也。神者，正气也。客者，邪气也。在门者，邪循正气之所出入也。未睹其疾先知邪正，何经之疾也，恶知其原先知何经之病，所取之处也。刺之微，在速迟徐疾之意也。粗守关守四肢而不知血气正邪之往来也，上守机知守气也，机之动，不离其空知气之虚实，用针之徐疾也。空中之机，清净而微针以得气，密意守气，勿失也。其来不可逢气盛不可补也，其往不可追气虚不可泻也。知机之道者，不可挂以发言气易失也。不知机道，叩之不发言不知补泻之意也，血气已尽，而气不下也。知其往来知气之逆顺盛虚也，要与之期知气之可取之时也。粗之闇乎冥冥不知气之微密也，妙哉，工独有之微知针意也。往者为逆言气之虚而小，小者逆也，来者为顺言形气之平，平者为顺，明知逆顺，正行无问言知所取之处也。迎而夺之泻也，恶得无虚；追而济之补也，恶得无实。迎之随之，以意和之，针道毕矣。凡用针者，虚则实之气口虚而言补之也，满则泄之气口盛而当泻①之也，宛陈则除之去血脉也，邪胜则虚之诸经有盛者，皆泻其邪也。大要曰：徐而疾则实言徐内而疾出也，疾而徐则虚言疾内而徐出也。言实与虚，若有若无言实者有气，虚者无气也。察后与先。若亡若存言气之虚实补泻之先后也。为虚与实，若得若失言补者佖然若有得。泻者则恍然若有失也。虚实之要，九针最妙，补泻之时，以针为之。泻曰必持内之，放而出之，排阳得针，邪气得泄。

---

① 泻：原作"补"，据《灵枢·小针解》改。此下错处颇多，均据《灵枢·小针解》改，不另出注。

按而引针，是病[1]内温，血不得散，气不得出也。补曰随之，随之意，若妄之。若行若按，如蚊虻止，如留如还，去如弦绝。令左属右，其气故止，外门已闭，中气乃实。必无留血，急取诛之。持针之道，坚者为宝。正指直刺，无刺左右。神在秋毫，属意病者。审视血脉者，刺之无殆。方刺之时，必在悬阳，及与两卫。神属勿去，知病存亡。血脉者在腧横居，视之独澄，切之独坚。九针之名，各不同形。一曰镵针，长一寸六分；二曰员针，长一寸六分；三曰鍉针，长三寸半；四曰锋针，长一寸六分；五曰铍针，长四寸，广二分半；六曰员利针，长一寸六分；七曰毫针，长三寸六分；八曰长针，长七寸；九曰大针，长四寸。镵针者，头大末锐，去泻阳气；员针者，针如卵形，揩摩分间，不得伤肌肉，以泻分气；鍉针者，锋如黍粟之锐，主按脉勿陷，以致其气；锋针者，刃三隅，以发痼[2]疾；铍针者，末如剑锋，以取大脓；员利针者，大如氂，且员且锐，中身微大，以取暴气；毫针者，尖如蚊虻喙，静以徐往，微以久留之而养，以取痛痹；长针者，锋利身

---

① 病：《灵枢·九针十二原》作"谓"。
② 痼：原作"痛"，据《灵枢·九针十二原》改。

薄，可以取远痹；大针者，尖如梃，其锋微员，以泻机关之水也。九针毕矣。夫气之在脉也，邪气在上，浊气在中，清气在下。故针陷脉，邪气出；针中脉，则浊邪出；针太深，邪气反沉，病益。故曰：皮肉筋脉，各有所处。病各有所宜，各不同形，各以任其宜，无实无虚。损不足而益有余，是谓甚病，病益甚。取五脉者死，取三脉者恇；夺阴者死，夺阳者狂。针害毕矣。刺之而气不至，无问其数。刺之而气至，乃去之，勿复针。针各有所宜，各不同形，各任其所。为刺之要，气至而有效。效之信，若风之吹云，明乎若见苍天。刺之道毕矣。

官针解

凡刺之要，官针最妙。九针之宜，各有所为，长、短、大、小，各有所施也。不得其用，病弗能移[1]。疾浅针深，内伤良肉，皮肤为痈；病深针浅，病气不泻，支为大脓。病小针大，气泻太甚，疾必为害；病大针小，气不泄泻，亦复为败。失针之宜，大者泻，小者不移。已言其过，请言其所施。病在皮肤无常处者，取以镵针于病所，肤白勿

---

[1] 病弗能移：原作"病能弗移"，据《灵枢·官针》乙正。

取。病在分肉间，取以员针于病所。病在经络痼痹者，取以锋针。病在脉，气少，当补之者，取以鍉针于井荥分腧。病为大脓者，取以铍针。病在中者，取以长针。病水肿不能通关节者，取以大针。病在五脏固居者，取以锋针，泻于井荥俞，取以四时。凡刺有九，以应九变。一曰输刺，输刺者，刺诸经荥输脏腧也；二曰远道刺，远道刺者，病在上，取之下，刺腑腧也；三曰经刺，经刺者，刺大经之结络经分也；四曰络刺，络刺者，刺小络之血脉也；五曰分刺，分刺者，刺分肉之间也；六曰大泻刺，大泻刺者，刺大脓以铍针也；七曰毛刺，毛刺者，刺浮痹皮肤也；八曰巨刺，巨刺者，左取右，右取左；九曰焠刺，焠刺者，刺燔针则取痹也。〇凡刺有十二节，以应十二经。〇一曰偶刺，偶刺者，以手直心若背，直痛所，一刺前，一刺后，以治心痹。刺此者，傍针之也。〇二曰报刺，报刺者，刺痛无常处也。上下行者，直内无拔针，以左手随病所按之，乃出针，复刺之也。〇三曰恢刺，恢刺者，直刺傍①之，举之前后，恢筋急，以治筋痹也。〇

---

① 傍：底本缺字，据《灵枢·官针》补。

四曰齐刺，齐刺者，直入一，傍入二①，以治寒气小深者；或曰三刺，三②刺者，治痹气小深者也。○五曰扬刺，扬刺者，正内一，傍内四，而浮之，以治寒气之搏大者也。○六曰直针刺，直针刺者，引皮乃刺之，以治寒气之浅者也。○七曰输刺，输刺者，直入直出，稀发针而深之，以治气盛而热者也。○八曰短刺，短刺者，刺骨痹，稍摇而深之，致针骨所，以上下摩骨也。○九曰浮刺，浮刺者，傍入而浮之，以治肌急而寒者也。○十曰阴刺，阴刺者，左右卒刺之，以治寒厥；中寒厥，足踝后少阴也。○十一曰傍针刺，傍针刺者，直刺傍刺各一，以治留痹久居者也。○十二曰赞刺，赞刺者，直入直出，数发针而浅之，出血是谓治痈肿也。脉之所居，深不见者，刺之微内针而久留之，以致其空脉气也。脉浅者，勿刺，按绝其脉乃刺之，无令精出，独出③其邪气耳。所谓三刺，则谷气出者。先浅刺绝皮，以出阳邪，再刺则阴邪出者，少益深绝皮，致肌肉，未入分肉间也；已入④分肉之间，则谷气出。故刺法曰：始刺浅之，以逐邪气，而来

---

① 入二：原作"之"，据《灵枢·官针》改、补。
② 三：原作"一"，据《灵枢·官针》改。
③ 独出：原无，据《灵枢·官针》补。
④ 入：原作"而"，据《灵枢·官针》改。

血气；后刺深之，以致阴气之邪，最后刺极深之，以下谷气。此之谓也。故用针者，不知年之所加，气之盛衰，虚实之所起，不可以为工也。凡刺有五，以应五脏。○一曰半刺，半刺者，浅内而疾发针，无针伤肉，如拔毛状，以取皮气，此肺之应也。○二曰豹文刺，豹文刺者，左右前后针之，中脉为故，以取经络之血者，此心之应也。○三曰关刺，关刺者，直刺左右，尽筋上，以取筋痹，慎无出血，此肝之应也；或曰渊刺；一曰岂刺。○四曰合谷刺，合谷刺者，左右鸡足，针于分肉之间，以取肌痹，此脾之应也。○五曰输刺，输刺者，直入直出，深内之至骨，以取骨痹，此肾之应也。

九针论

九针者，天地之大数也，始于一而终于九。故曰：一天，二地，三人，四时，五音，六律，七星，八风，九野。又曰：针应九数，奈何？曰：夫圣人之起天地之数也，一而九之，故以立九野。九而九之，九九八十一，以起黄钟数焉，以针应数也。

禁刺①

凡刺之禁：

---

① 禁刺：原无，据目录补。

新内勿刺，新刺勿内；已醉勿刺，已刺勿醉；新怒勿刺，已刺勿怒；新劳勿刺，已刺勿劳；已饱勿刺，已刺勿饱；已饥勿刺，已刺勿饥；已渴勿刺，已刺勿渴；大惊勿刺，大恐勿刺；乘车来者，卧而休之如食顷，乃刺之。○出行来者，坐而休之如行十里顷，乃刺之①。

又曰：凡刺之法，必察其形气。形肉未脱，少气而脉又躁，躁厥者，必为缪刺之，散气可收，聚气可布。深居静处，占神往来，闭户塞牖，魂魄不散，专意一神，精气之分，毋闻人声，以收其精，必一其神，令志在针。浅而留之，微②而浮之，以移其神，气至乃休。男内女外，坚拒③勿出，谨守勿内，是谓得气。

子午补泻歌

子午君须记，金针是本基。或时多失坠，良师亦误医。身上诸般疾，流行处处通。或时多阻滞，针灸有神功。浅针不治病，深针却伤神。最忌伤筋骨，依经君且听。气盛风还发，风微气亦微。相通或与气，上下莫相离。夜后莫行针，针时即有亏。

---

① 之：底本阙字，据《灵枢·终始》补。
② 微：原作"欲"，据《灵枢·终始》改。
③ 拒：原作"巨"，据《灵枢·终始》改。

须然病深了，切莫妄施为。大凡用针者，视长短瘦肥。肥长刺三分，瘦短二分则。

针法歌

针法之中有妙奇，天地之气一分之。三分呼吸须消息，三分逆顺指头推。肥实一息三分进，瘦人一息二分宜。如实先泻而后补，如虚先补后泻之。左补右泻如常法，入则徐止出不迟。男子左行呼是补，右手迟吸则泻之。女人咳嗽又行补，左持呼来是泻之。左补右泻如常法，再有补泻在临时。男子早晨气在上，晚来气下更无疑。此为合理依经络，千人未有一人知。

行针补泻法

夫欲行针，先须安神定志，然审其穴俞，云此穴至何病。既得其穴，先以右手持针重四两，左手爪按其穴如投七斤重，令血脉舒开，使病人咳嗽，后纳针，入则徐徐推之，令及八寸，停针候气。令病人吸气，左转，其气以象天，再气其气，右转，动其气以象地，再气其气，提之以象人，所谓针有三才之道也。左□泻之，皆以得气为应。其气不来,再依前法刺之,气至出针。虚者补之,实者泻之。补则气出入针,气入出针,以爪按其穴,无令泻其气。泻则气入入针,气出出针,不按其穴,邪气则泻泄。大抵虚羸劳损者,有补无泻;若伤寒暑风湿,外来之疾,有泻无补。肥人深,瘦人浅。此为大法也。

论真气法

针之妙法最幽微,先看五色亦端仪。针者审之徐得气,浮大法时邪气归。如常色者为真气,未之真气是邪威。引针速出根忙泻,病效痊除且喜期。

迎随补泻法

能知迎随,可令调之。调气之方,必别阴阳。阴阳者,知荣卫之流行逆顺,经脉往来终始。凡用针,顺经而刺之,谓之补;迎针而夺之,谓之泻。迎[1]而夺之,安得无虚?随而取之,安得无实?此谓迎随补泻之法也。

经络取原法

本经原穴者,无经络逆从,子母补泻。凡刺原穴,诊见动作来应手而纳针,吸则得[2]气,无令出

---

① 迎:原作"放",据《云岐子论经络迎随补泻法》改。
② 得:原无,据《云岐子论经络迎随补泻法》补。

针，停而久留，气尽乃出，此拔原之法也。

　　手太阴原太渊　　手少阴原神门
　　手厥阴原大陵　　手太阳原腕骨
　　手阳明原合谷　　手少阳原阳池
　　足太阴原太白　　足少阴原太溪
　　足厥阴原太冲　　足太阳原京骨
　　足阳明原冲阳　　足少阳原丘墟

此十二原穴，非泻子补母之法，虚实通用，故五脏六腑皆病，皆取其原是也。○井主心下满。○荥主身热。○输主体重节痛。○经主喘咳寒热。○合主逆气而泄。

真言补泻手法

补法

　　左手掐穴，右手置针于穴上。令病人咳嗽一声，针入透于腠理，复令病人吹气一口，随吹针至分寸，待针沉紧时，转针头向病，以手循扪，觉气至却回针头向下；觉针沉紧，令病人吸气一口，随吸出针，急闭其穴谓一手急捻孔是也。虚羸气弱痒麻者，补之。

泻法

　　左手掐穴，右手置针于穴上。令病人咳嗽一

声，针入于腠理，复令病人吸气一口，随吸气入针至分寸，觉针沉紧，转针头向病所，觉气至病。若觉病退，便转针头向下，以手循扪，觉针沉闷，令病人吹气一口，随吹气一口徐出其针，不闭其穴，命之曰泻。丰肥坚硬疼痛者，泻之。

泻必用方　出《素问》

夫泻必用方，以气方盛也，以月方满也，以日方温也，以身方定也，以息方吸而内针，及复后其方吸而转针，及复后其方呼而徐引针，故曰泻。

补必用员

夫补必用员，员者行也，行者移也。行谓行不宣之气，移谓移未复之脉。故刺必中其荣[1]，及复后吸而推针至血。员与方，非针也，余不知圣人之意，请后之明达之士详究焉。

呼吸补泻法

补泻者，言呼吸出内，以为其法。然补之时，从卫取气也。取者，言其有也。《素问》曰：必先扪而循之。扪者，凡补时用手扪闭其穴是也。切而散

---

[1] 荣：原作"劳"，据《针经指南》改。

之。切者，凡欲下针，必先用大指甲左右于穴切之，令气血宣散，然后下针，是不伤荣卫故也。推而按之。按者，以手捻针，无得进退，如按切之状是也。弹而努之。弹者，凡补时，可用大指甲轻弹针，使气疾行也。如泻不可用。爪而下之。爪而下之者，凡下针，用手指作力，置针有准也。通而取之，外引其门，以闭其神，呼尽内针，静以久留，以气至为故，如待贵宾，不知日暮，其气以至，适而自护。候吸引针，气不得出，各在其处，推阖其门，令神气存，大气留止，故命曰补。是取其气，而不令气大出也。当泻之时，从荣置气也，置其气而不用也。《素问》曰：吸则内针，无令气忤，静以久留，无令邪有。吸则转针，以得气为故，候呼引针，呼尽乃去，大气皆出，故命曰泻。泻者，是置其气而不用也。若阳气不足，而阴血有余者，当先补其阳，而后泻其阴。阴血不足而阳气有余者[1]，当先补其阴，而后泻其阳。以此则阴阳调和，荣卫自然通行，此谓针之要也。

针灸须药

《千金》云：病有须针者，即针刺以补泻之，不宜

---

[1] 当先补其阳，而后泻其阴。阴血不足而阳气有余者：此句原脱，据《针灸四书·针经指南》补。

针者，直尔灸之。然灸之大法，其孔穴与针无忌，即下白针或温针讫，乃灸之，此为良医。其脚气一病，最宜针，若针而不灸，灸而不针，非良医也。针灸而药，药不针灸，亦非良医也。此言针灸①与药之相须也。或但知针而不灸，灸而不针，或惟用药而不知针灸者，皆犯孙真人所戒也。而世所谓医者，则但知有药而已，针灸则未尝过而问焉。富贵之家未有肯针灸也。详著《千金》之说，以示后人云。

气血问答

予问脉之理，果是气邪？果是血邪？答曰：气血之波澜，身体之橐籥，此说特未契理。脉者，陌也，魂魄之生气，血之府。夫天地之祖，万物之宗。此说极有气味，吾当拟此。予问：经之理，果何意邪？答曰：经者，气血经历之路也，故曰经。予问：身寸之寸，拟何寸为寸？答曰：以中指大指②相屈如环，取内侧纹两角为寸，各随大小取之。问：手太阴经起自肺，何邪？答曰：食入于胃，输精于脾，播气于肺，此之谓也。问曰：周身之穴，各有两，如补泻时，只取病所，两穴俱刺邪？

---

① 灸：原作"及"，据《针灸资生经》卷二改。
② 指：原脱，据《针灸四书·针经指南》补。

答曰：不然，随病左右而补泻之。左则左补泻，右则右补泻。问曰：何为络？答曰：横者为络，络穴一十有[1]五。问：《针经》云：灸几壮，针讫而复灸，何也？答曰：针则针，灸则灸。若针而弗灸，若灸而弗针。问曰：荣卫之理。果何为邪？答曰：《难经》曰：血为荣，气为卫。荣行脉中，卫行脉外。问：捻针之法，有左有右。何谓之左，何谓之右？答曰：以手大指次指相合，大指往上进，谓之左；大指往下退。谓之右。如内针时，须索一左一右。

孔穴相去

《甲乙经》云：自大椎下至尾骶骨二十一椎，长三尺，折量取俞穴。或云：第一椎上，更有大椎，在宛宛陷中，非有骨也。有骨处即是第一椎。若以大椎至尾骶二十一椎长三尺法校之，则上节云椎，每椎一寸四分，惟第七椎下至于膂骨多分之七，故上七节共九寸八分分之七；下节十四椎，每椎一寸四分分之五有奇，故下七节共二尺一分分之三，此亦是一说也。但第一椎有骨，乃骨节之收，大椎虽无骨，实是穴名。既曰自大椎下至十一椎，岂可不

---

[1] 有：原无，据《针经指南·气血问答》补。

量大椎以下？或者之说，于是不通矣。

自蔽骨下至脐八寸，而中管居其中，上下各四寸。《气穴论》注云：中管居心蔽骨与脐之中，是也。按《明堂下经》云：鸠尾在臆前蔽骨下五分。人无蔽骨者，从岐①骨际下行一寸则是。欲定中管之中，又当详有蔽骨无蔽骨也。自脐下寸半为气海，三寸为丹田，至屈骨凡五寸。《千金》云：屈骨在脐下五寸。《明堂》云：屈骨在横骨上，中极下一寸，当准人长短量之。《铜人》云：幽门夹巨阙旁各五分，肓俞夹脐各五分。又：在巨阙旁各寸半，通谷夹上管旁相去三寸。不容在幽门旁各寸半，天枢去肓俞寸半夹脐，期门在不容旁寸半，大横直脐旁。不容、天枢、期门既各寸半，期门、幽门、肓俞各五分误矣。《铜人》云：肾俞在十四椎下两旁各寸半，与脐平。肓门在十三椎下相去②各三寸，与鸠尾相直。肾俞既与脐平，肓门乃与鸠尾相直，亦可疑也。

定发际

《明堂上经》云：如后发际亦有项脚长者，其毛直至骨头；亦有无项脚者，毛齐至天牖穴，即

---

① 岐：原作"此"，据《针灸资生经》卷二改。
② 去：原无，据《针灸资生经》卷二补。

无毛根，如何取穴？答曰：其毛不可辄定，大约如此。若的的定①中府相当，即是，侧相去各二寸。此为定穴。两眉中直上三寸为发际，后大椎直上三寸为发际。

论同身寸

《下经》曰：岐伯以八分为一寸，缘人有长短肥瘦不同，取穴不准。扁鹊以手中指第一节为一寸，缘人有身长手短，身短手长，取穴亦不准。孙真人取大拇指节后横纹为一寸，亦有差互。今取男左女右手中指第二节内庭两横纹相去为一寸，若屈指节旁取指，则中节上下两纹角陷相去远近为②一寸，谓同身寸。自依此寸法与人著灸疗病多愈③，今以为④准。《铜人》亦曰：取中指内纹为一寸。《素问》云：同身寸是也。又多用绳度量，绳多出缩不准，今以薄竹片点量分寸，亦有用蜡纸条量者，但薄篾易折，蜡纸亦粘手，不若取稻秆心最胜。

凡量一夫⑤之法，覆手并舒四指，对度四指上下节横过为一夫。夫有两种，有三指为一夫者；若灸脚弱，以四指为一夫也。见脚气。

---

① 定：原无，据《针灸资生经》卷二补。
② 角陷相去远近为：此七字底本脱文，据《针灸资生经》卷二补。
③ 自依此寸法与人著灸疗病多愈：此十三字底本脱文，据《针灸资生经》卷二补。
④ 为：底本脱文，据《针灸资生经》卷二补。以下脱文处均据此补，不另出注。
⑤ 夫：原作"人"，据《针灸资生经》卷二改。

点穴法

《千金》云：人有老少，体有长短，肤有肥瘦，皆须精思商量，准而折之。又以肌肉纹理，节解缝会，宛陷之中，及以手按之，病者快然。如此子细安详用心者，乃能得之耳。许希亦云：身手长短，腹胸肌瘠，又不可一概论。

凡点穴，皆令人平直四体，无使倾侧，灸则恐穴不正，徒烧好肉。若坐点坐灸，卧点卧灸，反此则不得真穴。凡灸当先阳后阴，言从头向左而渐下，次后从头向右而渐下，先上后下。

论壮数多少

《千金》云：凡言壮数者，若丁壮，病根深笃，可倍于方数；老少羸弱，可减半；小儿周半者，艾炷如雀屎大。扁鹊灸法有五百壮、千壮，曹氏灸法有百壮，有五十壮。《小品》诸方亦然。惟《明堂本经》多云针入六分，灸三壮，更无余论。或后人不准，惟以病之轻重而增损之。凡灸头顶止于七壮，至七七壮止。腹背宜多灸，若鸠尾、巨阙亦不宜多。四肢但去风邪，不宜多灸，灸多则四肢细而无力。心俞禁灸，若中风则急灸至百壮，皆视病轻重而用之，不可泥一说，

---

① 点穴法：原无，据目录补。
② 手：原无，据《针灸资生经》卷二补。

而又不知其有一说也。《下经》只云若是禁穴，《明堂》亦许灸一壮至三壮，恐未尽也。

《千金》云：凡宦游吴蜀，体上常须三两处灸之，勿①令疮暂差，则瘴疫不能着人，故吴蜀多行灸法。有阿是之法，言人有病，即令捏其上，若里当其处，不问孔穴，即得便快或痛处，即云"阿是"，灸刺皆验，故曰阿是穴。

点艾火

古来灸病，忌松、柏、枳、橘、榆、枣、桑、竹八木，切宜避之。有火珠曜日，以艾承之，得火；次有火镜曜日，亦以艾引得火，此火最良。以番镔铁击石得火也可，凡人卒难备，即不如无木火。清麻油点灯，灯上烧艾茎点灸，兼滋润不疼，用蜡烛更佳。又或水精镜于日得太阳火为妙，天阴以槐木取火。

治灸疮

灸后得疮发，病即瘥；疮不发，疾不愈。《甲乙经》云：灸疮不发者，用故鞋底灸令热，熨之，三日即发。今用赤皮葱于煻火中煨熟，拍破，热熨十余遍，即发。又或以生麻油渍之而发。亦有

---

① 勿：原作"切"，据《千金要方》卷二十九改。

用皂角煎汤，候冷，频点之而发。或久病气血衰弱不发，煎四物汤服，滋养血气，然后而发。有人灸三里各七壮，数日过不发，再各灸两壮，右足发，左足不发，更灸左足一壮，遂发两月。亦在人知之，若任其自然，则终不发矣，人事所以当尽也。

凡着艾炷火，便用赤皮葱、薄荷煎汤，温洗疮周回约一二尺，令驱逐风邪。又令经脉往来不滞，自然疮坏愈疾。○若灸疮退火痂后，用东南桃枝、青柳枝煎汤温洗。若疮内黑烂，加胡荽煎。若疮疼不可忍，多时不较，加黄连煎洗，神效。

凡贴灸疮，春用柳絮，○夏用竹膜，○秋用新棉，○冬用兔腹白毛，或猫腹毛。今人以膏药贴之。若膏药贴，则易干。若脓水多出愈疾，不贴膏药尤佳。

忌食物

既灸，忌猪、鱼、热面、生酒，动风冷物。鸡肉最毒。而房劳尤当忌也。

避人神等

《千金》云：欲行针灸，先知年宜忌及人神所在，不与禁忌相应即可。故男忌除，女忌破；男忌戊，女忌己。若逢病人急卒，不拘此法。

○针灸吉日

丁卯　庚午　甲戌　丙子　壬午
甲申　丁亥　辛卯　壬辰　丙申
戊戌　己亥　己未　庚子　辛丑
甲辰　乙巳　丙午　戊申　壬子
癸丑　乙卯　丙辰　丙戌

○忌针灸

丁丑及白虎、血支、月厌、月发、月刑、月害。男忌除，女忌破。

○十干忌

甲不治头　乙不治耳喉　丙忌肩背　戊己忌腹脾　庚忌脾肺　癸忌手足

吉凶日：正、二、三、四、五、六、七、八、九、十、十一、十二
天　医：丑、寅、卯、辰、巳、午、未、申、酉、戌、亥、子
要　安：寅、申、卯、酉、辰、戌、巳、亥、午、子、丑、未
游　祸：巳、寅、亥、申、巳、寅、亥、申、巳、寅、亥、申

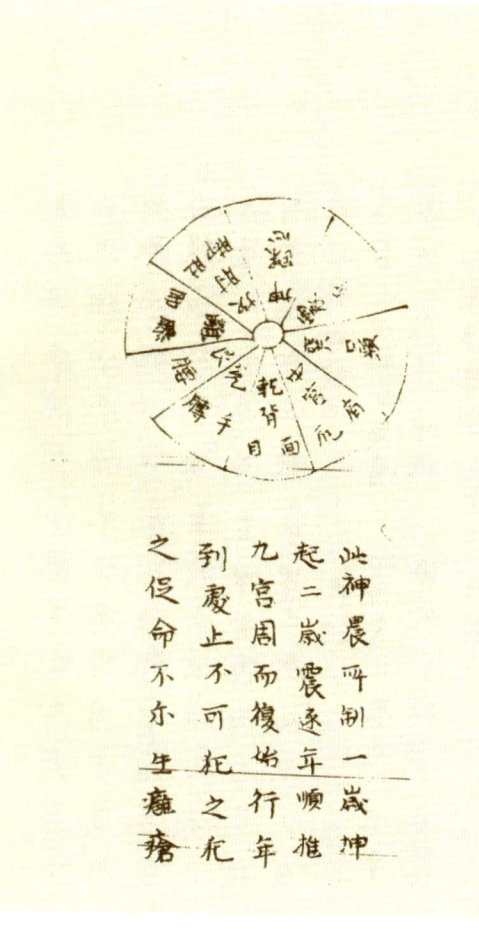

血忌：丑、未、寅、申、卯、酉、辰、戌、巳、亥、午、子

血支：丑、寅、卯、辰、巳、午、未、申、酉、戌、亥、子

月厌：戌、酉、申、未、午、巳、辰、卯、寅、丑、子、亥

月谷：丑、戌、未、辰、丑、戌、未、辰、丑、戌、未、辰

天德：丁、甲、壬、辛、亥、甲、癸、寅、丙、乙、己、庚

月德：丙、甲、壬、庚、丙、甲、壬、庚、丙、甲、壬、庚

○忌针灸日

子目　丑腰　寅胸　卯脾鼻　辰足　巳手

午心　未手　申头　酉肩　戌面　亥头顶

○尻神起例

此神农所制：一岁坤起，二岁震，逐年顺推。九宫周而复始，行年到处止，不可犯之，犯之促命，不尔生痈疮。

○十二部人神
一岁起心，二岁喉，逐年顺行，终而复始，遇生年止。
心、喉、头肩、背、腰、腹、项、足、膝、阴、股

○九部人神
一岁起脐，二岁心，同前法。
脐、心、肘、咽、口、头、脊、膝、足

○月内人神所在之图
一日在足大指厥阴分。刺之跗肿。
二日在足外踝少阳分。刺之经①筋缓。
三日在股内少阴分。刺之小腹痛。
四日在腰太阳分。刺之腰偻无力。
五日在口太阴分。刺灸之舌强。
六日在两手阳明分。刺之咽喉不利。一云足小指。
七日在足内踝少阴分。刺灸之阴经筋急。
八日在手腕太阳分。刺灸之腕不收。
九日在尻厥阴分。刺灸之病结。
十日在腰背太阳分。刺灸之腰背偻。
十一日在鼻柱阳明分。刺灸之齿面肿。
十二日在发际少阳分。刺之令人耳重听。

---

①经：原无，据《针灸四书·针灸杂说》补。本节"月内人神所在"错讹脱漏较多，均据此改、补，不另出注。

十三日在牙齿少阴分。刺灸之气寒。
十四日在胃脘阳明分。刺之气肿。
十五日在遍身。不宜补泻。针灸大忌。
十六日在胸太阳分。刺之逆息。
十七日在气冲阳明分。刺之难息。
十八日在股内少阴分。刺之引阴气痛。
十九日在足跗阳明分。刺灸之发肿。
二十日在内踝少阴分。刺之经筋挛。
二十一日在手小指太阳分。刺之手不仁。
二十二日在足外踝少阳分。刺之经筋缓。
二十三日在肝及足厥阴分。刺之发转筋。
二十四日在手阳明分。刺灸之咽喉中不利。
二十五日在足阳明分。刺灸之胃气胀。
二十六日在胸太阴分。刺灸之令人喘嗽。
二十七日在膝阳明分。刺灸之足经厥逆。
二十八日在膝少阴分。刺之小腹急痛。
二十九日在膝胫厥阴分。刺之筋痿少力。
三十日在足跗。此日忌针灸。

○日人神歌
———，足大指鼻手小指

二二二，外踝发际脚根是
三三三，股内牙齿足及肝
四四四，腰胃阳明手莫刺
五五五，侠口遍身足胃腑
六六六，两手乳胸亦在胸
七七七，内踝气冲并于膝
八八八，手腕股阴须记失
九九九，尻足膝胫休针灸
十十十，腰背内踝足跌觅

气穴所发，各有处名

必先穷其经脉之所行，然后察其经腧之所在。盖因经而得穴腧之名，由名而知所处之部也。是以手足三阴从足走胸，而自胸至手；手之三阳从手走头，而自头至足。经气所发之穴，切其所陷而方真，气穴所处之名，考其本经而可见。夫如是则循经取穴之理，灼然而明矣。《内经》曰：气穴所发，各有处名。意蕴诸此。尝谓：善言天者，必以验于人；善言人者，必以合于天。不可不穷其理也。故天有十二月，人经脉以应之。周天之度三百六十有五，人气穴以应之。上下有纪，左右有象，督脉有会，腧穴有数。苟不达此，妄行灸刺，丸艾而①坏肝，投针而失位，非徒无益，而反害之也。然而气穴所发，可不知其所处之名乎？余夫手太阴肺经所发之穴，始于中府，在云门下一寸，终于少商，在手大指之端，自此交入大肠经。手阳明大肠经所发之穴，始于商阳，在手大指次指之端，去爪甲角如韭叶，终于迎香穴，在鼻孔傍五分，自此交入胃经。足阳明胃经始于头维，而终于历兑，其经别跗上，入大指间，出其端，自此交入脾经。足太阴脾经始于隐白，而终于大包，其在②别上膈，注心中，自此交入心经。手少阴心经始于极泉，而终于少冲，其经入掌内廉，循小指之内，出其端，自此交入小肠经。手太阳小肠经始于少泽，而终于听宫，其经别颊上䪼，抵鼻，至目内眦，自此交入膀胱经。足太阳膀胱经始于睛明，而终于至阴，其经出外踝之后，循京骨，至小指外侧端，自此交入肾经。足少阴肾经始于涌泉，而终于腧府，其经从肺出，络心，注胸中，自此交入

---

①丸艾而：原作"究艾"二字，据《新刊补注铜人腧穴针灸图经》夏竦序改、补。
②在：据文例当作"经"。

心主经。手厥阴心主之经□□□□□中外，其经别掌中，循小指□□□□□交入三焦经。手少阳三焦经□□□□□于耳门，其经出走耳前，至□□□□□胆经。足少阳胆经始于瞳子□□□□□窍阴，其经从跗上，入大指歧□□□□□贯爪甲，出三毛，自此交入肝□□□□□始于大敦，而终于期门，其经□□□□□上注肺中，自此交入肺经。督□□□□□俞气穴所发，始于长强，在脊□□□□□在唇内齿上缝筋中。任脉起□□□□□穴所发，始于会阴，在两阴间□□□□□前唇下宛宛中。故曰必先穷□□□□□然后察其经腧之所在，此之□□□□□头顶之穴六十有二，面部之□□□□□顶一十有八，肩膊二十有六，□□□□□膺部四十有三腧，二十之穴□□□□□七十五腧，列于脐腹之分，手□□□□□百二十，足部之腧一百五十□□□□□行，计之六百五十有七，以气□□□□□

百五十有四腧穴，合于天度，当有三百六十五名，今阙其十一有何也？《素问·五脏生成篇》曰：人有大谷十二分，小溪三百五十四名，少十二腧。十二当作十一，疑传写之误也。昔者黄帝处于法官之中，坐于明堂之上，受业于岐伯，传道于雷公，论理人形，列别脏腑，端络经脉，会通六合。至于各从其经，气血所发，欲以此于物象而明之，如阴谷、阳谷之属，阴陵泉之类，则穴输物象之理皆可得而推也。噫！气穴所发之说，圣人著于《阴阳应象大论》，厥有旨哉！

缪刺、巨刺，何以别之

邪之客于人也，有经络之异病；针之治于病也，有经络之异法。盖邪在于络，针以治其络，所以为缪刺。邪在于经，针以治其经，所以为巨刺。夫如是，有所患之病，又岂有不愈者哉？故《内经》曰：缪刺、巨刺，何以别之？其意若此。尝谓针刺之道，始于太古，来于南方，得其法者，何异于斲轮之妙；造其神者，同乎解牛之巧。苟指明于经络之理，则虚其虚，实其实者有矣。果能适常以巨刺其经，通变以缪刺其络，万举万全之功，可坐而致矣。今夫邪气自皮毛而客于孙络，留而不去，自孙络而传于络脉；留而不去，蕴于络脉，未传于大经，亦未注于五脏六腑，如此则用针刺之者，必中其络，无伤其经。此所以为缪刺之法也。若邪气自皮毛而客于孙络，留而不去，自孙络而传于络脉；留而不去，自于络脉入传于大经[1]，可注于五脏六腑。如此则用针刺之者，必中其经，无伤其络，此所以为巨刺之法。且尝考之《三部九候论》，有曰：经病者，治其经，孙络病者，治其孙络血。又，《调经论》曰：身形有痛，九候莫病，则缪刺之。左痛未已，而右脉病者，必巨刺之。所谓缪刺、巨刺，以治经络之邪，岂欺我哉？噫，昔者岐伯论道，未尝不以针刺为言也。至于缪刺、巨刺之法，以治经络之邪，论之于《缪刺》之篇。针有却病之功，其效有速于药石也。厥后越人缪刺五络，以起虢太子之死；甄权巨刺肩髃以愈唐钦若之痹。呜呼！针之要妙，其效如此。为医者当深究经络之部，以施缪、巨

---

①大经：原作"大络"，据上文"未传于大经"改。

之刺也。

刺荣无伤卫，刺卫无伤荣，何谓也？

邪之为病也，既有浮沉之候。针之治病也，斯有浅深之法。苟病浅而针深，病深而针浅，非徒无益，而反害之也。古之良工，深烛厥理。谓夫荣行脉道之中，卫行脉道之外。刺荣者，内针必至于卫之下，所以无伤卫之差；刺卫者，内针必至于荣之上，所以无伤荣之失。夫如是，则浮沉之邪，浅深之针，昭然而当矣。刺荣无伤卫，刺卫无伤荣，何谓也？请看《难经·七十一难》而言之。原夫九针之理，用之者不可不明其法。镵、员、鍉、锋、铍针之异形，员利、毫、长、大针之异用。治病之际，贵乎各得其宜，明其法者，何殊乎凿轮之妙；造其神者，亦同乎解牛之巧。用针之时，贵乎各尽其道。知乎此，则刺荣卫之法，自然无所伤也。今夫水谷之精气为荣，濡筋骨而利机关，通阴阳而养脏腑，此荣行脉中者也。用针之，士审知邪气之所在。刺乎荣者，先以左手提按所针荣腧之处，扪散内针而刺之。荣虚则补，荣实则泻，自然无伤于卫也。刺乎卫者，先以左手扪卫所针荣俞之处，得穴，卧针而刺之。卫虚则补，卫实则泻，自然无伤于荣也。岂非邪之为病也，既有浮沉之候；针之治病也，斯有浅深之法也哉。《刺齐论》曰：刺皮无伤肉，刺脉无伤皮。《刺要论》曰：病有浮沉，刺有浅深。与夫刺荣卫之法若合符契矣。昔战国之际，有扁鹊者受长桑君之术，取《内经》一十八卷，其中疑难之理，演而为《八十一难》，始于脉法，终于用针，曲尽治病之妙。既曰春夏刺浅，秋冬刺深，而又曰当补之时，从卫取气；当泻之时，从荣取气。至于荣卫之刺，又有无伤之戒者，盖针有却病之功，故垂法立训谆谆然不能自已也。噫！《素问》：浅深在志；又云：浅深不得，反为大贼[1]。后之同志，宜念兹在兹。

小易赋

太极既判，二五攸分。凝真精而□物，禀灵秀以成人。原夫构合之初，神侔造□；胚□回切胎之朕真忍切，体应乾坤。男左肾之先具兮，里血外精而阴焉中处；女左肾之先具兮，里精外血而

---

[1] 贼：底本缺字，据《素问·刺要论》补。

阳焉内存。肾乃生脾，脾次生乎肝脏，肝仍生肺，肺复生其心君。心兮既成，受盛腑、传化腑之寝备；胆矣遂继，仓廪官、州都官之渐臻。若乃脏腑已完，三元伊始，细缊不息，三焦斯峙，八脉复生，六经兹起。二六十二大络缨，一百八十丝络缀。缠络与上相符，孙络不知其纪。三百六十五骨具，五百筋脉随生；六百五十五穴开，八万毛窍亦启。百体备全，灵光入体，日满期兮昉离母尔。越三百五旬之日，变蒸既过，总五百七旬之余，大蒸亦已。形至于此，脏腑由是而能充，谷入于中，脉道以兹，而可拟知觉，曰增聪明，益至原乎心也，固为主统之尊，求其柱焉，岂非浑全之理。意乃心之所萌，情则性之所使，循物而有存者志之因，临事而不苟者虑之旨。为生化之原，而当知所慎精其然欤；为存亡之本，而妙用无方神乎是矣。随神往来，主动以营身也，性魂可以为然；并精出入，主静以镇身兮，非魄孰与此。游行升降，运化充盈，以为呼吸，云为之本，气固如斯；灌注环流，滋荣溢蓄，以为视听举动之根，血亦若是。惟其温分肉，充皮肤，肥腠理而司开阖，遂以卫而称之；惟其决死生，应刻数，利关节而濡骨筋，遂以荣而号尔。卫为水谷气之剽悍，故浊也，而不得行于脉中；荣为水谷气之精微，故清兮，而独得行于脉里。其温肌肉，充皮肤，泄腠理，而为汗之濡润，此津之能；其益脑髓，润皮肤，注骨属而使利其屈伸，斯液之义。由此显而具见，此形之名；由其实而有阂与碍同，此质之评。体取其形，貌之可测，躯取其小大之可明。骸义存于众骨，身义取于象形。兹举其概，请言其精。首圆法天，圆奇而特；足方则地，方隅而并。头后为项，项后为颈。由囟而后兮，则自顶颅自巅，而巅下髓海之可验；由囟而前也，则自发际自额，而额旁两角之堪征。耳上发际陷中，曲隅攸在；眼内深处连者，目系音系是荣。眉角当颜之两畔，鼻柱为颜之下承。眦为木匡，当辨夫内外上下之异；瞳为目主，有统乎络窠约里之能。耳下曲颊端，颊车在于陷内；耳前两髾角，兑发乃其别称。眉居颜旁，待太阳、少阳两经之所养；髾居颊上，俟阳明、少阳两经之所荣。口下须兮，既资于手太阳经，而又资于少阳、阳明、冲、任之脉；口上髭也，独资于手阳明脉，而不资于少阳、阳明、冲、任之脉。颊骨为颧，䚡承颧而低处；䚡下为颔，颐介颔而中凭。两耳之前上廉，斯为客主；曲额之前动脉，是谓大迎。颐上陷中为承浆，颐下为𬱖；唇外两旁为侠口，唇内为龈。风府处乎后项，人中处乎上唇。鸠尾上为臆，臆上为胸，而膻中间乎两乳；腋下曰肋，肋骨曰肋，而缺盆高于两膺。膺所在，则胸两旁之高处；膈立名，由心位下之膜横。人迎脉在结喉之侧畔，缺盆骨有髃骭之名声。两膺之上骨，巨以为号；二阴之中间，篡居则均。脐下关元，关元下中极兮，去脐四寸而当中，处少腹之内；脐下少腹，少腹下气冲也，去脐七寸两居旁，与毛际相平。下极前名为窈漏，男下极前名为阴是，阴廷下则毛际是，近阴器上则聚阴为邻。肘下为肱，肱节为肘，肩下为膊，膊下为臑，臑有内外也。廉固各分乎前后；臂有内外兮，廉亦有分乎前后。臂口既辨于上，下廉亦如然。手踝犹别于兑高，腕为其反，高骨之旁，关位可守。关后为之尺中，关前为之寸部薄口切。寸前掌骨之不无寸后束骨之复有肥肉，后为鱼际。岐骨前为虎口，肥肉当大指之根岐骨，就两筋而取此苟切。胁下为胠去鱼切，胁音抄外为胳音洛。季肋乃胠之上方，肩解则腜音梅之上角。腜者臂肉，而胂即异名；膂为脊肉，而臂焉外著。肩端上两骨间谓之髃，肩解下成片者谓之胛。肩胛上际会之处，其柱曰三柱骨。□上两旁之前，其处曰骹可交切，叶音壳扁骨，之位何居；骶旁两旁两畔是尻扁骨，之内有髎音聊。十二髎之分者，骨之多有三节，廿一节之各椎，乃脊骨之节也，脊骨尽而焦尾为称。腰当监骨之上兮，监骨下则尻椎可度。腰骨曰䯏乌老切，䯏上曰䯙口亚切，叶音恪，髋下膝上通以楗号，髋两旁则谓之机；髌下腕上总以髀□竟切呼，髌后曲则谓之腘。股外则髀，髀前则骭音杭，股则机之下内，骸则机之两旁。股下呼作鱼腹，胯骨呼为骯髌。髀厌处乎机前，膝上起肉为伏兔；辅骨处乎髋后，踵上起肉为腓音□肠。髀关居伏兔后交纹之内，曲节是胫骨下断绝之乡。跟位列乎踵下，腕前是为跗阳，膝解谓之骸关。当髀关之下城，横骨为之枕骨，在髋关之下方，大骨下乃然谷之疆。其中以陷三毛后则聚毛之处，其纹为横，三毛生巨趾甲之后。向大骨直内踝之前行，聚毛后为本节兮，本节后为岐骨。足版后为脚心也，脚心后为足掌叶音章，岐骨上为中央。足外踝上而骨名为绝，足外侧下而骨名为京叶音姜。气系居喉咙之前，连乎华盖；食系居咽门之下，接夫太仓。舌本上对为悬雍，喉咙上处为颃颡音桑。心上有华盖之覆，心下有膈膜之横。肝在胃之右方，肝下则清净之有；脾在胃之左上，脾下则受盛之肠。论贲门则胃上口为是，曰幽门有胃下口之当。小肠下而右连大府，两肾下而前为膀胱。小肠下口之门为阑，大肠下口之门为肛。户门以名齿兮，取夫物由户入；聚门以名唇者，取乎动如飞扬。又吸门以称会厌，并六者而为七冲叶音窗。下焦兮自脐以下，上焦者自心以上叶音常。两焦之间，中焦之口膈上膜色之黄脂，此乃真心之裹脂，外如系之筋膜，是为包络之状叶音直冈切。脏腑各有其系，□此互相以通叶□。其经络之十二，固左右而双行。足三阳经从头走足，足三阴脉从足走腹。手三阴脏走手而相联，手三阳手走头而互属。五脏俞兮五五，六府俞兮六六。背脊穴谓俞，胸腹穴曰募音莫。手六阴每脉三尺五寸也，六阳五尺而无赢；足六阴每脉六尺五寸兮，六阳八尺而非缩。两足有七尺五寸之数，跷脉可知两经。各四尺五寸之长，督任可卜。都总合十六丈矣，又二尺之有余。阴阳其五十度兮一昼夜而相续。欲明六经气血多少之分，可合《灵》《素》议论同异以读，又当知四海四街三关之名，尤宜考六根六结八会之目。九脏可说，四关十二原岂不可言；七神有归，八溪十六部谁无所属。若如五官五神五志六精之类，固可旁推；至若五液五色五窍六体之流，不及尽录。能熟此以无忘，亦庶几具汝玉。

针灸集书卷上终

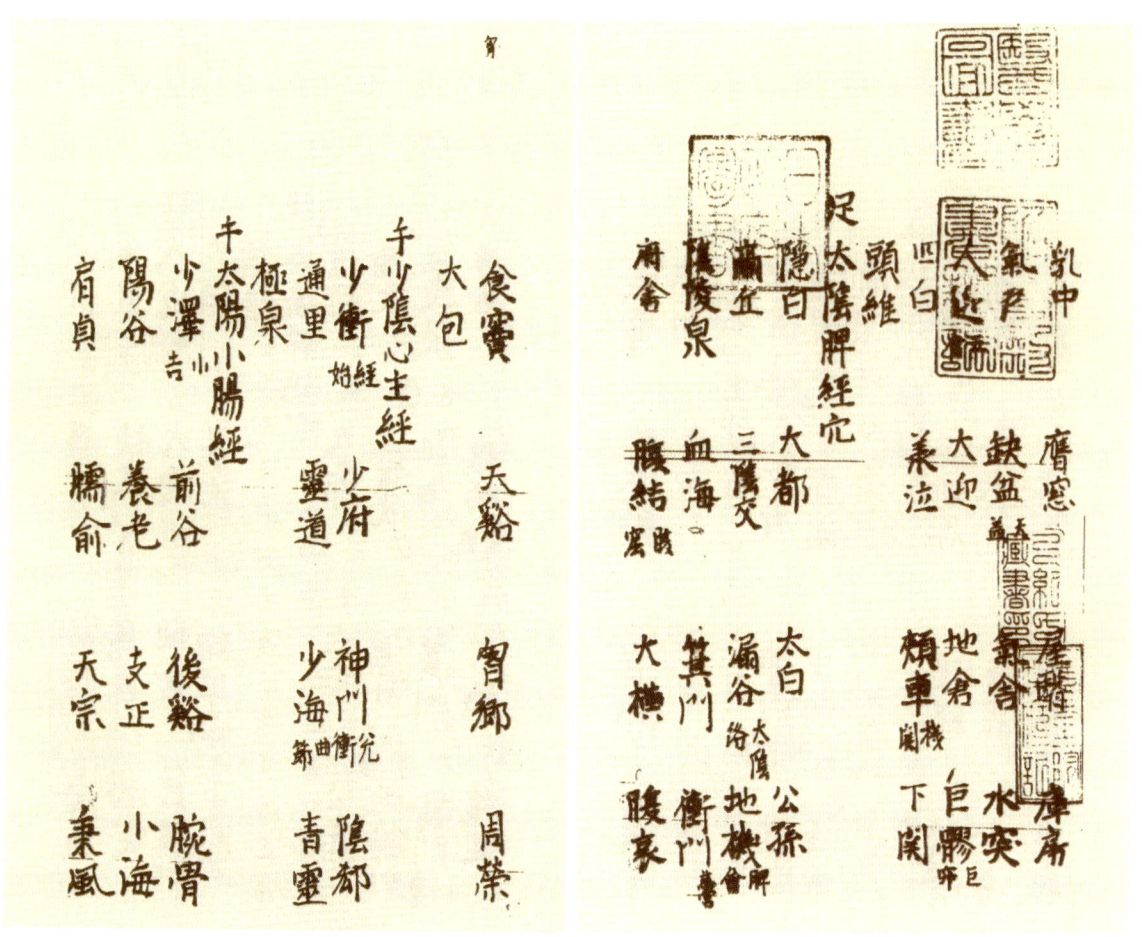

针灸集书卷之下

长安后学恒斋杨珣类集

手足十二经并督任腧穴目录

手太阴肺经穴：少商　鱼际　太渊太泉　经渠　列缺　孔最　尺泽　侠白　天府　云门　中府膺中俞

手阳明大肠经穴：商阳绝阳　二间间谷　三间少谷　合谷虎口　阳溪中魁　偏历　温溜逆柱、池头　下廉　上廉　三里手三里　曲池　肘髎　五里　臂臑　肩髃　巨骨　天鼎天顶　扶突水穴　禾髎长频、禾窌　迎香[①]　乳中　膺窗　屋翳　库房　气户　缺盆天盖　气舍　水突　人迎五会　大迎　地仓　巨髎巨窌　四白　承泣　颊车机关　下关　头维

足太阴脾经穴：隐白　大都　太白　公孙　商丘　三阴交　漏谷太阴络　地机脾会　阴陵泉　血海　箕门　冲门慈宫　府舍　腹结肠窟　大横　腹哀　食窦　天溪　胸乡　周荣　大包

手少阴心主经：少冲经始　少府　神门兑冲　阴郄　通里　灵道　少海曲节　青灵　极泉

手太阳小肠经：少泽小吉　前谷　后溪　腕骨　阳谷　养老　支正　小海　肩贞　臑俞　天宗　秉风

---

① 针灸集书卷之下……迎香：自卷首至此底本脱简，据明刻朝鲜刊本残卷补。

曲垣　肩外俞　肩中俞　天窗窗笼　天容　颧髎　听宫

足太阳膀胱经穴：

至阴　通谷　束骨　京骨　金门梁关　申脉阳跷　仆参安耶　昆仑下昆仑　附阳付阳　飞阳厥阳　承山鱼腹、肉柱、伤山　承筋腨肠、直肠　合阳　秩边　胞肓　志室　肓门　胃仓　意舍　阳纲　魂门　膈关　噫嘻　神堂　膏肓　魂户　附分　委中　委阳　浮郄　殷门　扶承肉郄、阴关①、皮部　会阳利机　下髎　中髎　次髎　上髎　白环俞　中膂内俞脊内俞　膀胱俞　小肠俞　大肠俞　肾俞　三焦俞　胃俞　脾俞　胆俞　肝俞　膈俞　心俞　厥阴俞　肺俞　风门热府　大杼　天柱　玉枕　络却强阳、脑盖　通天　承光　五处　曲差　攒竹始光、光明、员柱　睛明泪孔

足少阴肾经穴：

---

①阴关：原作"肆开"，据《针灸甲乙经》卷三第三十五改。

涌泉地①冲　然谷龙渊　太溪　大钟　照海阴跷　水泉　复溜昌阳、伏白　交信　筑宾　阴谷　横骨屈骨端　大赫阴惟、阴关　气穴胞门、子户　四满髓府　中注　肓俞　商曲　石关　阴都食宫　通谷　幽门　步郎　神封　灵墟　神藏　彧中　俞府腧府

手厥阴心包络经：

中冲　劳宫五里、掌中　大陵　内关　间使　郄门　曲泽　天泉天温　天池天会

手少阳三焦经：

关冲　液门　中渚　阳池别阳　外关　支沟　会宗　三阳络　四渎　天井　清冷渊　消泺　臑会②　肩髎　天髎　天牖　翳风　瘛脉资脉　颅囟颅息　角孙　耳门　和髎　丝竹空目髎

足少阳胆经穴：

窍阴　侠溪　地五会　临泣

---

①地：原无，据《针灸甲乙经》卷三第三十二补。
②臑会：此下原有"背解、髓孔、腹柱、腰户、髓空"五穴名，皆是腰腧之别名，且与下文重复，故删去。

丘墟　悬钟绝骨　阳辅　光明　外丘　阳交别阳，一名足窌　阳陵泉　阳关关阳、关陵　中渎
风市　环跳　居髎　维道　五枢　带脉　京门气俞、气府　日月神光、胆募　辄筋　渊液　肩井
髆井　风池　脑空颞颥　承灵　正营　目窗　临泣　阳白　本神　完骨　窍阴　浮白　天冲
率谷　曲宾　悬厘　悬颅　颔厌　客主人上关，一名客主　听会听呵、后关　童子髎前关、太阳

足厥阴肝经穴：

大敦　行间　太冲　中封悬泉　蠡沟交饥　中都中郄　膝关　曲泉　阴包阴胞　五里
阴廉　章门长平、季胁、胁髎　期门

督脉穴：

龈交　兑端　水沟人中　素髎面上　神庭　上星　囟会　前顶　百会三阳五会、天满
后顶交中　强间大羽　脑户合颅　风府舌本　哑门瘖门、舌横、舌厌　大椎　陶道

身柱　神道　灵台　至阳　筋缩　脊中神宗、脊俞　悬枢　命门属累　阳关　腰俞背解、髓孔、腰柱、髓空　长强

任脉穴：

承浆悬浆　廉泉舌本　天突天瞿　璇玑　华盖　紫宫　玉堂玉英　膻中亶中、元儿　中庭　鸠尾尾翳、𩩲骭　巨阙　上脘上管、胃脘　中脘太仓、胃募　建里　下脘　水分分水　神阙气分　阴交　气海脖胦、下肓　石门[①]利机、丹田、精露、命门　关元丹田、大中极　中极玉泉、气厚　曲骨　会阴

---

① 门：原作"关"，据《针灸甲乙经》卷三第十九改。

经络起止腧穴交会图解

《黄帝内经》云：黄帝者，《史记·五帝纪》云：姓公孙，讳轩辕，有熊国君之子也。《索隐》曰：按有土德之瑞，土也黄，故称黄帝。帝者，谛也，君也，王天下之号也。《内经》者，班固《汉书·艺文志》曰：《黄帝内经》十八卷，《素问》即其经之九卷也，兼《灵枢》九卷，乃其数焉。内者，深奥也；经者，书也，义也；云者，辞也，言也。然《内经》者，谓三坟之书，言大道深奥之义也。凡人两手足各有三阴脉三阳脉，以合为十二经脉也。合，古沓切，集也；凡者，举众也；经者，径也；脉，莫句切，血脉。衇，籀文亦同，《说文》曰：血里之分，表行体者。《释名》曰：脉，幕也，募络一体也。盖人禀天真之气，运行荣卫于周身，出入脏腑，循环无已，脉也。又行荣血之脉道也。故《灵枢经》曰：经脉者，行[①]血气，通阴阳，以荣于身也。《素问·脉要精微论》曰：脉者，血之府。启玄子注云：府，聚也。言血之多少皆聚于经脉之中。正谓此也。手足有三阴脉者，太阴、少阴、厥阴是也；

---

① 行：原无，据《难经·二十三难》补。

手足各有三阳脉者，太阳、少阳、阳明是也。总以会集手足三阴三阳之脉，以合为十二经脉也。手之三阴从脏走至手，手之三阳从手走至头，足之三阳从头走足，足之三阴从足上走入腹。络脉传注，周流不息，故经脉者，行血气，通阴阳，以荣于身者也。《灵枢经·脉度篇》云：手之六阴①，手之六阳②，盖从其左右言之也。《难经·二十三难》曰：手三阳之脉从手至头，长五尺，五六合二丈；手三阴之脉从手至胸中，长三尺五寸，三六一丈八尺，五六三尺，合二丈一尺；足三阳之脉从足至头，长八尺，六八四丈八尺；足三阴之脉从足至胸，长六尺五寸，六六三丈六尺，五六三尺，合二丈九尺；人两足跷③脉从足至目长七尺五寸，二七一丈四尺，二五一尺，合一丈五尺；督脉、任脉④各长四尺五寸，二四八尺，二五一尺，合九尺。凡脉长一十六丈二尺也。络脉传注，周

---

① 六阴：原作"太阴"，据明刻朝鲜刊本改。
② 六阳：原作"太阳"，据明刻朝鲜刊本改。
③ 跷：原无，据《难经·二十三难》补。
④ 任脉：原无，据《灵枢·脉度》补。

流不息者，《灵枢经·脉度篇》曰：此气之大经隧也①。经脉为里，支而横者为络，络之别者为孙络。《习医直格》曰：络为正经脉道旁小络，如支络、孙络之类也，皆运行气血之脉道，各宗于本经焉。传者，转也，转而相传也；注者，灌注也；周者，周遍也；流者，水行也；息者，止也。如手太阴之脉传于手阳明之经，转相传注，至足厥阴复传于手太阴，如水之行流灌注。经络周遍一身，运行不止，如环无端，终而复始。故曰：经脉者，行血气，通阴阳，以荣于身者也。其始从中焦注手太阴阳明，阳明注足阳明太阴，上阳明者，手阳明大肠经也；下阳明者，足阳明胃之经也；太阴者，足太阴脾之经也。经云：大肠手阳明之脉，起于大指次指之端，终于上夹鼻孔。自此交入足阳明胃之经；足阳明之脉起于鼻，终于别跗上，入大指间，出其端。自此交入足太阴脾经。所谓阳明注足阳明太阴者，此也。太阴注手少阴太阳，经云：脾足太阴之脉，起于大指之端，终于注心中。自此交入手

---

① 经隧也：原无，据《灵枢·脉度》补。

少阴心经也；手少阴之脉，起于心中，终于小指之内，出其端。自此交入手太阳小肠经。所谓太阴注手少阴太阳者，此也。**太阳注足太阳少阴**，经云：小肠手太阳之脉，起于小指之端，终于目内眦，自此交入足太阳膀胱经；足太阳之脉，起于目内眦，终于足小指外侧，自此交入足少阴肾经。所谓太阳注足太阳少阴者也。**少阴注手心主少阳**，经云：肾足少阴之脉，起于小指之下，终于注胸中，自此交入手厥阴；心包络之脉起于胸中，终于小指次指，出其端，自此交入手少阳三焦经。所谓少阴注手心主少阳者，此也。**少阳注足少阳厥阴**，经云：三焦手少阳之脉，起于小指之端，终于至目锐眦，自此交入足少阳胆经；足少阳之脉，起于目锐眦，终于大指歧骨内，出其端，还贯爪甲，出三毛，自此交入足厥阴肝经。所谓少阳注足少阳厥阴者也。**厥阴复注太阴**。经云：肝足厥阴之脉，起于大指丛毛之际，终于别贯膈，复①注于手太阴肺经。所谓厥阴复

---

① 复：原作"腹"，据文义改。下一个"复"字同。

注太阴者，此也。其气常以平旦为纪，以漏水下百刻，气者，营气也；常者，久也，远也；平旦者，寅时也；纪者，纪纲也，会也。言营气常以寅时为纲纪，复会于手太阴，自中焦为始而行也。漏水者，用铜壶盛水，下有小窍，其漏水转转施壶，递相传而至于在下大壶之中，以十二时漏水所下为百刻之法也。昼夜行流，与天同度，终而复始也。昼者，日出为昼；夜者，日落为夜；天度度者，周天之度三百六十五度□□□□四分之一也，每日日行一度，周天二十八宿也。人之营气，一呼脉行三寸，一吸脉行三寸，呼吸定息，脉行六寸。十息气行六尺，日行二分；二百七十息，气行十六丈二尺，气行交通于中，一周于身，下水二刻，日行二十五分；五百四十息，气行再周于身，下水四刻，日行四十分；二千七百息，气行十周于身，下水二十刻，日行五宿二十分；一万三千五百息，气行五十营于身，水下百刻，日行二十八宿，漏水皆尽，脉终矣。计八百一十又也。所谓始于手太阴，终于足厥阴肝经，终而复始，至寅时，复自手太阴于中焦为始也。

灵枢经·经脉篇 以下是《铜人针经》碑文，如诸有异者，别行标注。

手太阴之脉，起于中焦，经云：肺手太阴之脉起于中焦；《黄帝针经》《灵枢经》同；《甲乙经》"膲"作"焦"，子遥切，三膲经也；焦，伤火也。《三十一难》曰：中膲者，在胃中脘，在脐上四寸，不上不下。起者，兴也，发也；于者，以此加彼之辞。言手太阴之脉自中脘穴外兴起，循任脉之外，足少阴经脉之里，以次发而下行，络于大肠也。下络大肠，络，绕也，经络也。《四十二难》曰：大肠者，长二丈一尺，广四寸，当脐右回十六曲。又云：大肠会为阑门，脐上一寸水分穴是也。言自中焦而下，以络绕大肠而行也。还循胃口，还者，返也，退也；循者，相次而行也；胃口者，《难经》云：上焦在心下下膈，在胃上口。又云：胃上口，上脘穴也，在脐上五寸；胃下口，在脐上二寸。言自大肠而反行于本经之外，以退而上行，循于胃口也。上膈，膈者，《内外二景图》曰：

心下有膈膜与脊胁周回相着，遮蔽浊气，不上熏于心肺。《总录·骨度统论》云：肺系后近下为膈道骨者，左右共二。言自胃口而上行，循于膈上也。**属肺**，属，之欲切，付也，会也。肺者，《内外二景图》云：喉为系肺，下无窍，喉咙不接肺两叶间，肺之形似人肩，二布叶中有二千四空行列，分布诸脏清浊之气，以为气管。《四十二难》曰：肺六叶两耳。《修明堂诀式》云：肺四垂如盖，附第三椎。言自膈上循足少阴之里，而付于肺部，营气有所会于本脏也。**从肺系横出腋下**，腋，羊益切，肘腋也。腋，肋下曰腋，胁上际也；从者，自也；横者，斜也；出者，自内之外也。《难经》曰：喉咙广二寸，长一尺二寸，九节。喉咙以下为肺系，骨者累然共十二。又云：头天盖骨下为肺系之本。腋者，肩之里也。《要旨论》云并《通行气篇》曰：胁上际为腋。《灵枢·骨度篇》云：头角以下至柱骨长一尺，行腋中，腋者，肩之表也。《要旨论·通明篇》曰：胁上际为腋。又云：头角以下至柱骨长一尺，行腋中①，不见者长四寸。腋以下至季胁，长二尺二寸。言自肺脏顺肺系而行至腋，相对横行，

---

① 头角以下至柱骨长一尺，行腋中：此句已见于上文，属重出。

循○中府穴，一名膺中俞，肺之募。在云门[1]下一寸，乳上三肋间，动脉应手陷中。在胸中行两旁相去六寸，仰而取之。○云门穴，在巨骨下，夹气户旁各二小陷中，动脉应手，举臂取之而出，以行于腋下也。下循臑内，臑，本从奭，奴到切，臂节也。膊下对腋为臑，是肩之间也；内者，里也。自腋而下循臑里○天府穴，在腋下三寸，臂臑内廉，动脉应手，以鼻取之。○侠白穴，在天府穴下，去肘五寸动脉中。行少阴、心主之前，行者，往也。手少阴自心中循臑臂至小指之内，出其端；手心主自胸循臑臂至中指，出[2]其端。手太阴自中焦循臑臂至大指之内，出其端，少阴在后，心主处中，而太阴行[3]其前也。下肘中，肘，张柳切，臂节也。臑尽处为肘。言入肘中，循○尺泽穴，在肘中约上动脉中。又云在臂屈伸横纹中，筋骨罅陷中。不可灸。循臂内上骨下廉，臂者，《要旨论》云：肘下为臂；上骨者，谓臂之上骨也；廉者，边也。自肘中而下循臂内○孔最穴，在腕上七寸，上骨以近骨边宛宛中。至于○列缺穴，在腕侧

---

① 门：原作"中"，据《针灸甲乙经》卷三第十七改。
② 出：原无，据《灵枢·经脉》补。
③ 太阴行：原无，据《普济方》卷四一二补。

上一寸五分。《明堂》云：一寸，以手交叉，头指末筋骨罅中高骨边。入寸口，入者，自外而入内也；寸口者，手掌后为高骨，骨旁动脉为关，关前为寸口。自上骨下廉入于寸口，循行○经渠穴，在寸口陷中，禁灸。○太渊穴，一名太泉。在掌后陷中。又云在手中掌后横纹头陷中。上循鱼际，经云：上鱼，循鱼上者，自下而上也。云：掌骨前肥肉际，言自寸口上行○鱼际穴，在手大指本节后内侧散脉中。出大指之端。出者，自内而之外也；端者，正也，首也。自鱼际直行，出大指之端，循○少商穴，在手大指端内侧，去爪甲如韭叶。《明》云：白肉际宛宛中。不可灸。成君绰忽腮颔肿大如升，喉中闭塞，水粒不下，以三棱针刺出血立瘥。其支者，其者，指示之辞；者字，为解说之辞；支者，支而横者为络。自手太阴经终于出大指之端，而复从腕后支而横出，别走手阳明经，云手太阴之别，名曰列缺。起于腕上分肉间，别走阳明也。从腕①后直出次指内廉，出其端，从者，自也；直者，

---

① 腕：原作"腕"，据文理改。

正也;后者,前后也。《要旨论》云:臂骨尽处为腕。自手太阴掌后腕上分肉间,从列缺穴支而横出,直行于次指内廉,出其端也。手太阴自此交入手阳明,故手阳明大肠起于①大指次指之端也。是动则病肺胀满,膨膨而喘咳,缺盆中痛,甚则交两手而瞀,此为臂厥。是主肺所生病者,咳嗽上气,喘渴烦心,胸满,臑臂内前廉痛,厥,掌中热。气盛有余则肩背痛,风寒汗出,中风,小便数而欠;气虚则肩背痛寒,少气不足以息,溺色变。为此诸病,盛则泻之,虚则补之,热则疾之,寒则留之,陷下则灸之,不盛不虚,以经取之。盛者,寸口大二倍于人迎;虚者,则寸口反小于人迎也。

---

① 于:底本缺字,据《针灸甲乙经》卷二第一上补。

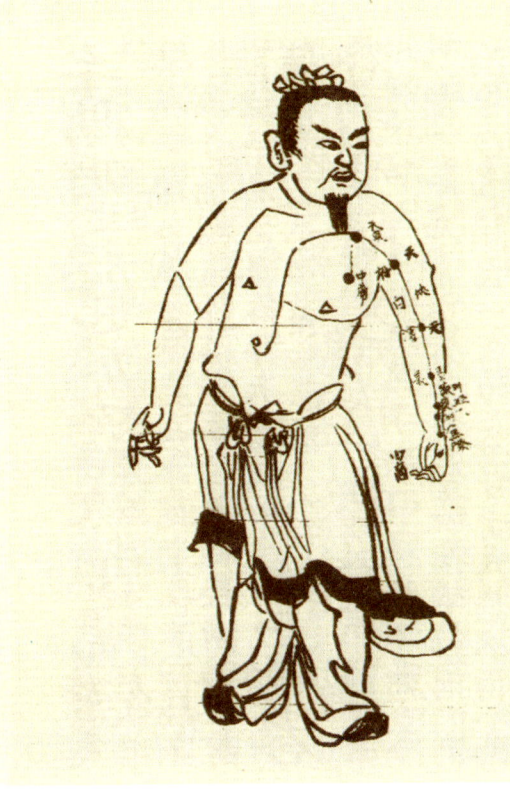

手太阴肺经穴图（图见上）

手阳明之脉，起于大指次指之端，经云：起于大指次指之端外侧。阴脉行于手之里，阳脉行于手之表。手阳明之脉循大指次指之表而行〇商阳穴，一名绝阳。在手大指次指内侧，去爪甲角如韭叶。循指上廉，出合谷两骨之间，上入两筋之中，此经自商阳穴，循指上廉，至〇二间穴，一名间谷。在手大指次指本节前内侧陷中、〇三间穴，一名少谷。在手大指次指本节后内侧陷中，出○合骨穴，一名虎口。在手大指次指歧骨间陷中。又云：手大指骨䪼间宛宛中。妊妇不可刺。○阳溪穴，一名中魁。在腕中内侧两筋间陷中。妊妇不可刺，刺之损胎。**循臂上廉，入肘外廉，循臑外前廉**，《灵枢经》：上臑外前廉；《甲乙经》：上循臑外前廉。肘，臑，见肺经。此经自阳溪穴循臂上廉。○偏历穴，在腕后三寸。○温溜穴，一名逆注，一名池头。在腕后大士三寸，小士六寸。五寸六寸间为大士小士。○下廉穴，即手下廉穴也。在辅骨下，去①上廉一寸，辅兑肉，其分外。○上廉穴，即手上廉也。在三里下一寸，其分独抵阳明之会外斜，针五分。○三里穴，在曲池下二寸，按之肉起，兑肉之端。○曲池穴，在肘外辅骨屈肘曲中，以手拱胸取之。又云在肘外辅骨，曲肘横纹头陷中，又云在肘外辅屈肘曲骨中纹头，又云肘外辅屈肘两骨中；《千金》：肘外曲头陷中。循臑外前廉○肘髎穴，在肘大骨外廉陷中，○五里穴，在肘上三寸，行向里，大脉中央。《素问》云：大禁二十五，在天府下五寸。此五里穴也。谓之大禁，不可

---

①去：原作"云"，据《针灸甲乙经》卷三第二十七改。

刺之。○臂臑穴，在肘上七寸䏻肉端。又云在肩髃下一夫两筋两骨罅陷中，平手取之，不得拿手令急，其穴即闭[1]。宜灸不宜针，灸自七壮至百壮。若针，不得过三五，过多恐恶、忌同。《千金》名头冲。上肩，出髃骨之前廉，髃，吴俱切，肩前也。肩端两骨间为髃骨。此经自臂臑穴，络臑会穴，在肩前廉去肩头三寸，手阳明之络，属手少阳之穴；上肩，循○肩髃穴，一名中肩井，《外台》名扁骨。在膞骨头肩端两骨间陷宛宛中，举臂取之有空。少足少阳之会也，若灸偏风不遂[2]，可七七壮。又云：不宜多灸，恐手臂细。上出柱骨之会上，《要旨》云：胛上际会处为三柱骨。此经自肩髃穴上出柱骨之上○巨骨，在肩端上行两又骨间陷中；○大椎穴，背部中行，在第一椎上陷中，手足三阳、督脉之会也。下入缺盆，络肺，下膈，属大肠。经云：胸两旁高处为膺，膺上横骨为巨骨，巨骨上为缺盆。肺、膈、大肠，已见肺经。自大椎穴下入缺盆，在肩上横骨陷中，属足阳明穴，循足阳明之外，络绕肺脏，下膈，会属于大肠天枢穴，夹脐旁二寸，属足阳明经之穴也。其支别者，从缺盆上颈，贯颊，下入齿缝中，云从缺盆直而上颈，贯颊，入下齿中。《灵枢经》：下入齿；《甲乙经》亦同。《要旨论》云：顶两旁为颈，目下为颇，耳下为曲颊，口内前小者为齿，大者为牙。《总录·骨度统论》云：乘颊车上下，出齿牙三十六。此经已络肺，属会于大肠，而又自缺盆支而横出，上颈，循○天鼎穴，在颈项缺盆直扶突后一寸。《明》云：天顶在项缺盆直扶突气舍后，同身寸之半。按《甲乙经》作寸半；○扶突穴，一名水①穴。《素问·气穴论篇》：在颈当曲颊②下一寸；《明堂》云：在人迎后一寸五分。手阳明脉气所发。仰面取之。贯穿其颊，入于下齿缝中也。还出侠口，交人中，左之右，右之左，上挟鼻孔。交者，相交加；侠者，夹也；之者，往也；孔者，窍也。《要旨论》云：承浆上为口唇，口唇上为人中，人中上旁为鼻孔。此经下入齿缝中，还出夹两口吻，相交上唇人中水沟穴，在鼻柱

---

① 水：原作"永"，据《针灸资生经》卷一改。
② 颊：原作"颇"，据《素问·气穴论》改。

下。督脉、手阳明之会，属任脉穴，自人中上夹鼻孔，循○禾髎穴，一名长频。在鼻孔下，夹水沟旁五分。《明堂》云：和窌，在鼻孔下夹水沟旁五分；又云禾窌。窌，即髎也。《上经》乃作"和窌"，皆云在鼻孔下夹水沟旁五分。则是一穴也。又手少阳亦有和窌二穴，在耳前兑发陷中。其穴明矣。○迎香穴，在禾髎上一寸，鼻孔旁五分，不宜灸。此经自鼻孔旁交入于足阳明胃经，故足阳明胃经起于鼻。是动则病齿痛，颈肿，是主津液所生病者，目黄口干，鼽衄，喉痹，肩前臑痛，大指次指痛不用。气有余，则当脉所过者热肿，虚则寒栗不复。为此诸病，盛则泻之，虚则补之，热则疾之，寒则留之，陷下则灸之，不盛不虚，以经取之。盛者，人迎大三倍寸口；虚者，人迎反小于寸口也。

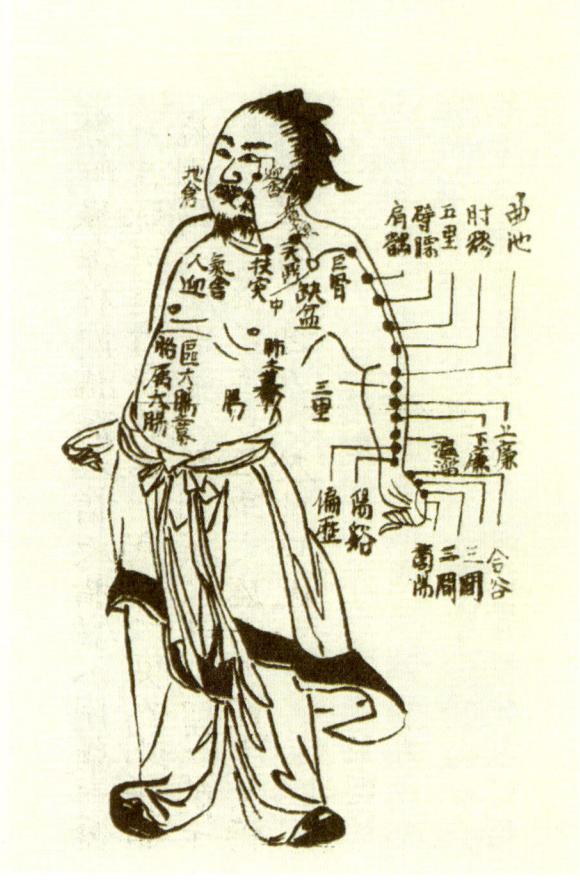

手阳明大肠经穴图（图见上）

足阳明之脉，起于鼻之交頞中，旁纳太阳之脉，下循鼻外，入上齿中。《甲乙经》《针经》《灵枢经》皆云起于鼻，交頞中，旁约太阳之脉，下循鼻外。頞，恶□切，鼻茎也。鼻山根为頞。此经起于鼻迎香穴上，左右相交于頞中，循睛明穴，在目内眦。手足太阳、少阳、阳明五脉之会，与太阳穴，下循鼻外。○承泣穴，在目下七分，直目瞳子陷中。○四白穴，在目下一寸。○巨髎穴，在夹鼻孔旁八分，直目瞳子。又云：鼻孔下，夹水沟旁八分，入上齿。还出侠口，环唇，下交承浆。口两旁为夹口，夹口内为唇。此经从上齿中还出夹口，循○地仓穴，夹口吻旁四分，外如近下有脉微微动是也，环绕唇下○承浆穴，一名悬浆。在颐前唇下宛宛中。可灸七七壮。灸即血脉宣通，其风立愈。《明》云：下唇棱下穴中；《下》云：颐前下唇之下。针三分半，得气即泻。泻尽更留三呼。却循颐后下廉，出大迎，循颊车，上耳前，过客主人，循发际至额颅。颐，以之切；颔，雅格切；颅，力胡切。《经》云：腮下为颔，颔中为颐，耳下曲颊端陷中为颊车，耳前上廉起骨开口有空处为客主人，囟前为发际，前为额颅。此经自承浆穴却循颐后下廉，出○大迎穴，在曲颔前一寸三分骨陷中动脉；○颊车穴，在耳下曲颊端陷中。又云耳下曲颊骨后。《千》云：一名机关；○下关穴，在客主人下，耳前动脉下廉，合口有空，开口则闭。客主人穴在耳前起骨上廉，开口有空动脉。足阳明、少阳之会，系足[1]少阳穴，循发际〇悬厘穴，在曲周上颞颥下廉，手足少阳、阳明之交会。系足少阳穴；〇颔厌穴，在曲周下颞颥上廉，手足少阳、阳明之交会。系足少阳穴；〇头维穴，在额角发际，本神旁一寸五分是，在神庭旁四寸五分也，至额颅，循神庭穴，在鼻直入发际五分。督脉、足太阳、阳明三脉之会。任脉穴之分也。其支别者，从大迎前，下人迎，循喉咙，入缺盆，经云：颔下连舌本为结喉。此经已循至额颅，而又支而别行，从大迎前，下〇人迎穴，一名五会。在颈大脉动脉应手[2]，夹结喉旁一寸五分，仰而取之，以候五脏气。禁[3]灸。循喉咙〇水突穴，一名水门。在颈大筋前，直人迎下，气舍上[4]；〇气舍穴，在颈直人迎下，夹天突陷中；入〇缺盆穴，在肩下横骨陷中。下膈，属胃，络脾。《二景图》曰：肺系之后，其上即咽门也，咽下胃之上脘，即胃上口也。水谷自此而入胃中，水谷腐熟自胃之下口曰幽门，传入小肠上口也。膈膜之下有脾胃，脾居胃上，与胃膜相连。脾广三寸，长五

---

① 足：原作"之"，据上下文例改。
② 手：原作"直"，据《针灸甲乙经》卷三第十二改。
③ 禁：底本缺字，据《针灸甲乙经》卷三第十二"禁不可灸"句改。
④ 上：原作"行"，据《针灸甲乙经》卷三第十二改。

寸，掩[1]太仓，附第十椎。会厌为之吸门，谷吸然而下，下至胃上口上脘穴也。长一尺六寸，胃纡曲屈伸，长二尺六寸。此经自缺盆，循足少阴经俞府穴，在巨骨下，璇玑旁[2]各二寸陷中之外，下膈，会属于胃上脘穴，在蔽骨下三寸。足阳明、手太阳之会；中脘穴，在上脘下一寸。手太阳、少阳、足阳明所主，任脉之会。络绕于脾，有大络，其系自膈下著胃。其直行者，从缺盆下乳内廉，下夹脐，入气冲中。直者，此经已属胃络脾，而又自缺盆直而下行，乳内廉○气户穴，在巨骨下，俞府两旁相去各二寸陷中；○库房穴，在气户下一寸六分陷中，仰而取之；○屋翳穴，在库房下一寸六分陷中，仰而取之；○膺窗穴，在屋翳下一寸六分陷中；○乳中穴，当乳中是；○乳根穴，在乳中下一寸六分陷中，仰而取之；○不容穴，在幽门旁相去各一寸五分。《明》云：在上管两旁各一寸，第四肋间。《素问》云：夹鸠尾外，当乳下三寸，夹胃管各五，不容至太一穴也；夹脐广三寸各三，滑肉门、天枢，外陵穴也；下脐

---

①掩：原作"俺"，据《针灸大成》卷六改。
②旁：原无，据《千金翼方》卷二十六第十二补。

二寸夹之各三，大巨、水道、归来穴也；○承满穴，在不容下一寸；○梁门穴，在承满下一寸；○关门穴，在梁门下一寸；○太一穴，在关门下一寸；○滑肉门，在太一下[1]一寸，下挟脐；○天枢穴，在夹脐旁二寸。一名长溪，一名谷门。《千金》云：魂魄之舍，不可针，合脐各去三寸；○外陵穴，在天枢下一寸；○大巨穴，在天枢下二寸。又云在脐下一寸，两旁各二寸；○水道穴，在大巨下三寸；○归来穴，在水道下二寸；○气冲穴，一名气街。在归来下，鼠鼷上一寸，动脉应手宛宛中也。其支者，起胃下口，循腹里，下至气冲中而合，《针经》：起于胃口；"气冲"作"气街"。《灵枢》云：起于胃下。《二景》云：胃下口，即小肠上口也。《明堂诀式》云：小肠系胃之下口，为之幽门。在脐上二寸，长三丈二尺，左回叠积十六曲。《难经》曰：太仓下口为幽门。注云：胃之下口也。此经已属胃络脾，支而至于气街，而又自下脘穴胃之下口支而别行，循腹里足少阴经肓腧，在脐旁五分，之外，本经之里，复会于气街穴也。以下髀关，抵

---

[1] 下：原无，据《针灸甲乙经》卷三第二十一补。

伏兔，下入膝髌中，下循胻外廉，下足跗，入中指内间。《灵枢》云：抵伏兔，下循胫外廉；《甲乙经》云：胻外廉，作"䯒"。髀，补亦切；髌，比忍切；胻，户当切，胫骨也；胫，胡定切，腓肠前骨也；跗，方俱切，足上也。《要旨论》云：股外为髀，髀前膝上起肉为伏兔，伏兔后交纹中为髀关，夹膝解中为髌，足大指聚毛后为本节，本节后为岐骨，岐骨后为跗。《统论》云：楗骨下为髀枢骨者左右二，髀枢下端为膝盖骨者左右共二，膝盖左右各有夹升骨者共二，髀枢之下为胻骨者左右二，胻骨之外为外辅骨者左右共二。此经自气街穴以下〇髀关穴，在膝上伏兔后交纹中，抵〇伏兔穴，在膝上六分起肉，正跪坐取之。又云：膝盖上七寸。《明》云：妇人八部诸病，通针三分；〇阴市穴，一名阴鼎。在膝上三寸伏兔下陷中，拜而取之。又云：膝内辅骨后，大筋下，少筋上，屈膝得之；又云膝上当伏兔下行二寸，临膝取之；〇梁丘穴，在膝上二寸两筋间，下入膝髌中〇挟鼻穴，在膝髌下骭侠解，《明堂》作"䯒"，大筋中，不可轻刺。循胻外廉〇三里穴，在膝①下三寸，胻

---

① 膝：原脱，据《针灸甲乙经》卷三第三十三补。

外廉两筋间。一云胻骨外,大筋内。当举足取之,极重按之,则足跗上动脉止矣。此穴在犊鼻下三寸方是三里,不可便从膝头骨下去三寸为三里穴,恐失之大高矣;○上巨虚穴,一名上廉。在三里下三寸,举足取之;○条口穴,在上廉下一寸,举足取之;○下巨虚穴,一名下廉。在上廉下三寸,两筋两骨罅陷宛宛中。蹲地坐取之;○丰隆穴,在外踝上八寸下廉,胻外陷中;○解溪穴,在冲阳后一寸五分,腕上陷中,正在系草鞋处;○冲阳穴,在足跗上五寸骨间,去陷谷三寸动脉上;○陷谷穴,在足大指次指外间,本节后陷中,去内庭穴二寸;○内庭穴,在足大指次指外间陷中;○厉兑穴,在足大指次指端,去爪甲如韭叶。其支者,下膝三寸而别,以下入中指外间。《甲乙经》云:下入中指外间。此经已入于中指内间厉兑穴,而又支而别行,下膝三寸,循于三里穴之外间也。其支者,别跗上,入大指间,出其端。此经入中指外间,而又自是跗上冲阳穴支而别行，入于大指间，出行间穴，在足大指间，动脉应手陷中之外，循大指下至隐白穴，在足大指端内侧，去爪甲角如韭叶。此经自此交入足太阴脾经。故足太阴之脉起于大指之端也。是动则病洒洒然振寒，善伸数欠，颜黑，病至则恶人与火，闻木音则惕然而惊，心欲动，独闭户牖而处，甚则欲上高而歌，弃衣而走，贲响腹胀，是为骭厥。是主血所生病者：狂疟，温疟，淫汗出，鼽衄，口喎，唇胗，颈项肿，喉痹，大腹水肿，膝膑肿痛，循膺、乳、气街、股伏兔、骭外廉，足跗上皆痛，中指不用。气盛则身前皆热。其有余于胃，则消谷善饥，溺色黄；气不足，则身前皆寒栗；胃中寒，则胀满。盛者，人迎大三倍于寸口；虚者，寸口反小于人迎也。

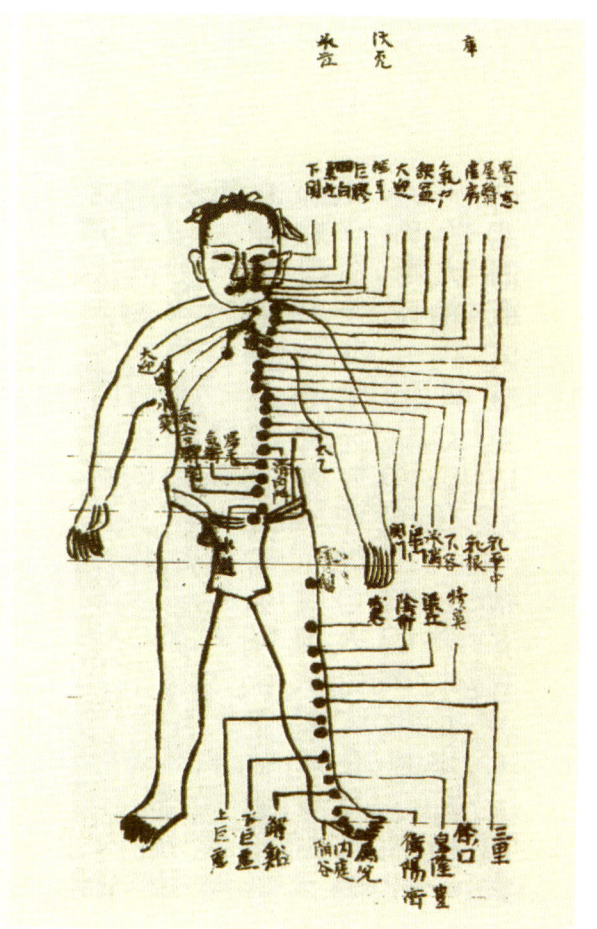

足阳明胃经穴图（图见上）

足太阴之脉起于大指之端，循指内侧白肉际，过覈骨后，上内踝前廉，《灵枢》注：过腕[①]骨后；《甲乙经》：过核骨后。《要旨》云：跗内下为覈骨，一作核骨。此经自○隐白穴，在足大指内侧端，去爪甲角如韭叶宛宛中，循○大都穴，在足大指本节后陷中，○太白穴，在足内侧核骨下陷中，一云大指内侧，○公孙穴，在足大指本节后一寸，○商丘穴，在足内踝下微前陷中，○三阴交

[①] 腕：《灵枢·经脉》作"核"。

穴，在内踝上三寸骨下陷中。上腨内，循胻骨后，交出厥阴之前，上循膝股内前廉，"腨"作"踹"；"胻"作"胫"。腨，时究切，腓肠也；踹者，上同足跟也；股公户切，髀也。此经自三阴交上腨内，循胻骨后○漏谷穴，一名太阴络。在内踝上六寸骨下陷中，上行二寸，交出足厥阴经之前，循○地机穴，一名脾舍。在膝下五寸。一云膝内侧转骨下陷中[1]，伸足取之，○阴陵泉穴，在膝下内侧辅骨下陷中，伸足取之。上循膝股内前廉○血海穴，在膝髌上内廉白肉际二寸，○箕门穴，在鱼腹上越筋间，阴股内动脉中。一云上起筋间。入腹，属脾，络胃，脾胃，见胃经。此经自箕门穴入腹，循○冲门穴，一名慈宫。上去大横五寸，府舍下横骨两端约中动脉，○府舍穴，在腹结下三寸，三阴、任脉之会，○腹结穴，一名肠窟。在大横下三分，○大横穴，在腹结下三寸五分，直脐旁，会○下脘穴，在建里下一寸，脐上二寸。足太阴、任脉之会，循○腹哀穴，在日月下[2]一寸五分。日月穴在期门下五分，

---

[1] 中：原无，据《针灸资生经》卷一补。
[2] 下：原无，据《针灸资生经》卷一补。

足太阴、少阳经之会。期门穴在不容旁一寸五分，直乳第二肋[1]端。足太阴、厥阴、阴[2]维之会，循脾脏至中脘之分，下绕至下脘穴，所以属脾络胃也。上膈夹咽，连舌木，散舌下。喉在前，咽在后；喉为肺系，咽为胃系。牙齿间为舌，舌根为舌本。此经自腹哀穴上膈，循○食窦穴，在大溪下一寸六分，举臂取之；○天溪穴，在胸乡下一寸六分陷中，仰而取之；○胸乡穴，在周荣下一寸六分陷中，仰而取之；○周荣穴，在中府下一寸六分陷中，仰而取之；○大包穴，在渊液下三寸。脾之大络，布胸胁中，出九肋间，会○中府穴，在云门下一寸，乳上三肋间，动脉应手。手足太阴之会，上行，循人迎穴，在结喉旁一寸五分之里，挟咽，连于舌本，散舌下。其支别者，复从胃别上膈，注心中。此经自腹哀穴支而别行，再从胃部中脘之外上膈，注于膻中穴里心之分，足太阴自此交入手[3]少阴心经。故少阴之脉起心中。是动则病舌本强，食则呕，胃脘痛，腹胀善噫，得后与气则

---

① 肋：原作"筋"，据《针灸资生经》卷一改。
② 阴：原无，据《针灸甲乙经》卷三第二十二补。
③ 手：原作"乎"，据《普济方》卷四一二改。

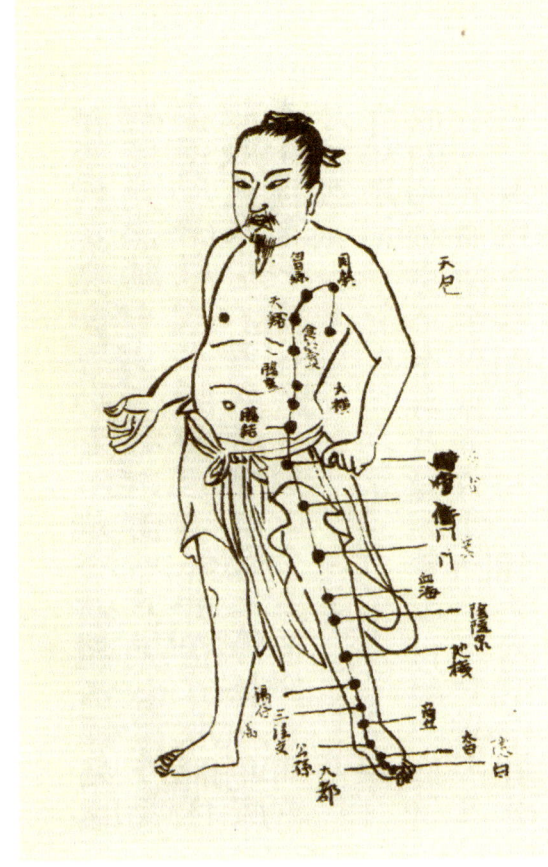

快然而衰，身体重。是主肺所生病者：舌本痛，体不能动摇，食不下，烦心，心下急痛，寒疟，溏瘕，泄，水闭，黄疸，不能卧，强立股膝内肿厥，足大指不用。盛者，寸口大三倍于人迎；虚者，寸口反小于人迎。

足太阴脾经穴图（图见上）

手少阴之脉，起于心中。经云：心在肺下。又云：心，状如莲花未开，在膈上，附第五椎也。《甲乙经》同；《黄帝针经》《灵枢经》皆云：手少[1]阴脉起于心中。出属心系，其心系有二：一则上与肺相通；一则自入于肺两大叶之间，曲折向后，并脊膂细络相连，贯通髓而与肾系相通，正当七节之间。五脏系皆通于心，心通五脏系。此经自心中而起，循任脉之外，会于心系也。下膈，络小肠。经云：小肠长三丈二尺，左回叠积十六曲，自胃之下口传入小肠上口，自小肠下口泌别，而水入膀胱上口，其滓秽传入大肠上口。《修明堂诀式》云：小肠系胃下口，谓之幽门，在脐下二寸；大小肠会为阑门，在脐上一寸水分穴也。言自心系下膈，循任脉之外，至脐上二寸络绕于小肠。其支者，从心系上夹咽，系目。《灵枢》《甲乙》皆言：上挟咽，系目系。本作上挟咽喉目系，虚计切。《二景图》云：咽则咽物，喉则通气，喉在前，咽在后。咽应地气，为胃之系；喉应天气，为肺之系。《要旨论》云：目

---

[1] 少：原无，据《灵枢·经脉》补。

内连深处为目系。此经已络小肠，从心系支而横出，循任脉之外，上挟咽系，而行至于目系也。其直者，复从心[1]系却上肺，出腋下，《甲乙经》：却上肺，出腋下。其直者，再从心系支而直行，上循肺脏横出，循于腋下。○极泉穴，在臂内腋下筋间动脉入胸。下循臑内后廉，行太阴、心主之后，下肘内廉，循臂内后廉，此经自极泉穴下循臑内后廉，行太阴、心主之后，至○青灵穴，在肘上三寸，伸肘举臂取之。自此穴下肘内廉○少海穴，一名曲节。在肘内后廉后节。一云在肘内大骨外，去肘端五分。《明》云：在肘内横纹头，屈手向头取之。内廉后陷中；○灵道穴，在掌后一寸五分；○通里穴，在腕后一寸也。抵掌后兑骨之端，"兑"作"锐"。抵（多礼切），排[2]也；兑（戈□切），腕下踝为兑骨。《灵枢经》《要旨论》皆言同。此经自通里排至○阴郄穴，在掌后脉中，去腕五分[3]，循兑骨之端○神门穴，在掌后兑骨之端陷中。入掌

---

① 心：原无，据《灵枢·经脉》补。
② 排：原作"徘"，据下文"排至阴郄穴"句改。
③ 分：此上原衍"寸"字，据《针灸甲乙经》卷三第二十六删。

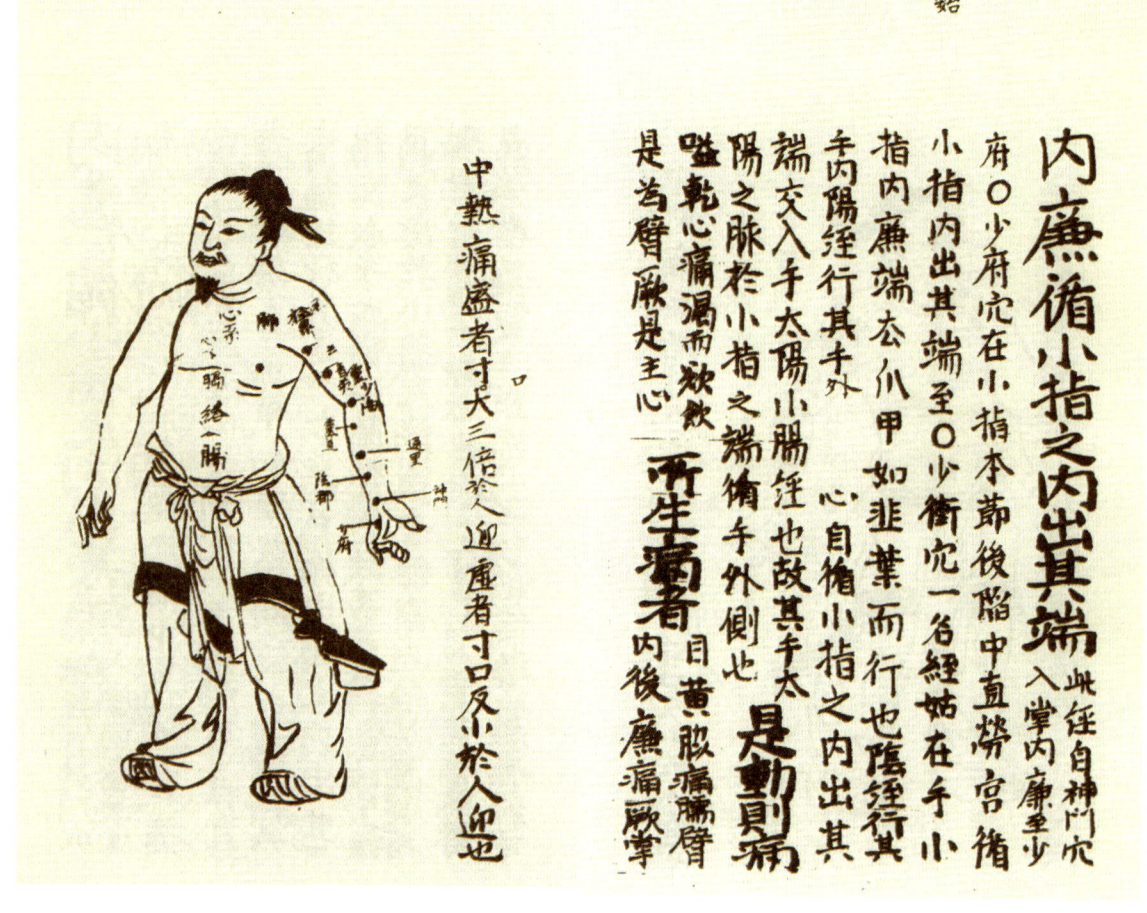

内廉，循小指之内，出其端。此经自神门穴入掌内廉，至少府。○少府穴在小指本节后陷中，直劳宫；循小指内，出其端，至○少冲穴，一名经始。在手小指内廉端去爪甲如韭叶而行也。阴经行其手内，阳经行其手外。□□心自循小指之内，出其端，交入手太阳小肠经也。故其手太阳之脉于小指之端，循手外侧也。是动则病嗌干，心痛，渴而欲饮，是为臂厥。是主心所生病者：目黄，胁痛，臑臂内后廉痛厥，掌中热痛。盛者，寸口大三倍于人迎；虚者，寸口反小于人迎也。

手少阴心经穴图（图见上）

手太阳之脉，起于小指之端，循手外侧上腕，出踝中，踝，广尾切。《要旨》云：臂骨尽处为腕，腕下踝为兑骨。此经自手小指之端起于○少泽穴，在小指之端，去爪甲一分陷中。一名小吉。循手外侧○前谷穴，在手小指外侧本节前陷中；○后溪穴，在手小指外侧本节后陷中；上腕出踝中，循○腕骨穴，在手外侧，腕前起骨下陷中；○阳谷穴，在手外侧腕中，兑骨下陷中；○养老穴，在手踝骨上一空，在后一寸陷中。《明堂》云：针入三分，灸三壮。直上者，循臂骨下廉，出肩解，绕肩胛，交肩上，直循臂骨下廉，出肘内侧两筋之间，上循臑，臑外后廉，出肩解。《甲乙经》云：脊两旁为膂，膂上两角为肩解，肩解下成片者为肩胛，一名膊。此经自养老穴直上，循臂骨下廉○支正穴，在腕后五寸，别走少阴；出肘内侧两骨之间，循○小海穴，在肘内大骨外去肘端五分陷中；上循臑外后廉，自小海穴循臑，手阳明、手少阳之外，上肩，循肩髃部

○肩贞穴，在肩曲胛下两骨解间，肩髃后陷中；○臑腧穴，在肩髎后大骨下，胛上廉陷中；○天宗穴，在秉风后大骨下陷中；○秉风穴，在天髎外，肩上小髃后，举臂有空；○曲垣穴，在肩中央曲胛陷中。按之应手痛；○肩外俞穴，在肩胛上廉，去脊三寸陷中；○肩中俞穴，在肩胛内廉，去脊二寸陷中。自肩中俞上行背中大椎穴上陷，系手三阳、督脉也。入缺盆，络心，入缺盆，向腋络心。缺盆，见手阳明；心，见本经。自大椎下入缺盆，循肩向腋下行，络绕于心膻中穴，直两乳间陷中之分也。循咽，下膈，抵胃，属小肠。咽门广二寸半，至胃长一尺六寸。咽为胃之系，咽则咽物，喉则通气。一窍各下相丽。喉在前，咽在后。膈，见肺经；胃，见胃经；小肠，见心经。自络心，循胃系咽嗌，下抵膈，至胃循上脘穴，在脐上五寸。任脉、足阳明、手太阳之会；中脘，太阳、少阳、足阳明所生，任脉之外，会于脐上二寸小肠之分。其支别者，从缺盆循颈上颊，至目锐眦，却入耳中。经云：其支者。颈，项两旁为颈，目下为䪼[1]，目外眦为锐眦。此经已会于小肠，而支而别行，从缺盆循颈部○天窗穴，一名窗笼[2]。在颈大筋前，曲颊下，扶突后，动脉应手陷中；○天容穴，在耳下曲颊后；上颊，循面部第四行颧髎穴，在面颊骨下廉兑骨端陷中；至目锐眦，循瞳子髎，在目外眦。手大肠、手足少阳之会；却[3]入耳，循○听宫穴，在耳中珠子大如赤小豆。其支者，别[4]颊，上䪼，抵鼻，至目内眦。鼻至目内眦，观此经已入耳中，又支别行循颧上䪼，抵鼻至目内眦睛明穴，在目内眦。手足三阳脉之会；故足太阳脉起目内眦。是动则病嗌痛，颔肿不可回顾，肩似拔，臑似折。是主液所生病者：耳聋，目黄，颊、颔肿，颈、颊、颔、肩臑、肘臂外后廉痛。盛者，人迎大再倍于寸口；虚者，人迎反小于寸口也。

---

① 䪼：原无，据《十四经发挥》卷中补。
② 笼：原无，据《针灸甲乙经》卷三第十二补。
③ 却：原无，据《十四经发挥》卷中补。
④ 者，别：原倒作"别者"，据《灵枢·经脉》乙正。

上手太阳小肠经之图①（图原阙）

足太阳之脉起于目内眦，目内眦，为目之大角也。○睛明穴，一名泪孔。在目内眦。《明堂》云：目内眦头外畔陷陷宛宛中，上额，交巅上。巅，山顶也。脑上为巅，发际前为额。又云：颠中为都颅骨者一。盖巅是顶也，百会穴在顶中央陷中。督脉、足太阳之交会。此经自目内眦上行，循○攒竹穴，一名始光，一名光明，一名员柱。在两眉头少陷宛宛中，至神庭穴，在鼻直入发际五分。督脉、足太阳、阳明三脉之会，循○曲差穴,在神庭旁一寸五分,入发际;○五处穴,挟上星旁一寸五分;○承光穴,在五处后一寸五分;○通天穴,在承光后一寸五分,斜行交于巅上百会穴分也。**其支别者,从巅至耳上角**,经云:其支者。此经自通天穴,左脉交于百会穴,行至右耳上角;右脉交于百会穴,行至左耳上角。其耳上角有率谷穴,在耳上入发际五分。足太阳、少阳之会;○浮白穴,在耳后入发际一寸。足太阳、少阳之会;○窍阴穴,在枕骨下,摇动有空。足太阳、少阳之会。**其直行者,从巅入络脑**,《甲乙经》《要旨》皆云[①]:其直者。《灵枢》云:颅上为脑。《总录·骨度统论》云:都颅后为脑骨。此经自通天后直行,循○络却穴,一名强阳,又名脑盖。在通天后一寸五分;○玉枕穴,在络却后一寸五分,挟脑户旁一寸三分枕骨,入发际上三寸;循脑户穴,在枕骨上,强间后一寸五分是,在百会后四寸五分。督脉、足太阳之会。络脑而行也。**还出,别下项**,脑户后为项。此经自脑户穴出

---

① 《甲乙经》《要旨》皆云:原作"《甲乙经》云:其直者。《要旨》云皆云",据文例改顺。

而别行，还于本经，下项，至于○天柱穴，在颈大筋外廉，挟项，发际陷中之分。循肩髆内，肩后下为髆。此经下行大椎穴，在第一椎上陷中。手足三阳、督脉之会；陶道穴，在大椎节下。督脉、足太阳之会；却循○大杼穴，在项后第一椎下两旁相去一寸五分。《难疏》：骨会大杼。骨病①治此。非急不必灸。夹脊，抵腰中，《要旨论》云：尻上横者为腰监骨，下为腰骨，夹脊内为脊骨，三七二十一节，通项骨三节，则二十四节。脊为䯒，䯒两旁为膂。此经自肩髆内大杼穴，夹脊下行，循○风门穴，一名热府。在二椎下两旁相去一寸五分。若频刺，泄诸阳热，背不发痈疽；○肺俞穴，在第三椎下。夹脊相去各一寸五分；○厥阴俞穴，在第四椎下两旁各一寸五分；○心俞穴，在第五椎下两旁各一寸五分；○膈俞穴，在第七椎下两旁各一寸五分；○肝俞穴，在第九椎下两旁一寸五分；○胆俞穴，在第十椎下两旁各一寸五分，正坐取之；○脾俞穴，在第十一椎下两旁各一寸五分；○胃俞穴，在十二椎下两旁各一寸五

---

① 病：原作"治"，据《针灸资生经》卷一改。

分；○三焦俞穴，在十三椎下两旁各一寸五分；○肾俞穴，在第十四椎下两旁各一寸五分，与脐平；○大肠俞穴，在第十六椎下两旁各一寸五分；○小肠俞穴，在第十八椎下两旁各一寸五分；○膀胱俞穴，在第十九椎下两旁各一寸五分；○中膂内俞穴，一名脊内俞。在第二十椎下两旁各一寸五分，夹脊胂起内；○白环俞穴，在二十一椎下两旁各一寸五分。《甲乙》云：针如腰户法同：挺腹地端身，两手相重支额，纵息，令皮肤俱缓，乃取其穴。**入循膂，络肾属膀胱。** 胃下两旁入脊膂，左为肾，右为命门，两肾下前为膀胱。《黄庭经》与《烟罗子》皆云：肾对脐。胃之下有小肠，小肠之右有大肠，大肠侧，膀胱也。自小肠下口曰阑门，泌别而水入膀胱。又名胞，虚空也。以虚承水液焉。而津液之府，《类纂》云：膀胱者，胞之室。又云：肾状如石卵，色黑紫，附十四椎，自脐上一寸渗水膀胱，所出溺也。此经自白环俞入循膂，络绕于肾脏，下行会于膀胱俞之分也。**其支别者，从腰中下贯**

臀，入腘中。其支者，从腰中下夹脊，贯臀，入腘中。臀，徒昆切，尻也；腘，戈梦切，曲膝也。《要旨》云：腓肠之上，膝后曲处为腘，挟腰髋骨两旁为机，机后为臀肉。此经自白环俞支别下行，循腰髁下夹脊，循○上髎穴，在第一空，腰髁下一寸，挟脊陷中；○次髎穴，在第二空，侠脊陷中；○中髎穴，在三空，夹脊陷中；○下髎穴，在第四空，挟脊陷中；○会阳穴，一名利机。在阴尾骨两旁；贯穿臀肉，下至○扶承穴，在尻臀下，股阴冲上纹中；○殷门穴，在肉郄下六寸；○浮郄穴，在委阳上一寸，展膝得之；○委阳穴，在足太阳后，出于腘中外廉两筋间。屈伸取之。下行入腘中○委中穴，在腘中央约纹中动脉。乃血郄也。热病汗不出，足热，膝不得伸，刺血愈。令人面挺腹地而取之。又云：曲跧内两筋两骨中宛宛是。背面取之。其支别者，从膊内左右，别下贯胂，胂，舒仁切，脢，音梅。胂，脢之异名。脊肉曰胂，夹脊肉也。此经自天柱穴，从膊内左右别行，循○附分穴，在第二椎下，附项内廉，两旁相去侠脊各三寸，正坐取之。贯穿胂臂○魄户穴，在第三椎下两旁相去各三寸；○膏肓俞穴，在第四椎下，近五椎上。令人正坐，曲脊，伸两手，以臂得动摇，从胛骨上角摸索至骨下头，其间当有四肋三间，灸中间。从胛骨之里去胛骨容侧指许，摩肽去表肋间空处，按之自觉牵引于肩中，灸两胛中；○神堂穴，在第五椎下两旁相去各三寸，正坐取之；○譩譆穴，在肩髆内廉，侠第六椎下两旁各三寸，正坐取之；○膈关穴，在七椎下两旁各三寸陷中，正坐取之；○魂门穴，在九椎下两旁各三寸，正坐取之；○阳纲穴，在第十椎下两旁各三寸，正坐取之；○意舍穴，在第十一①椎下两旁各三寸陷中，正坐取之；○胃仓穴，在第十二椎下两旁各三②寸；○肓门穴，在第十三椎下两旁相去各三寸叉肋间，与鸠尾相直；○志室穴，在十四椎下两旁相去各三寸，正坐取之；○胞肓穴，在第十九椎下两旁相去各三寸，伏而取之；○秩边穴，在第二十椎下两旁相去各三寸陷中，伏而取之。侠脊内，过③髀枢，循髀外后廉，下

---

① 一：原脱，据《针灸甲乙经》九三第九补。
② 三：原作"二"，据《针灸甲乙经》九三第九改。
③ 过：此下原衍"髀"字，据《灵枢·经脉》删。

合腘中，髀，补尔切，又步来切，股也。《要旨论》云：股外为髀；《小易赋》云：楗骨之下为髀枢骨，左右共二尺。少阳经环跳穴在髀枢中。此经自脊秩边穴下，过臀肉，循髀枢穴之里，至扶承穴之外一寸五分，循髀外后廉，下合于腘中委中穴也。以下贯腨内，腨，市兖切，腓肠也；腓，夫非切，胫腨也。《要旨论》云：足跟上为踵，踵上为腨。此经自委中穴，下循○合阳穴，在膝约中央下三寸，贯穿腨内，至○承筋穴，一名腨肠，一名直肠。在腨肠中央陷中。又云在胫后从脚根后到上七寸，腨中央陷中。禁刺；○承山穴，一名鱼腹，一名肉柱，一名伤山。在兑腨肠下分肉间陷中；○飞阳穴，一名厥阳。在外踝上七寸；附阳穴，在外踝上三寸后筋骨间宛宛中。阳跷之郄，太阳前，少阳后。出外踝之后，循京骨，至小指外侧端。骱骨之下为立骨，左右各有内外踝骨者共四；踝骨之后各有京骨者左右共二。此经自附阳穴下行出外踝之后，循○昆仑穴，在足外踝后，跟骨上陷中；○仆参穴，一名安邪。在跟骨下陷，拱足得之；○申脉穴，即阳跷也。在外踝下陷中容爪甲白肉际；○金门穴，一名关梁。在外踝下；○京骨，在足外侧大骨赤白肉际陷中，按而得之；○束骨穴，在足小指外侧本节后陷中；○通谷穴，在足小指外侧本节前陷中；○至阴穴，在足小指外侧，去爪甲角如韭叶，交入足少阴。是动则病冲头痛，目似脱，项似拔，脊痛，腰似折，髀不可以曲，腘如结，踹如裂，是为踝厥。主筋[1]所生病者：痔，疟，狂癫疾，头囟项痛，目黄泪出，鼻衄，项背、腰尻、腘踹、脚皆痛，小指不用。盛者，人迎大再倍于寸口；虚者，人迎反小于寸口也。

上足太阳膀胱经之图（图原阙）

---

[1] 筋：此下原衍"也"字，据《灵枢·经脉》删。

足少阴之脉起于小指之下，斜趣足心，出然谷之下，循内踝之后，别入跟中，以上腨内，趣，七俱切，向也；跟，柯恩切，足踵也。足心者，涌泉穴也，在足心陷中，屈足蜷指宛宛中。又云，取足心者使之跪。又云：足掌后为跟，足跟上为腨。此经起于小指之下，斜趣足心。一名地冲。出内踝前〇然谷穴，一名龙渊，在内踝前起大骨下陷中，又云在内踝前直下一寸；〇太溪穴，一名吕细，在内踝后，跟骨上动脉陷中；〇大钟穴，在足跟后冲中；〇照海穴，即阴跷也。在内踝下容爪甲；下〇水泉穴，去太溪下一寸，在内踝下；〇复溜穴，一名昌阳，一名伏白。在内踝上二寸动脉陷中；〇交信穴，在内踝上二寸，后廉前筋骨间；过〇三阴交穴，在内踝上三寸骨下陷中，上腨内，循〇筑宾穴，在内踝上腨分中。出腘内廉，上股内后廉，贯脊，属肾，络膀胱。《要旨论》云，膝后曲处为腘，髀内为股。臀系见前与心经；脊见膀胱经。此经

---

① 别入跟中，以上腨：此七字版阙，据《灵枢·经脉》补。又，本页缺字较多，以下据《灵枢·经脉》《十四经发挥》卷中、《针灸资生经》卷一等补出，不另出注。

自筑宾穴出腘内廉，循○阴谷穴，在膝内辅骨后，大筋下，小筋上，按之应手，屈膝乃得之；上股内后廉，贯脊，循长强穴，督脉络别。在脊骶端，足少阴，少阳所结会，循○横骨穴，在大赫下一寸。《千金》云：名屈骨端，在阴上横骨中，宛曲如却月中央是；○大赫穴，一名阴维，一名阴关。在气穴下一寸。前横骨穴与此穴去腹中行两旁各寸半；○气穴，一名胞门，一名[1]子户。在四满下一寸，两旁各寸半；○四满穴，一名髓府。在中注下一寸。《千金》云：丹田旁各寸半，即心下八寸，脐下纹是；○中注穴，在肓俞下一寸，两旁各寸半；○肓俞穴，在商曲下一寸，两旁各寸半。又云脐旁各五分；会络，绕脐，下膀胱。其直者，从肾上贯肝膈，入肺中，循喉咙，夹舌本。肾，见足少阴；肺、喉咙，见手太阴。肝，其治在左胁。舌本为根，即舌本。此经自肓俞穴直而上行，○商曲穴，在石关下一寸；○石关穴，在阴都下一寸；○阴都穴，一名食宫，在通谷下一寸；○通谷穴，在幽门下一寸，又云在上管两旁相去三寸；

---

[1] 名：原脱，据《针灸甲乙经》卷三第二十补。

○幽门穴，在巨阙旁各五分；○步郎穴，在神封下一寸六分陷中，仰而取之；○神封穴，在灵墟穴下一寸六分陷中，仰而取之；○灵墟穴，在神藏下一寸六分陷中，仰而取之；○神藏，在或中下一寸六分陷中，仰而取之；○或中穴，在俞府下一寸六分，仰①；○俞府穴，在巨骨下璇玑旁二寸，仰取。自此穴上行，循喉咙，挟舌本也。其支，从肺出络心，注胸中。肺下为心，两乳之间为胸。此经自神藏穴本而横出，绕心，注膻中（乳间），此肾经自此交入手厥阴，故心主之脉起于胸中也。是动则病饥不欲食，面黄如漆柴②，咳唾则有血，喝喝如喘，坐而欲起，目䀮䀮如无所见，心如悬，若饥状，气不足则善恐，心惕惕如人将捕之，是谓骨厥。是主肾③所生病者：口热舌干，咽肿，上气，嗌干及痛，烦心，心痛，黄疸，肠澼，脊臀、股内后廉痛，痿厥，嗜卧，足下热而痛。灸则强食生肉，缓带披发，大杖，重履而步。盛者，寸口大再倍于人迎；虚者，寸口反小于人迎。

---

① 仰：当作"仰而取之"。
② 黄如柴漆：底本眉批："黄如漆柴，《发挥》作黑如地色"。
③ 肾：此下原衍"也"字，据《灵枢·经脉》删。

此间脱简[1]

膈，历络三焦。历，□□切，经也；膈，见肺经。《难经》曰：上焦者，在心下下膈，在胃上口，其治在膻中，直两乳间陷中；中焦者，在胃中脘，在脐上四寸，不上不下，其治在脐旁；下焦者，在脐下当膀胱上口，其治在脐下一寸。此经自心包下膈，经行络绕上焦胃上口上脘穴，在脐上五寸；中焦中脘穴，及下焦，□□一寸，而行也。其支者，循胸出胁，下腋三寸，《甲乙经》云"腋"作"掖"。《要旨论》云：蔽骨上为胸，胁上际为腋，胁骨为肋。此经已络三焦，而又自心包之上支而横出，循胸出胁；下腋三寸，至○天池穴，侧腋都，在腋下，乳后一寸，腋下三寸，着胁撅肋间也。上抵腋下，下循臑内，行太阴、少阴之间，《灵枢经》云：上抵腋下，循臑内。臑，见肺经。此经自天池上行，至于腋下，下循臑内，至○天泉穴，一名天湿。在曲腋下二寸，举臂取之。灸三壮，针入六分。入肘中，下臂，行两筋之间，入掌中，循中指，出

---

[1] 此间脱简：底本自注。查底本缺一页，内容有"上足少阴肾经之图"及手厥阴之脉的开始部分。

其端。肘、臂,见肺经。此自天泉穴入于肘中,循○曲泽穴,在肘内廉下陷中,屈肘取之;下臂行两筋之间,循○郄门穴,在掌后去腕五寸;○间使穴,在掌后三寸两筋间陷中;○内关穴,在掌后去腕二寸;○大陵穴,在掌后两筋间陷中。入掌中,循○劳宫穴,在掌中央横纹动脉中,屈无名指着处是,循○中冲穴,在手中指端,去爪甲角如韭叶陷中也。其支别者,从掌中,循小指次指,出其端。《甲乙经》云:其支者,别掌中。此经已循中指出其端,而又自劳宫穴支而别行,循小指次指,出其端。手厥阴自此交入手少阳,故手少阳之脉,起于小指次指之端,循手表腕。以其阴行于里,而阳行于表也。是动则病手心热,臂肘挛[①]急,腋肿,甚则胸胁支满,心中澹澹大动,面赤目黄,善笑不休。是主脉所生病者:烦心,心痛,掌中热。甚者,寸口大一倍于人迎;虚者,寸口反小于人迎也。

---

① 挛:原作"恋",据《灵枢·经脉》改。

上手厥阴经之图（图原阙）

手少阳之脉，起于小指次指之端，上出次指之间，循手表腕，《灵枢》《甲乙经》皆云：上出两指之间，腕，乌段切，臂骨尽处为腕。此经起于小指次指之端，○关冲穴，在手小指次指端，去爪甲角如韭叶；○液门穴，在手小指次指间陷中；○中渚穴，在手小指次指本节后间陷中；循手表为阳部，故手少阳循手表腕上陷中，○阳池穴，一名别阳。在手表腕上陷中也。出臂外两骨之间，上贯肘，肘，臂节也，臑尽处为肘。此经自手表腕上阳池穴，出臂外两骨间，○外关穴，在腕后二寸陷中，别走心主；○支沟穴，在腕后三寸两骨间陷中；○会宗穴，在腕后三寸，空中一寸；○三阳络穴，在臂上大交脉支沟上一寸；○四渎穴，在肘前五寸外廉陷中；○天井穴，在肘外大骨后，肘上一寸两筋间陷中，屈肘得之。甄权云：曲肘后一寸，叉手按膝头取之，两筋骨罅间也。循臑外，上肩，交出足少阳之后，臑，臂节也；臑为肩肘之间，肩髀上对腋为臑，臂上两角为肩解。此经自天井上行，循于臑外，○清冷渊穴，在肘上二寸，伸肘举臂得之；○消泺穴，在肩下臂外腋斜肘分下行，行手太阳之里，手阳明之外，上肩，循○臑会穴，在肩前廉，去肩头三寸宛宛中；○肩髎穴，在肩端臑上陷中，举臂取之；○天髎穴，在肩缺盆中上毖骨之际陷中，交出足少阳之后，循秉风穴，在肩上小髃后，举臂取之。手太阳、阳明、手足少阳后，肩井穴，在肩上陷中是，手足少阳、阳维之会。入缺盆，交膻中，膻，经云：巨骨下为缺盆，胸中乳间为膻中。心包者，乃膻中之异名，是命门、相火用事之分也。此经自肩井穴下行入于缺盆穴，肩下横骨陷中，足阳明经穴之外，至两乳间交于膻中穴也。散络心包，下膈，循①属三焦。偏，方见切，周也；心下为膈。《二景图》云：膈肓之上，中有父母；膜肓之上，气海居焉。气者，生之本，乃命之生。气海为人之父母，膈肓为心肺之间也。心包者，乃膻中之异名。三焦，手②厥阴经。自交膻中散布，络绕于心包之分，而下循上焦，会于中焦中脘穴，胃之募也，在上管下一寸。手太阳、少阳、足阳明所生，任脉之会于下焦石门穴，在脐下二寸。三焦之募，任脉气所发。此乃周遍会属于三焦。其支者，从膻中上出缺盆，上项，夹耳后，直上出耳上角，以屈下颊，至䪼。《灵枢》云：上头，系耳后，以屈下额至䪼；《针经》云：下颊至䪼；《甲

---

① 循：下文注释作"偏"，同遍。考《灵枢·经脉》作"循"，而《圣济总录》《普济方》《针灸大成》均作"遍"。
② 手：据体例，此上当有"见"字。

乙经》："下颔"一本作"颃"。《要旨论》云：支而横者为络，脑户后为项，目下为䪼，䪼下为腮。此经已络三焦，又从膻中支而出行，上①出缺盆穴之外，上项，循大椎穴，在第一椎上陷中。手足三阳、督脉之会；○天牖穴，在颈大筋外，缺盆上，天容后，天柱前，完②骨下，发际上，夹耳后，循悬厘穴，手足少阳、阳明之交会；颔厌穴，在曲周下，颞颥上廉。手足少阳、阳明之交会；○翳风穴，在耳后尖角陷中，按之引耳中痛；○瘈脉穴，一名资脉。在耳本鸡足青络脉之中是；○颅息穴，在耳后青络脉间，首出耳上角，至○角孙穴，在耳郭中间上，开口有空，循阳白穴，在眉上一寸，直目瞳子，会睛明穴，在目内眦。手太阳、阳明、少阳之会。以屈下颊至䪼，颧髎穴，在面顺骨③下廉兑骨端陷中。手少阳之会。其支者，从耳后入耳中，出走耳前，过客主人前，交颊，至目锐眦。《甲乙经》"锐"作"兑"。此经已至于䪼，而又支而别行，从耳后翳风穴入耳中，循听宫④穴，手足太阳、少阳之会；○耳门穴，在耳

---
① 上：原作"下"，据《十四经发挥》卷中改。
② 完：原作"腕"，据《十四经发挥》卷中改。
③ 顺骨：原作"鸠骨"，据《圣济总录》卷一九一改。
④ 听宫：原作"听会宫"，据《十四经发挥》卷中删"会"字。

前起肉，当耳缺者陷中；〇和髎穴，在耳前兑发下横动脉，却出，至目锐眦，循瞳子髎穴，在目外眦五分，至〇丝竹空，一名目髎。在眉后陷中之分也。此经自目外眦交入足少阳胆经，故足少阳之脉起于目锐眦也。《灵枢经》《甲乙经》皆同。是动则病耳聋浑浑焞焞，嗌肿喉痹。是主气所生病者：汗出，目锐眦痛，颊肿。耳后、肩臑、肘臂外皆痛，小指次指不用。盛者，人迎大倍于寸口；虚者，人迎反小于寸口。

上手少阳三焦经之图（图原阙）

足少阳之脉起于目锐眦，锐，戈税切，眦，目外为锐眦。《要旨论》云：眦，□□切。上抵头角，下耳后，锐眦外为耳，耳上发际陷中为曲隅。此经起于目外眦○瞳子髎穴，在目外眦五分，○听会穴，在耳微前陷中，上关下一寸动脉宛宛中，张口得之，○客主人穴，即上关穴。在耳前起骨上廉，开口有空，动脉宛宛中。抵角下耳后，循○颔厌穴，在曲周下颞颥上廉，○悬颅穴，在曲周上颞颥中，○悬厘穴，在曲周上颞颥下廉，○曲鬓穴，在耳上发际曲隅陷中，鼓颔有空，○率谷穴，在耳上入鬓发际一寸五分宛宛中，○天冲穴，在耳上如前三寸，○浮白穴，在耳后入发际一寸，○窍阴穴，在完骨下，摇动有空，○完骨穴，在耳后入发际四分，○角孙穴，在耳前。手足少阳之会，○本神穴，在曲差旁一寸五分，入发际四分。曲差穴在神庭旁一寸五分，入发际，○阳白穴，在眉上一寸，直目瞳子，○睛明穴，在目内眦。手足太阳、少阳、阳明之会，○临泣穴，在目上直入发际①五分陷中，○目窗穴，在

---

① 际：原作"陷"，据《针灸甲乙经》卷三第四改。

临泣后一寸，○正营穴，在目窗后一寸，○承灵穴，在正营后一寸五分，○脑空穴，一名颞颥。在承灵后一寸五分，挟玉枕骨下陷中，○风池穴，颞颥后，发际陷中。循颈，行手少阳之前，《要旨论》云：脑户后为项，项两旁为颈。此经自风池穴循颈，循天牖穴，在颈筋缺盆上，天容后，天柱前，腕骨下，发际上行。手少阳脉气也。缺盆又名䳀骭。至肩上，却交出少阳之后，入缺盆。《灵枢经》：交出手少阳之后。《要旨》云：脊两旁为膂，膂上两角为肩解，胸两旁高处为膺，膺上横骨为巨骨，巨骨上为缺盆。此经自天牖穴前，下前至肩上，循○肩井穴，在肩上陷，缺盆上大骨前一寸半，以三指按取之，当中指下陷中是，却交手少阳之后，循大椎穴，在第一椎上陷中，会大杼穴，在项后第一椎下两旁相去各一寸五分陷中。足太阳、少阳之会，秉风穴，在肩上[①]小髃后，举臂有空。手太阳、阳明、手足少阳之会。《灵枢经》《甲乙经》《总录·骨度统论》《要旨论》皆云：入缺盆穴横骨陷中。其

[①] 上：原作"井"，据《针灸甲乙经》卷三第十三改。

支者，从耳后入耳中，出走耳前，至目锐眦后。其支者，从耳后入耳中，出走耳前。此经已入缺盆，又支而别行，从耳后，自悬颅、颔颥即脑空穴中，循翳风穴，在耳后陷中，按之引耳中痛，手足少阳之会，从耳中循听宫穴，在耳中珠子大如赤小豆。手足少阳、太阳三脉之会。出走耳前，循听会穴之下，至目锐眦后瞳子髎之下也。其支别者，自锐眦下大迎，合手少阳，抵于頄。頄，之劣切，目下为頄。此经自目外瞳子髎穴下下行，循大迎穴，在曲颔前一寸五分陷中动脉。足阳明脉气所发，系面部第三行。合手少阳于頄颧髎穴，在面頄骨下廉兑骨端陷中。手少阳、太阳之会也。下加颊车，下颈，合缺盆，加者，临也。此经自颧髎穴下行，加临于颊车穴，在耳下曲颊端陷中，下颈，循下经之前，以合于缺盆，阳明脉所发。下胸中，贯膈，络肝，属胆。《灵枢》《甲乙经》皆云：下胸膈。蔽骨上为胸；膈，见肺经。《难经》曰：左三叶，右四叶。胆在肝之短叶间。《二景图》云：肝，其治在左，其脏在右胁，右肾之前，并胃。《修明堂诀式》云：肝七叶，左三叶，右四叶；胆在短叶间，附第九椎。此经自缺盆以下胸中，循天池，在乳后一寸，腋下三寸。手心主、足少阳之会。贯穿其膈，络绕于期门穴，肝之募。在不容旁一寸五分，直两乳第二肋端。足太阳、厥阴、阴维之会；属于日月穴，胆之募。在期门下五分。足太阴、少阳、阳维之会。循胁里，出气冲，绕毛际，横入髀厌中。《甲乙经》"气冲"作"气街"。《骨度论》云：髃骭之左为肋骨共十二，小肠分也；髃骭之右为肋骨共十二，大肠之分也。《要旨论》云：肋骨为肋，毛际两旁动脉中为气街，腰髋骨两旁为机，机后为臀肉，机前为髀厌，一名髀枢。此经自日月穴循胁里章门穴之里，在大横外，直脐季肋端。足厥阴、少阳之会。出气街，在归来下，鼠鼷上一寸，动脉应手宛宛中。足阳明脉气所发。绕毛际，横入髀厌中环跳穴，在髀枢之中也。其直者，从缺盆下腋，循胸过季胁，下合髀厌中。"腋"作"掖"。腋，羊益切，肩下胁上为腋。《骨度论》云：胁骨之下季胁骨者左右共二，捷骨之下髀枢骨者左右共二。此经从缺盆直而下腋，循胸至○渊液穴，在腋下三寸宛宛中，举臂取之，○辄筋穴，在腋下三寸，复前行一寸，着胁直腋撅肋间，○日月穴，在期门下五分陷中，○京门穴，一名气俞，一名气府。在监骨腰中季胁本，侠脊，○带脉穴，在季胁下一寸八分陷中，○五枢穴，在带脉下三寸，○维道穴，在章门下五寸三分，○居髎穴，在章门下八寸三分，监骨上陷中，上髎穴，在第一空，腰髁下侠脊陷中。足太阳、少阳络；中髎穴，在第三空，挟脊陷中。厥阴、少阳所结之会；长强穴，在脊骶端。足少阴、少阳所结之会。下合于髀厌中环跳穴也。以下循髀阳，出膝外廉，下循髀、膝，见阳明经。此经自○环跳穴，在髀枢中。侧卧，伸下足，屈上足取之；○风市穴，在膝外两筋间，立，舒下两手，着腿当中指头陷中；○中渎穴，在髀骨外，膝上五寸分肉间陷中；○阳关穴，在阳陵泉上三寸，犊鼻外陷中。出膝外廉，至○阳陵泉穴，在膝下一寸外廉陷中。又云：膝下外尖骨；又，胫骨中微侧。下外辅骨之前，直下抵绝骨之端，胻骨之外为辅骨者左右共二。此经自阳陵泉穴，下循○阳交穴，一名别阳。在足外踝上七寸；循○外丘穴，在外踝上七寸；○光明穴，在足外踝上五寸，直下抵绝骨之端；循○阳辅穴，在足外踝上四寸，辅骨前，绝骨端，如前三分，去丘墟穴七寸。下出外踝之前，循足跗，上入小指次指之间。各经皆云：上出小指次指之端。《要旨》云：足大指本节后歧骨上为跗。又云：胻骨之下①为立骨，左右各有内外踝骨者共四。此经自阳辅穴，循○悬钟穴，一名绝骨。在外踝上三寸动脉中；循○丘墟穴，在足外踝下如前陷中，去临泣三寸；循○临泣穴，在足小指次指本节后间陷中，去挟溪一寸半；○地五会，在足

---

①下：原作"行"，据《圣济总录》卷一九一改。

小指次指本节后陷中，去挟溪一寸；○挟溪穴，在足小指次指歧骨间，本节前陷中；循○窍阴穴，在足小指次指端，去爪甲如韭叶是。其支者，别从跗上入大指之间，循大指歧骨内，出其端，还贯爪甲，出三毛。《要旨论》云：足大指爪甲后为三毛，三毛①后横纹为聚毛。此经已出小指次指之间，又自足跗上临泣穴支而别行，入于足大指，循歧骨内，贯爪甲，出三毛，大敦穴之分也。足少阳胆经自此交入足厥阴肝经，故足厥阴肝经起于足大指聚毛之上也。是动则病口苦，善太息，心胁②痛不能转侧，甚则面微尘，体无膏泽，足外反热，是为阳厥。是主骨所生病者：头角颔痛，目锐眦痛，缺盆中肿痛，腋下肿，马刀侠瘿，汗出振寒，疟，胸、胁肋、髀膝外至胫、绝骨、外踝前及诸节皆痛，小指次指不用。盛者，人迎大一倍于寸口；虚者，人迎反小于寸口。

---

① 三毛：原脱，据《十四经发挥》卷中补。
② 胁：原作"胆"，据《灵枢·经脉》改。

上足少阳胆经之图（图原阙）

足厥阴之脉，起于大指丛毛之上[1]，《灵枢经》《甲经》[2]皆云：起于大指丛毛之际。《要旨》云：足大指爪甲后为三毛，三毛[3]后横纹为聚毛。此经起于大指聚毛之上○大敦穴，在足大指端，去爪甲如韭叶及三毛中。循足跗上廉，跗，音夫，岐骨上为跗。此经自大敦穴，循○行间穴，在足大指间，动脉应手陷中；循足跗上廉至○太冲穴，在足大指本节后二寸，或一寸半内间，动脉应手陷中。去内踝

---

① 上：此上原衍"际"字，据《十四经发挥》卷中删。
② 甲经：应作"甲乙"。
③ 三毛：原脱，据《十四经发挥》卷中补。

一寸，踝，胡左切，胻骨下为立①骨，左右各有内外踝骨。循〇中封穴，在足内踝前一寸陷中，仰而取之，伸足乃得。上踝八寸，交出太阴之后，上腘内廉，腘，腓肠之上，膝后曲处为腘。此经自中封穴上踝，循三阴交穴，在内踝上三寸骨下陷中。足太阴、厥阴、少阴之交会；循〇蠡沟穴，在内踝上五寸；〇中都穴，一名中郄。在内踝上七寸胻骨中，与少阴相直；循〇膝关穴，在犊鼻下二陷中；循〇曲泉穴，在膝内辅骨下，大筋上，小筋下陷中，屈膝得之。在膝屈横纹头是。循股阴，入毛中，环阴器，抵小腹。《甲乙》云：循阴股入毛中；《针经》云：过阴器。《习医直格》云：脐上为腹，脐下为小腹。此经自曲泉穴上行，循〇阴包穴，在膝上四寸，股内廉两筋间；〇五里穴，在气冲下三寸，阴股中动脉；〇阴廉穴，在羊矢下，去气冲二寸，动脉中；循冲门穴，上去大横五寸，横骨两端约中动脉，去大横脐旁三寸五分；府舍穴，在冲门上，大横下四寸三分。循阴毛中，环绕阴器，抵小腹，

---

① 立：原作"上"，据《圣济总录》卷一九一改。

上循曲骨穴，在横骨之上毛际陷中，动脉应手。任脉、足厥阴之会；中极穴，在关元下一寸，足三阴、任脉之会。关元穴在脐下三寸，任脉也。挟胃，属肝，络胆。胃，见足阳明经；肝胆，见足少阳经。此经自关元穴，循○章门穴，在大横外直脐季肋端，侧卧，屈上足，伸下足，举臂取之；至○期门穴，直两乳第二肋端。肝之募；日月穴，直期门下五分。胆之募也；所以会于肝募期门，而绕于胆募日月穴也。上贯膈，布胁肋，膈，见肺经。骷髅之左为胁骨者上下共十二，肋骨之下为季肋骨共二；骷髅之右为胁骨者上下共十二，肋骨之下为季肋骨者共二。《要旨论》云：胁骨为肋。此经自期门之分，贯穿胸膈，循食窦穴，在云门下七寸四分，在任脉两旁各六寸，之外，渊液穴，在腋下三寸；大包穴，在渊液下三寸，布胁肋也。循喉咙之后，上入颃颡，《灵枢经》云：上颃颡。喉咙，见肺经。颃，苦浪切，咽颡也；颡，苏郎切。颃颡者，分气之池也。连目系，《要旨论》云：目内连深处为目系。上出额，与督脉会于巅。巅，见足太阳经；额，见足阳明经。此经自大包穴之里上行，循云门，在巨骨下，挟气户旁各二寸陷中，动脉应手；渊液之间上行，循人迎穴，在颈大筋动脉应手，挟结喉旁一寸五分，之外，上行，循喉咙之后，上入颃颡，循大迎穴，曲颔前一寸六分骨陷中动脉；地仓穴，在口吻旁四分；四白穴，在目下一寸；阳白穴，在眉上一寸，直目瞳子，之外，连目系，上出额，循临泣穴，在目上直入发际五分，之里，与督脉相会于头顶之巅，如山巅之最上也。百会穴，在顶中央也。其支者，从目系下颊里，环唇内。此经自百会穴支而下行任脉之外，本经之里，从目系下颊里，环周于口唇之内也。其支者，复从肝，别贯膈，上注肺。《甲乙经》云：上注肺中。此经已环唇内，而又复从期门穴支而别行，贯穿膈上，循于食窦穴之外，本经之里，住于肺中，下行于中焦之分，任脉中脘之外也。自此交入于肺经，故手太阴肺起于中焦也。是动则病腰痛不可俯仰,丈夫㿉疝,妇人少腹肿,甚则嗌干,面尘脱色。是主肝[1]所生病者:胸满,呕逆,飧泄,狐疝,遗溺,闭癃。盛则泻之,虚则补之,热则疾之,寒则留之,陷下则灸之,不盛不虚,以经取之。盛者,寸口大一倍于人迎;虚者,寸口反小于人迎也。

上足厥阴肝经之图(图原阙)

---

[1] 肝:此下原衍"也"字,据《圣济总录》卷一九一删。

督脉者，起于下极之腧，《难经》云：两阴之间，穴名屏翳。督脉生于背屏翳之后，并脊而上者，谓之督脉，上至齿缝而终。自屏翳前，随冲脉挟脐，上至齿缝相连者，谓之任脉。又云：前阴后，后阴前，屏翳两筋间为篡，篡内深处为下极；下极之前，男为廷，女为窈漏。《二景图》云：督之言都，是。又，阳脉之都纲也。人脉比于水，故云阳之海。此奇经之一脉也。《总录·奇经八脉论》曰：人之气血，常行于十二经脉，其诸经满溢，则流入奇经焉。奇经有八脉，督脉督于后，任脉任于前也。并于脊里，上至风府，脊，见足太阳经。此督脉自会阴穴，一名屏翳。在两阴间。任脉别络，挟督脉、冲脉之会。屏翳之后，并脊，循○长强穴，在脊骶端，计三分，趺地取之乃得；○腰俞穴，在第二十一椎节下间宛宛中。以挺腹地舒身，两手相重支额，纵四体后乃取其穴；○阳关穴，在十六椎节下间，伏而取之；○命门穴，在第十四椎节下间，伏而取之；○悬枢穴，在第十三椎节下间，伏而取之；○脊中穴，在第十一椎节下间，俯而取之；○筋缩穴，在第九椎节下间，俯而取之；○至阳穴，在第七[1]椎节下间，俯而取之；○灵台穴，在第六椎下间，俯而取之；○神道穴，在第五椎下间，俯而取之；○身柱穴，在第三椎下间，俯而取之；○风门穴，在第二椎下，两旁相去各一寸五分。督脉、足太阳之会；○陶道穴，在大椎节下间陷中，俯而取之；○大椎穴，在第一椎上陷中；○哑门穴，在风府后，入发际五分宛宛中。一名舌横，一名舌厌；○风府穴，入发际一寸，大筋内宛中。一名舌本。疾言其肉立起，言休立下。入脑，上巅，循额，至鼻柱。属阳脉之海也。中行凡二十七穴。脑、巅、额，见足太阳经。此经自风府穴入脑上巅，循○脑户穴，一名合颅。在枕骨上，强间后一寸五分；○强间穴，在后顶后一寸五分；○后顶穴，在百会后一寸五分，枕骨上；○百会穴，在前顶后一寸五分，顶中央旋毛中，可容一豆。一名三阳五会也。○前顶穴，在囟会后一寸五分陷中；○囟会穴，在上星后一寸陷中；○上星穴，在神庭后，入发际一寸陷中，容豆计；○神庭穴，直鼻上，入发际五分。循额

[1] 七：原作"九"，据《素问·气府论》改。

至鼻柱○素髎穴，在鼻柱上端。一名面上。○水沟穴，一名人中。在鼻柱下人中是也；○兑端穴，在唇上端；○龈交穴，在唇内齿上龈筋中。《内经·骨空论》：督脉者，起于少腹，以下骨中央，女子入系廷孔。其孔，溺孔之端也。其络循阴器，合篡间，绕篡后，别绕臀，至少阴，与巨阳中络者合少阴，上股内后廉，贯脊，属肾；于太阳起于目眦，上额，交巅上，入络脑，还出别下项，循肩髆内，挟脊，抵腰中，入循膂，络肾。其男子循茎中，下至篡，与女子等。其少腹直上也。直上者，贯脐中央，上贯心，入喉，上颐，环唇，上系两目之下承泣穴，在目下七分中央。启玄子注云：任、冲、督，一源而三歧也。

上督脉之图（图原阙）

任脉者，起于中极之下，循腹里，上关元，至咽喉。属阴脉之海也。中行凡二十四穴。
督为阳脉之海，任为阴脉之海，乃腹背之纲维，生养之本。故任脉起于中极之下，长强之上，此奇经之二脉也。与冲脉皆起于胞中，循脊里，为经络之海。其浮而外者，循腹上行，会咽喉，别络唇；其督脉起于少腹，以下骨中央；其少腹直上者，贯脐中央，上贯心，入喉，上颐、唇，系两目下中央。此任脉起于○会阴穴，一名屏翳。在两阴间。任脉别络，侠督、冲脉之会；○曲骨穴，在横骨之上毛际陷中，脐下七寸；○中极穴，一名玉泉，一名①气原。在关元下一寸；○关元穴，在脐下三寸；○石门穴，一名利机，一名丹田，一名精露。在脐下二寸；○气海穴，一名脖胦，一名下肓。在脐下一寸五分；○阴交穴，一名横户。在脐下一寸；○神阙穴，一名气舍。当脐中是；○水分穴，在下管下一寸，脐上一寸；○下脘穴，在建里下一寸；○建里穴，在中脘下一寸；○中脘穴，一名太仓。在上脘下一寸。上纪者中脘也。只以蔽骨至脐分中是也。○上脘穴，在巨阙下一寸五分，去蔽骨三寸；○巨阙穴，在鸠尾下一寸；○鸠尾穴，一名尾翳，一名䯏骬。在蔽骨之端下五分。人无蔽骨者，从岐骨下行②一寸是。言骨垂如鸠尾形，故以为名。○中庭穴，在膻中下一寸六分；○膻中穴，在玉堂下一寸六分，两乳间；○玉堂穴，在紫宫下一寸六分；○紫宫穴，在华盖下一寸六分；○华盖穴，在璇玑下一③寸；○璇玑穴，在天突下一寸陷中，仰取；○天突穴，在结喉下四寸宛宛中；○廉泉穴，一名舌本。在颔下，结喉上，舌本间，

---

① 名：原无，据《针灸甲乙经》卷三第十九补。此下"一名丹田""一名精露""一名下肓"中之"名"字同。
② 下行：原无，据《圣济总录》卷一九二补。
③ 一：原作"二"，据《针灸甲乙经》卷三第十四改。

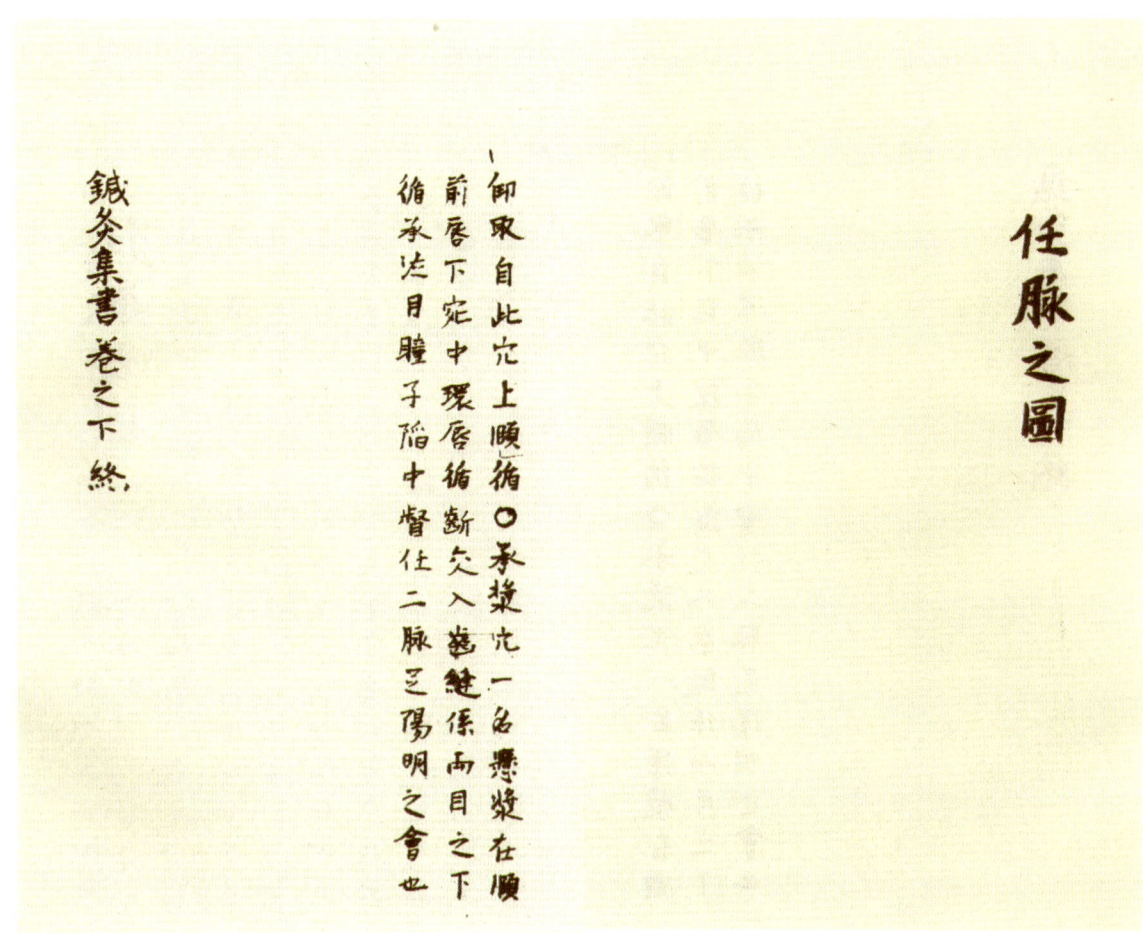

仰取。自此穴，上颐，循○承浆穴，一名悬浆。在颐前唇下宛中。环唇循龈交，入齿缝，系两目之下，循承泣，在目下七分，直[1]目瞳子陷中，督任二脉、足阳明之会也。

任脉之图（图原阙）

针灸集书卷之下终

---

[1] 在目下七分，直：原脱，据《针灸甲乙经》卷三第十补。

针灸素难要旨

明·高武 著　（日）冈本为竹 重订　王旭东 校订

日本宝历三年刻本

　　《针灸素难要旨》三卷，原名《针灸节要》，又名《针灸要旨》。针灸学著作。明代高武原著，首刊于明嘉靖十六年（1537）。是对《黄帝内经》和《难经》中有关针灸的理论予以分类汇编。后由日本冈本为竹重订编目并改书名为《针灸素难要旨》刊行。此次整理以日本宝历三年（1753）大阪弘昭轩书林本重印本为底本。

针灸素难要旨叙

医书最古而可信者，莫如《素》《难》，于针灸之诀又独详焉。盖原人之经络、血脉、阴阳、表里，以起百病之本，而针、石、汤、火，各有所宜，施其齐[1]之得也。虽磁石取针，何足云喻。然每患于注述乖剌[2]，拙者用之，往往失理，鲜不以愈为剧，可不慎耶？四明梅孤子高武纂集《针灸要旨》及《聚英》共三帙，一切以《素》《难》为主，而于后世之专门名家，多附述焉。其用意勤甚，少参东石戴公。既亲为校

---

[1]齐，同"剂"，药剂。
[2]乖剌(lá 辣)：违逆，不合。

正,且委诸铅,令未斋陶君师文梓而行之。是将广其传于世,欲人知所师而用之,庶乎其不缪①也。仁者之政,类如此矣。陶君属②予言为之叙,予因题数语于简端,俾世之知此书之传,实自二公始,而医之果不缪也,则高子之功何可少哉。谨叙。

嘉靖丁酉仲夏九日弋阳黄易书于九潭精舍

①缪:通"谬",错误
②属:通"嘱"。

《针灸要旨》书目

《素问》十二卷

世称"黄帝岐伯问答之书"。及观其旨意，殆非一时之言；而所撰述，亦非一人之手。刘向指为诸韩公子所著，程子[1]谓出战国之末，而其大略，正如《礼记》之萃于汉儒，而与孔子、子思之言并传也。盖《灵兰秘典》《五常正大》《六元正纪》等篇，无非阐明阴阳五行生制之理，配象合德，实切于人身。其诸色脉病名，针刺治要，皆推是理以广之。而皇甫谧之《甲乙》，杨上善之《太素》，亦皆本之于此，而微有异同。医家之纲法，无越于是书矣。然按西汉《艺文志》，有《内经》十八卷，及扁鹊、白氏二《内经》，凡三家，而《素问》之目乃不列。至隋《经籍志》，始有"素问"之名，而指为《内经》。唐王冰乃以《九灵》《九卷》牵合《汉志》之数，而为之注释，复以《阴阳大论》托为师张公所藏，以补其亡逸，而其用心亦勤矣。惜乎朱墨混淆，玉石相乱，训诂失之于迂疏，引援或至于未切。至宋林亿、高若讷等，正其误文，而增其缺义，颇于冰为有功。

---

[1] 程子：即程颐，北宋教育家、理学家。

《难经》十三卷

秦越人祖述《黄帝内经》，设为问答之辞，以示学者。所引经言，多非《灵》《素》本文，盖古有其书，而今亡之耳。隋时有吕博望注本，不传。宋王惟一集五家之说，而醇疵或相乱。惟虞氏①粗为可观。纪齐卿②注稍审，乃附辩杨玄操、吕广、王宗正三子之非。周仲立③颇加订易，而考证未明。李子野④亦为句解，而无所启发。近代张洁古注后附药，殊非经义。王少卿⑤演绎其说，目曰"重玄"，亦未足以发前人之蕴。

滑伯仁氏取长弃短，折中以己意，作《难经本义》。

---

① 虞氏：即北宋医家虞庶。著有《注难经》。原书佚，部分内容见存于《难经集注》。
② 纪齐卿：即金代医家纪天锡，字齐卿。著有《集注难经》，原书佚。
③ 周仲立：即宋代医家周与权，字仲立，临川（今属江西抚州）人。著有《难经辨正释疑》，原书佚。
④ 李子野：即宋金医家李駉，字子野，号晞范子，临川（今属江西抚州）人。著有《难经句解》，原书佚。
⑤ 王少卿：金元医家，著有《难经重玄》，原书佚。

《针灸要旨》凡例

◎ 《难经》节要：先取行针补泻，次取井荥俞经合，又次及经脉，各以类相从，不拘旧经篇次。

◎ 《素问》节要：先九针，次补泻，次诸法，次病刺，次经脉、髎穴，不拘旧文篇目。

◎ 《难经》注虽多，惟滑氏《本义》折中众说，故存之。

◎ 各书有羽翼《难经》者，集注于各条下。

◎ 《难经》注与经旨未合者，窃疑之，非敢妄议前人也，亦欲求明夫理耳。

◎ 《素问》《内经·灵枢》，旧有王冰注，议者谓其多所强解，今去之，惟录其本文。

◎ 《素问》浩瀚，今节要立题分类，以便记诵。

◎ 前人谓《素问》篇次失序，错简不无。今节要或录其全篇，或摘其一节，而类聚之。

◎ 书之有图，所以彰明其义也，可图则图之，今置图卷首，以备参考。

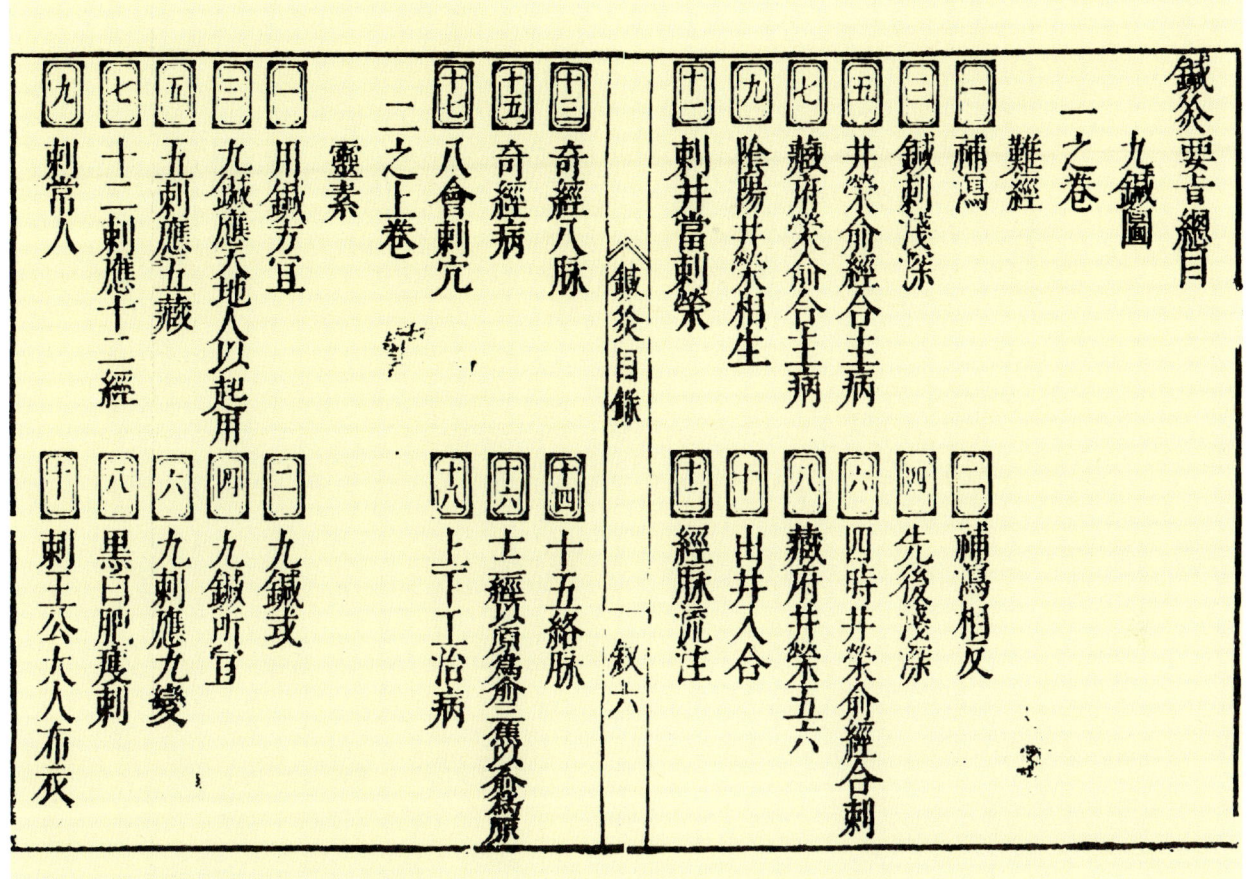

《针灸要旨》总目

九针图

一之卷　《难经》
一、补泻
二、补泻相反
三、针刺浅深
四、先后浅深
五、井荥俞经合主病
六、四时井荥俞经合刺
七、脏腑荥俞合主病
八、脏腑井荥五六
九、阴阳井荥相生
十、出井入合
十一、刺井当刺荥
十二、经脉流注
十三、奇经八脉
十四、十五络脉

十五、奇经病
十六、十二经以原为俞，三焦以俞为原
十七、八会刺穴
十八、上下工治病

二之上卷　《灵》《素》
一、用针方宜
二、九针式
三、九针应天地人以起用
四、九针所宜
五、五刺应五脏
六、九刺应九变
七、十二刺应十二经
八、黑白肥瘦刺
九、刺常人
十、刺王公大人布衣

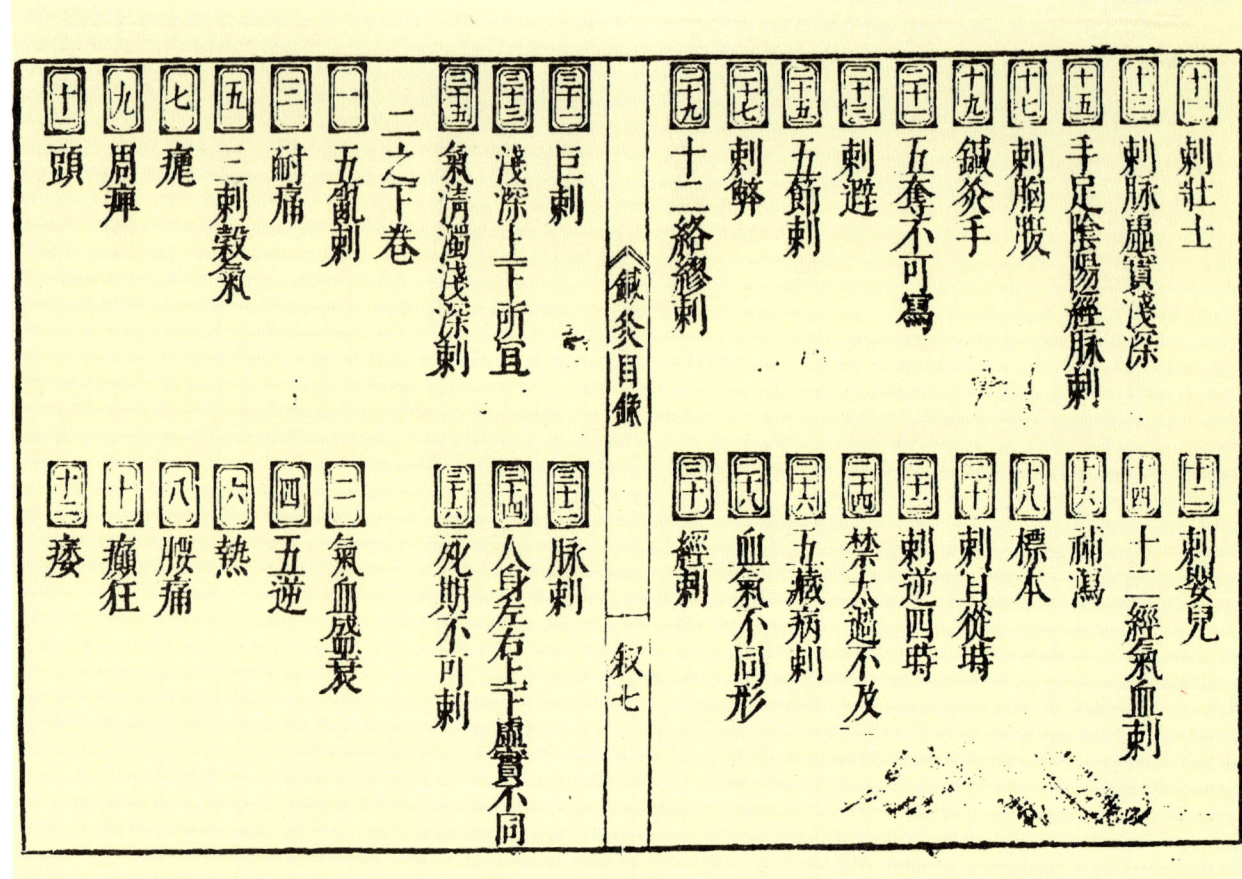

十一、刺壮士
十二、刺婴儿
十三、刺脉虚实浅深
十四、十二经气血刺
十五、手足阴阳经脉刺
十六、补泻
十七、刺胸腹
十八、标本
十九、针灸手
二十、刺宜从时
二十一、五夺不可泻
二十二、刺逆四时
二十三、刺避
二十四、禁太过不及
二十五、五节刺
二十六、五脏病刺
二十七、刺弊
二十八、血气不同形
二十九、十二络缪刺
三十、经刺
三十一、巨刺
三十二、脉刺
三十三、浅深上下所宜
三十四、人身左右上下虚实不同
三十五、气清浊浅深刺
三十六、死期不可刺

二之下卷
一、五乱刺
二、气血盛衰
三、耐痛
四、五逆
五、三刺谷气
六、热
七、疟
八、腰痛
九、周痹
十、癫狂
十一、头
十二、痿

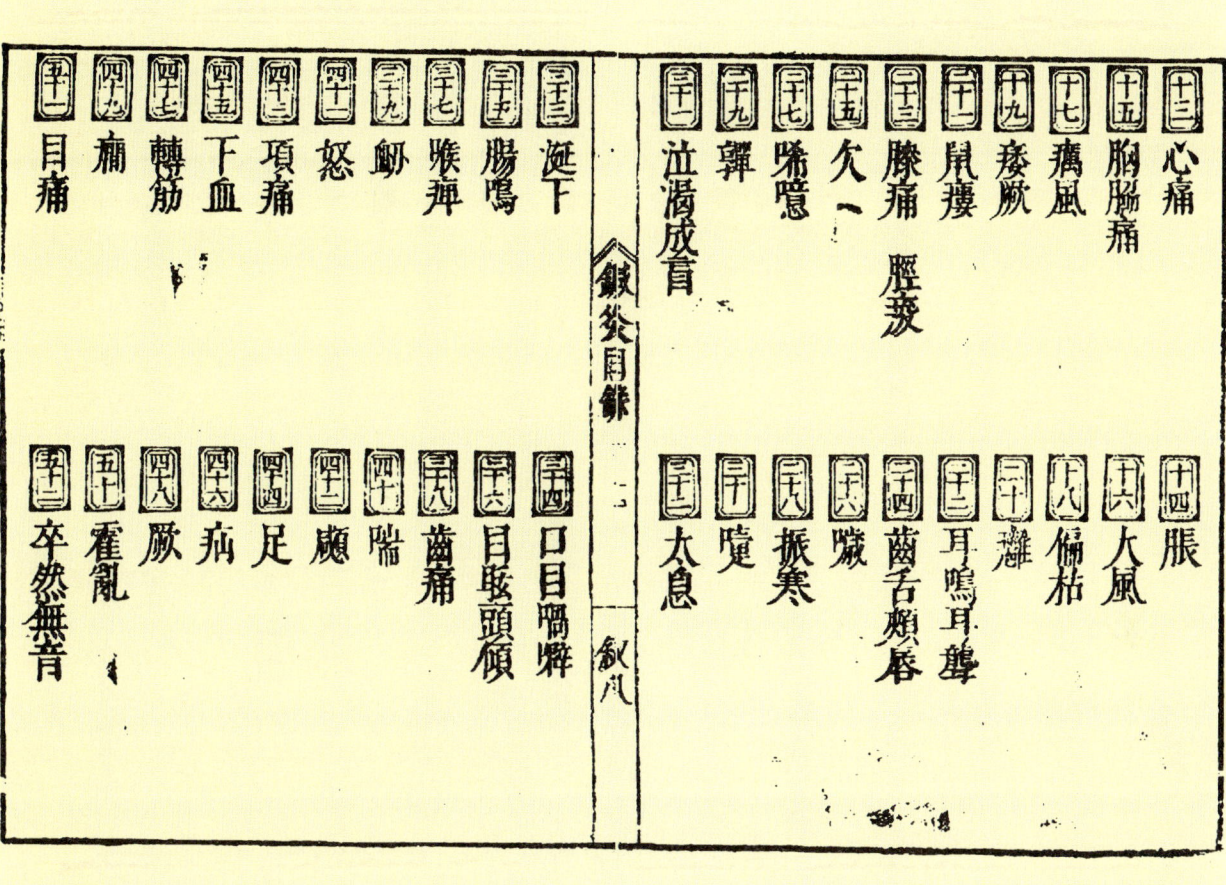

十三、心痛
十四、胀
十五、胸胁痛
十六、大风
十七、疠风
十八、偏枯
十九、痿厥
二十、痛
二十一、鼠瘘
二十二、耳鸣、耳聋
二十三、膝痛、胫酸
二十四、齿、舌、颊、唇
二十五、欠
二十六、哕
二十七、唏、噫
二十八、振寒
二十九、嚲
三十、嚔
三十一、泣竭成盲
三十二、太息
三十三、涎下
三十四、口目㖞僻
三十五、肠鸣
三十六、目眩头倾
三十七、喉痹
三十八、齿痛
三十九、衄
四十、喘
四十一、怒
四十二、颠
四十三、项痛
四十四、足
四十五、下血
四十六、疝
四十七、转筋
四十八、厥
四十九、痫
五十、霍乱
五十一、目痛
五十二、卒然无音

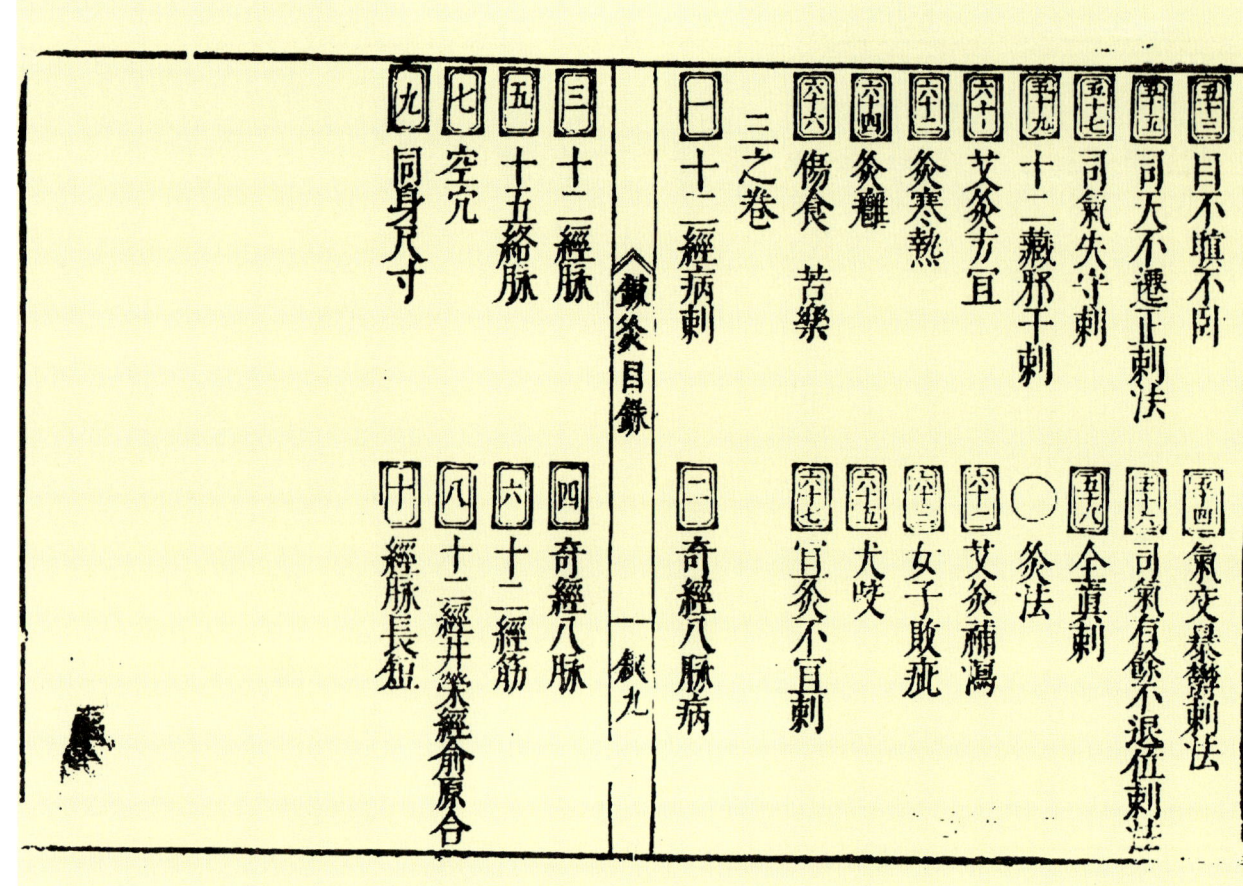

五十三、目不瞑不卧
五十四、气交暴郁刺法
五十五、司天不迁正刺法
五十六、司气有余不退位刺法
五十七、司气失守刺
五十八、全真刺
五十九、十二脏邪干刺

灸法

六十、艾灸方宜
六十一、艾灸补泻
六十二、灸寒热
六十三、女子败疵
六十四、灸痈

六十五、犬咬
六十六、伤食、苦乐
六十七、宜灸不宜刺

三之卷

一、十二经病刺
二、奇经八脉病
三、十二经脉
四、奇经八脉
五、十五络脉
六、十二经筋
七、空穴
八、十二经井荥经俞原合
九、同身尺寸
十、经脉长短

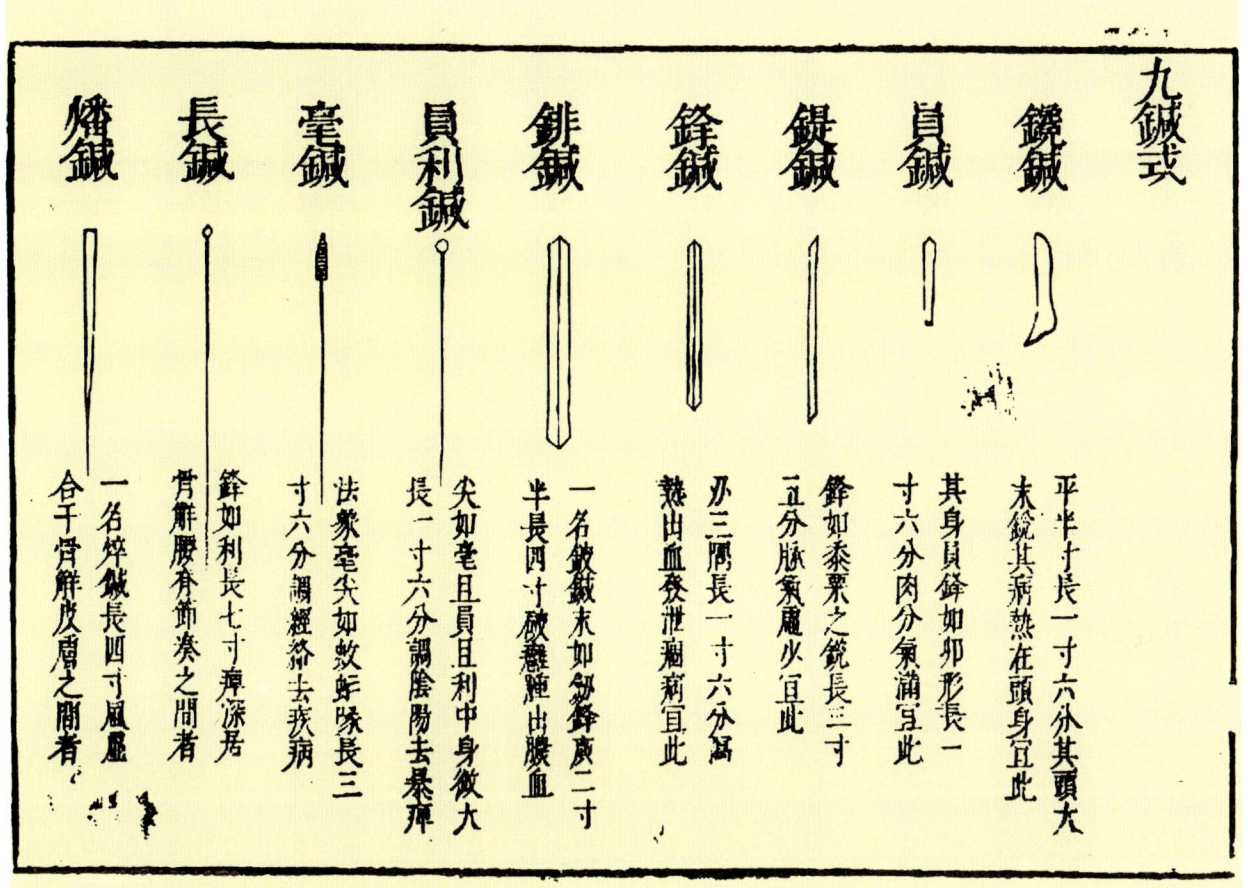

九针式

镵针（图见上）：平半寸，长一寸六分，其头大末锐。其病热在头身宜此。

员针（图见上）：其身员，锋如卵形，长一寸六分。肉分气满宜此。

鍉针（图见上）：锋如黍粟之锐，长三寸五分。脉气虚少宜此。

锋针（图见上）：刃三隅，长一寸六分。泻热出血，发泄痼病宜此。

铍针（图见上）：一名铍针。末如剑锋，广二分[1]半，长四寸。破痈肿，出脓血。

员利针（图见上）：尖如毫，且员且利，中身微大。长一寸六分。调阴阳，去暴痹。

毫针（图见上）：法象毫尖，如蚊虻喙，长三寸六分。调经络，去疾病。

长针（图见上）：锋如利，长七寸。痹深居骨解腰脊节奏之间者。

燔针（图见上）：一名焠针。长四寸。风虚合于骨解皮肤之间者。

---

①分：原作"寸"，与理不符，据《灵枢·九针论》改。

《针灸要旨》卷之一

四明高武撰述　法桥冈本一抱子重订

《难经》

一、补泻

七十八难曰：针有补泻，何谓也？然补泻之法，非必呼吸出内针也。

纪氏曰：呼尽而内针，吸而引针者为补。吸则内针，呼尽出针为泻。此言补泻之时，非必呼吸出内而已。

然知为针者信其左，不知为针者信其右。

纪氏曰：然知为针信其左者，以左调右，有余不足，补泻于荥俞也。不知为针者信其右，但一心用针，不知以左调右也。

当刺之时，先以左手压按所针荥俞之处，弹而努之，爪而下之。其气之来，如动脉之状，顺针而刺之。得气，因推而内之，是谓补；动而伸之，是谓泻。不得气，乃与男外女内；不得气，是谓十死，不治也。

滑氏曰：弹而努之，"努"读作"怒"。爪而下之，搯①之稍

---

① 搯：当作"搯"。

重，皆欲致其气之至也。气至指下，如动脉之状，乃乘其至而刺之。顺，犹循也，乘也。停针待气，气至针动，是得气也。因推针而内之，是谓补；动针而伸之，是谓泻。此越人心法，非呼吸出内也，是固然也。若停针候气，久而不至，乃与男子则浅其针而候之卫气之分，女子则深其针而候之营气之分。如此而又不得气，是谓其病终不可治也。篇中前后二"气"字不同，不可不辨。前言气之来如动脉之状，未刺之前，左手所候之气也；后言得气不得气，针下所候之气也。此自两节，周仲立乃云：凡候气，左手宜略重。候之不得，乃与男则少轻其手于卫气之分以候之，女则重其手于营气之分以候之。如此则既无前后之分，又昧停针待气之道，尚何所据为补泻耶？

六十九难曰：经言虚者补之，实者泻之，不虚不实，以经取之，何谓也？然虚者补其母，实者泻其子，当先补之，然后泻之。不虚不实，以经取之，是正经自病，不中他邪也，当自取其经，故言以经取之。

滑氏曰：《灵枢》第十篇载十二经皆有"盛则泻之，虚则补之，不盛不虚，以经取之"。虚者补其母，实者泻其子，子能令母实，母能令子虚。假令肝病，虚即补厥阴之合，曲泉是也；实则泻厥阴之荥，行间是也。先补后泻，即后篇阳气不足，阴气有余，当先补其阳，而后泻其阴之意。若于此义不属，非阙误，则羡文[1]也。不实不虚，以经取之者，即四十九难忧愁思虑则伤心，形寒饮冷则伤肺，恚怒气逆则伤肝，饮食劳倦则伤脾，久坐湿地、强力入水则伤肾。盖正经之自病者也。杨氏曰：不实不虚，是诸[2]脏不相乘也，故云自取其经。

七十六难曰：何谓补泻？当补之时，何所取气？当泻之时，何所置气？然当补之时，从卫取气，当泻之时，从营置气。其阳气不足，阴气有余，当先补其阳，而后泻其阴；阴气不足，阳气有余，当先补其阴，而后泻其阳。营卫通行，此其要也。

滑氏曰：《灵枢》五十二篇曰：浮气不循经者为卫气，其精气之行于经者为营气。盖补则取浮气

---

①羡文：即"衍文"，传抄时衍入的字。
②诸：《难经本义》作"谓"。

之不循经者，以补虚处，泻则从营置其气而不用也。置，犹弃置之置。然人之病，虚实不一，补泻之道，亦非一也。是以阳气不足而阴气有余，则先补阳而后泻阴以和之；阴气不足而阳气有余，则先补阴而后泻阳以和之。如此则营卫自然通行矣。

七十五难曰：经言东方实，西方虚，泻南方，补北方，何谓也？然金木水火土，当更相平。东方木也，西方金也。木欲实，金当平之；火欲实，水当平之；土欲实，木当平之；金欲实，火当平之；水欲实，土当平之。东方肝也，则知肝实；西方肺也，则知肺虚。泻南方火，补北方水。南方火，火者，木之子也；北方水，水者，木之母也。水胜火，子能令母实，母能令子虚，故泻火补水，欲令金不得平木也。经曰：不能治其虚，何问其余，此之谓也。

滑氏曰：金不得平木，"不"字疑衍。

东方实，西方虚，泻南方，补北方者，木金火水欲更相平也。木火土金水之欲实，五行之贪胜而务权也。金水木火土之相平，以五行所胜而制其贪也。经曰：一脏不平，所胜平之。东方肝也，西方肺也，东方实，则知西方虚矣。若西方不虚，则东方安得而过于实邪？或泻或补，要亦抑其甚而济其不足，损过就中之道也。水能胜火，子能令母实，母能令子虚。泻南方火者，夺子之气，使食母之有余；补北方水者，益子之气，使不食于母也。如此则过者退，抑者进，金得平其木，而东西二方无复偏胜偏亏之患矣。越人之意，大抵谓东方过于实，而西方之气不足，故泻火以抑其木，补水以济其金，是乃使金得与木相停，故曰：欲令金得平木也。若曰"欲令金不得平木"，则前后文义窒碍，竟说不通。使肝木不过，肺金不虚，复泻火补水，不几于实实虚虚耶？八十一难文义正与此互相发明。九峰蔡氏①谓：水火金木土，谷惟修，取相胜②以泄其过，其意亦同。故结句云：不能治其虚，何问其余，若③为知常而不知变者之戒也。此篇大意，在肝实肺虚，泻火补水上。

或问：子能

---

①九峰蔡氏：即蔡沉，字仲默，号九峰。
②胜：《难经本义》作"制"。
③若：《难经本义》作"盖"。

令母实，母能令子虚，当泻火补土为是。盖子有余则不食母之气，母不足则不能荫其子。泻南方火，乃夺子之气，使食母之有余；补中央土，则益母之气，使得以荫其子也。今乃泻火补水何软？曰：此越人之妙，一举而两得之者也。且泻火，一则以夺木之气，一则以去金之克；补水，一则以益金之气，一则以制火之光。若补土，则一于助金而已，不可施于两用，此所以不补土而补水也。或又问：母能令子实，子能令母虚，五行之道也。今越人乃谓子能令母实，母能令子虚，何哉？曰：是各有其说也。母能令子实，子能令母虚者，五行之生化。子能令母实，母能令子虚者，针家之予夺，固不相侔也。

四明陈氏[①]曰：仲景云，木行乘金，名曰横；《内经》曰：气有余，则制己所胜而侮所不胜。木实金虚，是木横而凌金，侮所不胜也。木实本以金平之，然以其气正强而横，金平之则两不相伏而战，战则实者亦伤，虚者亦败。金虚本资气于土，然其时土亦受制，未足以

---

① 四明陈氏：即陈瑞孙，字廷芝。元代人，与其子宅之同著《难经辨疑》。

资之，故取水为金之子，又为木之母。于是泻火补水，使水胜火，则火馁而取气于木，木乃减而不复实。水为木母，此母能令子虚也。木既不实，其气乃平，平则金免木凌，而不复虚。水为金子，此子能令母实也。所谓金不得平木，不得径以金平其木，必泻火补水而旁治之，使木金之气自然两平耳。今按陈氏此说，亦自有理。但为"不"之一字所缠，未免牵强费辞，不若直以"不"字为衍文尔。观八十一难中，当知"金平木"一语可见矣。

王安道曰：余每读至此，未尝不叹夫越人之得经旨，而悼夫后世之失经旨也。先哲有言：凡读书不可先看注解，且将经文反复而详味之，得自家有新意，却以注解参校，庶乎经意昭然，而不为他说所蔽。若先看注解，则被其说横吾胸中，自家却无新意矣。余平生佩服此训，所益甚多。且如《难经》此篇，其言周备纯正，足为万世法，后人纷纷之论，其可凭乎？夫实则泻之，虚则补之，此常道也；实则泻其子，虚则补其母，亦常道也，人皆知之。今肝实肺虚，乃不泻肝而泻心，此则人亦知之。至于不补肺补脾而补肾，此则人不能知，惟越人知之耳。夫子能令母实，母能令子虚，以常情观之，则曰心火实致肝木亦实，此子能令母实也；脾土虚致肺金亦虚，此母能令子虚也。心火实固由自王，脾土虚乃由肝木制之，法当泻心补脾，则肝肺皆平矣。越人则不然。其子能令母实，子谓火，母谓木，固与常情无异；其母能令子虚，母谓水，子谓木，则与常情不同矣。故曰："水者，木之母也，子能令母实"一句，言病因也；"母能令子虚"一句，言治法也。其意盖曰：火为木之子，子助其母，使之过分，而为病矣。今将何以处之？惟有补水泻火之治而已。夫补水者，何谓也？盖水为木之母，若补水之虚，使力可胜火，火势退而木势亦退。此则母能虚子之义，所谓不治之治也。此"虚"字，与"精气夺则虚"之"虚"字不同。彼虚谓耗其真而致虚，此虚谓抑其过而欲虚之也。若曰：不然则"母能令子虚"一句，将归之脾肺乎？既归于脾肺，今何不补脾乎？

夫五行之道，其所畏者，畏所克耳。今火大王，水大亏，火何畏乎？惟其无畏，则愈王而莫能制。苟非滋水以求胜之，孰能胜也？"水胜火"三字，此越人寓意处，细观之，勿轻忽也。虽泻火补水并言，然其要又在补水耳。后人乃言独泻火，而不用补水，又曰泻火即是补水，得不大违越人与经之意乎！若果不用补水，经不必言补北方，越人不必言补水矣。虽水不虚，而火独暴王者，固不必补水亦可也。若先因水虚而致火王者，不补水可乎？水虚火王而不补水，则药至而暂息，药过而复作，将积年累月，无有穷已，安能绝其根哉！虽苦寒之药，通为抑阳扶阴，不过泻火邪而已，终非肾脏本药不能滋养北方之真阴也。欲滋真阴，舍地黄、黄檗之属不可也。且夫肝之实也，其因有二：心助肝，肝实之一因也；肺不能制肝，肝实之二因也。肺之虚也，其因亦有二：心克肺，肺虚之一因也；脾受肝克而不能生肺，肺虚之二因也。今补水而泻火，火退则木气削；又金不受克而制木，东方不实矣，金气得平；又土不受克而生金，西方不虚矣。若以虚则补母言之，肺虚则当补脾，岂知肝气正盛，克土之深，虽每日补脾，安能敌其正盛之势哉！纵使土能生金，金受火克，亦所得不偿所失矣，此所以不补土而补水也。或疑木王补水，恐水生木而木愈王，故闻独泻火不补水论，忻然而从之。殊不知木已王矣，何待生乎？况水之虚，虽峻补尚不能复其本气，安有余力生木哉？若能生木，则能胜火矣。或又谓补水者，欲其不食于母也。不食于母，则金气还矣。岂知火克金，土不生金，金之虚已极，尚不能自给，水虽欲食之，何所食乎？若如此，则金虚不由于火之克，土之不生，而由于水之食尔，岂理也哉？纵水不食金，金亦未必能复常也！"金不得平木"一句，多一"不"字，所以泻火补水者，正欲使金得平木也，"不"字当删去。"不能治其虚，何问其余"，虚，指肺虚而言也。泻火补水，使金得平木，正所谓能治其虚；不补土，不补金，乃泻火补水，使金自平。此法之巧而妙者，苟不能晓此法，而不能治此虚，则不须问其他，必是无能之人矣。故曰"不能治其虚，何问其余"。若夫上文所谓金木水火土更相平之义，不劳解而自明，兹故弗具也。夫越人，亚圣也，论至于此，敢不敛衽？但恨说者之斁[1]蚀，故辩之。武按：滑氏受针法于东平高洞阳，故以针法补泻注；岂王氏不习针，故以用药论，而补泻之理明矣。若经旨则针药皆通。

七十二难曰：经言能知迎随之气，可令调之；调气之方，必在阴阳。何谓也？然所谓迎随者，知营卫之流行，经脉之往来也。随其顺逆[2]而取之，故曰迎随。

滑氏曰：迎随之法，补泻之道也。迎者，迎而夺之；随者，随而济之。然必知营卫之流行，经脉之往来。营卫流行，经脉往来，其义一也。知之而后可以视夫病之逆顺，随其所当而为补泻也。

四明陈氏曰：迎者，迎其气之方来而未盛也以泻之；随者，随其气之方往而未虚也以补之。愚按：迎随有二：有虚实迎随，有子母迎随。陈氏之说，虚实迎随也；若七十九难所载，子母迎随也。

---

[1] 斁（yì 艺）：败坏。
[2] 顺逆：《难经本义》倒作"逆顺"。

调气之方，必在阴阳。知其内外表里，随其阴阳而调之，故曰调气之方，必在阴阳。

滑氏曰：在，察也。内为阴，外为阳；表为阳，里为阴。察其病之在阴在阳而调之也。杨氏曰：调气之方，必在阴阳者，阴虚阳实，则补阴泻阳；阳虚阴实，则补阳泻阴；或阳并于阴，阴并于阳，或阴阳俱虚俱实，皆随其所见而调之。谢氏①曰：男外女内，表阳里阴，调阴阳之气者，如从阳引阴，从阴引阳，阳病治阴，阴病治阳之类。

七十九难曰：经言迎而夺之，安得无虚？随而济之，安得无实？虚之与实，若得若失；实之与虚，若有若无。何谓也？

滑氏曰：出《灵枢》第一篇。得，求而获也；失，纵也，遗也。其第二篇曰：言实与虚，若有若无者，谓实者有气，虚者无气也。言虚与实，若得若失者，谓补者佖②然若有得也，泻者怳③然若有失也，即第一篇之义。

然迎而夺之者，泻其子也；随而济之者，补其母也。

---

① 谢氏：即谢缙孙，字坚白。元代医家，著《难经说》。
② 佖（bì 必）：满，满足。
③ 怳：同"恍"，失意。

假令心病，泻手心主俞，是谓迎而夺之者也；补手心主井，是谓随而济之者也。

滑氏曰：迎而夺之者，泻也；随而济之者，补也。假令心病，心，火也，土为火之子，手心主之俞，大陵也，实则泻之，是迎而夺之也；木者，火之母，手心主之井，中冲也，虚则补之，是随而济之也。迎者，迎于前；随者，随其后。此假心为例，而补泻则云手心主，即《灵枢》所谓少阴无俞者也。当与六十六难并观。

洁古曰：呼吸出纳，亦名迎随也。

所谓实之与虚者，牢濡之意也。气来实牢者为得，濡虚者为失，故曰若得若失也。

滑氏曰：气来实牢濡虚，以随济迎夺而为得失也。前云"虚之与实，若得若失，实之与虚，若有若无"，此言实之与虚，若得若失。盖得失、有无，义实相同，互举之，省文耳。

八十一难曰：经言有见如入，有见如出者，何谓也？然所谓有见如入者，谓左手见气来至乃内针，针入见气尽乃出针。是谓有见如入，有见如出也。

滑氏曰："所谓有见如入"下当欠"有见如出"四字。"如"读为"而"，《孟子》书"望道而未之见"，"而"读为"如"，盖通用也。

有见而入出者，谓左手按穴，待气来至乃下针，针入候其气应尽而出针也。

纪氏曰：针之出入，皆随气往来。《素问》曰：见其乌乌，见其稷稷，从见其飞，不知其谁，伏如横弩[1]，起如发机是也。《素问·宝命全形论》文

二、补泻相反

八十一难曰：经言无实实、虚虚，损不足而益有余。是寸口脉耶？将病自有虚实耶？其损益奈何？然是病，非谓寸口脉也，谓病自有虚实也。假令肝实而肺虚，肝者，木也，肺者，金也，金木当更相平，当知金平木。假令肺实而肝虚，微少气，用针不补其肝，而反重实其肺，故曰实实、虚虚，损不足而益有余。此者中工之所害也。

滑氏曰："是病"二字，非误即衍。肝实肺虚，金当平木，如七十五难之说。若肺实肝虚，则当抑金而扶木也。用针者，乃不补其肝，而反重实其肺，此

---

[1] 横弩：张开弓弩。横，通"㧎"，张弓弩。弩：原作"努"，据《素问·宝命全形论》改。

所谓实其实而虚其虚，损不足而益有余，杀人必矣。"中工①"，犹云粗工也。

十二难曰：经言②五脏脉已绝于内，用针者反实其外；五脏脉已绝于外，用针者反实其内。内外之绝，何以别之？然五脏脉已绝于内者，肾肝气已绝于内也，而医反补其心肺；五脏脉已绝于外者，其心肺脉已绝于外也，而医反补其肾肝。阳绝补阴，阴绝补阳，是谓实实、虚虚，损不足益有余。如此死者，医杀之耳。

滑氏曰：《灵枢》第一篇曰：凡将用针者，必先诊脉，视气之剧易，乃可以治也。又第三篇曰：所谓五脏之气已绝于内者，脉口气内绝不至，反取外之病处，与阳经之合，有留针以致其阳气，阳气至则内重竭，重竭则死矣。其死也，无气以动，故静。所谓五脏之气已绝于外者，脉口气外绝不至，反取其四末之输，有留针以致其阴气，阴气至则阳气反入，入则逆，逆则死矣。其死也，阴气有余，故躁。此《灵枢》以脉口内外言阴阳也，越人

---

①中工：此下《难经本义》有"中常之工"四字。
②经言：原脱，据《难经本义》补。

以心肺、肾肝内外别阴阳，其理亦犹是也。纪氏谓此篇言针法，冯氏谓合入用针补泻之类。

三、针刺浅深

七十难曰：春夏刺浅，秋冬刺深者，何谓也？然春夏者，阳气在上，人气亦在上，故当浅取之；秋冬者，阳气在下，人气亦在下，故当深取之。

滑氏曰：春夏之时，阳气浮而上，人之气亦然，故刺之当浅，欲其无太过也。秋冬之时，阳气沉而下，人之气亦然，故刺之当深，欲其无不及也。经曰：必先岁气，无伐天和，此之谓也。四明陈氏曰：春气在毛，夏气在皮，秋气在分肉，冬气在骨髓，是浅深之应也。

七十一难曰：经言刺营无伤卫，刺卫无伤营，何谓也？然；针阳者，卧针而刺之；刺阴者，先以左手摄按所针荣俞之处，气散乃内针。是谓刺营无伤卫，刺卫无伤营也。

滑氏曰：营为阴，卫为阳。营行脉中，卫行脉外，各有浅深也，用针之道亦然。针阳必卧针而刺之者，以阳气轻浮，过之恐伤于营也。刺阴者，先以左手按所刺之穴，良久，令气散乃内针，不然则伤卫气也。"无""毋"通，禁止辞。

四、先后浅深

七十难曰：春夏各致一阴，秋冬各致一阳，何也？然春夏温，必致一阴者，初下针，沉之至肾肝之部，得气引持之，阴也。秋冬寒，必致一阳者，初内针，浅而浮之至心肺之部，得气推内之，阳也。是谓春夏必致一阴，秋冬必致一阳。

滑氏曰：致，取也。春夏气温，必致一阴者，春夏养阳之义也。初下针，即沉之至肾肝之部，俟其得气，乃引针而提之，以至于心肺之分，所谓致一阴也。秋冬气寒，必致一阳者，秋冬养阴之义也。初内针浅而浮之，当心肺之部，俟其得气，推针而内之，以达于肾肝之分，所谓致一阳也。此篇致阴阳之说，越人特推其理，有如是者尔。凡用针补泻，自有所宜，初不必以是相拘也。

五、井荥俞经合主病

六十八难曰：五脏六腑，各有井、荥、俞、经、合，皆何所主？然经言所出为井，所流①为荥，所注为俞，所行为经，所入为合。井主心下满，荥主身热，俞主体重节痛，经主喘咳寒热，合主逆气而泄，此五脏六腑井、荥、俞、经合所主病也。

滑氏曰：主，主治也。井，谷井之井，水源之所出也。荥，绝小水也，井之源本微，故所流尚小而为荥。俞，输也，注也，自荥而注，乃为俞也。由俞而经过于此，乃谓之经。由经而入于所合，谓之合。合者，会也。《灵枢》第一篇曰：五脏五俞，五五二十五俞，六腑六俞，六六三十六俞。此"俞"字，空②穴之总名。凡诸空穴，皆可以言俞。经脉十二，络脉十五，凡二十七气所行，皆井、荥、俞、经、合之所系，而所主病各不同。井主心下满，肝木病也，足厥阴之支，从肝别贯膈，上注肺，故井主心下满。荥主身热，心火病也。俞主体重节痛，脾土病也。经主喘咳寒热，肺金病也。合主逆气而泄，肾水病也。谢氏曰：此举五脏之病各一端为例，余病可以类推而互取也。不言六腑

---

①流：通"溜"。
②空："孔"之本字。

者，举脏足以该之。

项氏曰：井象水之泉，荥象水之陂①，俞象水之窬②，经象水之流，合象水之归，皆取水之义也。

纪氏曰：井之所治，不以五脏六腑，皆主心下满；荥之所治，不以五脏六腑，皆主身热；俞之所治，不以五脏六腑，皆主体重节痛；经之所治，不以五脏六腑，皆主喘咳寒热；合之所治，不以五脏六腑，皆主逆气而泄。俱言脏不言腑者，恐未中理。

六、四时井荥俞经合刺

七十四难曰：经言春刺井，夏刺荥，季夏刺俞，秋刺经，冬刺合者，何谓也？然春刺井者，邪在肝；夏刺荥者，邪在心；季夏刺俞者，邪在脾；秋刺经者，邪在肺；冬刺合者，邪在肾。

滑氏曰：荥俞之系四时者，以其邪各有所在也。其肝、心、脾、肺、肾，而系于春夏秋冬者，何谓也？然五脏一病辄有五也。假令肝病，色青者，肝也；臊臭者，肝也；喜酸者，肝也；喜呼者，肝也；喜泣者，肝也。其病众多，不可尽言也。四时有数，而并系于春夏秋冬者

---

①陂（bēi 杯）：水边，水边障水的堤岸。
②窬（yú 鱼）：小洞。

也。针之要妙，在于秋毫者也。

滑氏曰：五脏一病，不止于五，尤众多也。虽其众多而四时有数，故并系于春夏秋冬，及井荣俞经合之属也。用针者，必精察之。

详此篇文义，似有缺误。今且依此解之，以俟知者。

七、脏腑荣俞合皆以井为始

六十三难曰：《十变》言五脏六腑荣合，皆以井为始者，何也？然井者，东方春也，万物之始生，诸蚑行喘息，蜎飞蠕动，当生之物，莫不以春生。故岁数始于春，日数始于甲。故以井为始也。蚑，去知切；蠕，音软

滑氏曰：十二经所出之穴，皆谓之井，而以为荣俞之始者，以井主东方木，木者，春也，万物发生之始，诸蚑者行、喘者息，息谓嘘吸气也。《公孙弘传》作"蚑行喙息"，义尤明白。蜎者飞，蠕者动，皆虫豸之属。凡当生之物，皆以春而生，是以岁之数则始于春，日之数则始于甲。人之荣合则始于井也。冯氏曰：井，谷井之井，泉源之所出也。四明陈氏曰：经穴之气所生，则自井始，而溜[①]荣注俞，

---

① 溜：原作"留"，据《难经本义》改。

过经入合，故以万物及岁月日数之始为譬也。

八、脏腑井荥五六[1]

六十二难曰：脏井荥有五，腑独有六者，何谓也？然腑者，阳也，三焦行于诸阳，故置一俞，名曰原；腑有六者，亦与三焦共一气也。

滑氏曰：脏之井荥有五，谓井荥俞经合也；腑之井荥有六，以三焦行于诸阳，故又置一俞而名曰原。所以腑有六者，与三焦共一气也。虞氏曰：此篇疑有缺误，当与六十六难参考。

九、阴阳井荥木金相生不同

六十四难曰：《十变》又言阴井木，阳井金；阴荥火，阳荥水；阴俞土，阳俞木；阴经金，阳经火；阴合水，阳合土。

滑氏曰：十二经起于井穴，阴井为木，故阴井木生阴荥火，阴荥火生阴俞土，阴俞土生阴经金，阴经金生阴合水。阳井为金，故阳井金生阳荥水，阳荥水生阳俞木，阳俞木生阳经火，阳经火生阳合土。

---

[1]脏腑井荥五六：原作"腑脏井荥为五六"，据目录改。

阴阳皆不同，其意何也？然是刚柔之事也。阴井乙木，阳井庚金。阳井庚金者，乙之刚也；阴井乙木者，庚之柔也。乙为木，故言阴井木也；庚为金，故言阳井金也。余皆仿此。

滑氏曰：刚柔者，乙庚之相配也。十干所以自乙庚而言者，盖诸脏腑穴，皆始于井，而阴脉之井，始于乙木，阳脉之井，始于庚金，故自乙庚而言刚柔之配，而其余五行之配，皆仿此也。丁氏[①]曰：刚柔者，谓阴井木，阳井金，庚金为刚，乙木为柔。阴荥火，阳荥水，壬水为刚，丁火为柔。阴俞土，阳俞木，甲木为刚，己土为柔。阴经金，阳经火，丙火为刚，辛金为柔。阴合水，阳合土，戊土为刚，癸水为柔。盖五行之道，相生者，母子之义，相克相制者，夫妇之类。故夫道皆刚，妇道皆柔，自然之理也。《易》曰：分阴分阳，迭用柔刚，其是之谓欤。

十、出井入合

六十五难曰：经言所出为井，所入为合，其法奈何？然所出为井，井者东方春也，万物之始生，故言所

---

① 丁氏：即宋代医家丁德用。著有《难经补注》。

出为井也。所入为合，合者，北方冬也，阳气入脏，故言所入为合也。

滑氏曰：此以经穴之流注始终言也。

十一、欲刺井当刺荥

七十三难曰：诸井者，肌肉浅薄，气少①不足使也，刺之奈何？然诸井者，木也；荥者，火也，火者木之子，当刺井者，以荥泻之。故经言：补者，不可以为泻；泻者，不可以为补，此之谓也。

滑氏曰：诸经之井，皆在手足指梢、肌肉浅薄之处，气少不足使为补泻也。故设当刺井者，只泻其荥，以井为木，荥为火，火者木之子也。详越人此说，专为泻井者言也。若当补井，则必补其合，故引经言：补者，不可以为泻；泻者，不可以为补，各有攸当也。补泻反，则病益笃，而有实实、虚虚之患，可不谨哉。武按：滑氏谓经意为泻井而补，补井补合之言，端自泻南方补北方意也。

十二、经脉流注

二十三难曰②：经脉十二，络脉十五，何始何穷也？然

---

①气少：《针灸节要》明嘉靖十六年陶师文刻本（以下简称《节要》）无此二字。
②二十三难曰：《节要》此下至"此事难知"云……始于目"缺文。但另有题为"十二经脉"一节文字，抄录《灵枢·经脉》中部分经脉循行的文字，不完整，也与本卷录《难经》不合。

经脉者，行血气，通阴阳，以营于身者也。其始从中焦，注手太阴、阳明；阳明注足阳明、太阴；太阴注手少阴、太阳；太阳注足太阳、少阴；少阴注手心主、少阳；少阳注足少阳、厥阴；厥阴复还注手太阴。别络十五，皆因其原，如环无端，转相灌溉，朝于寸口、人迎，以处百病而决死生也。

滑氏曰：因者，随也；原者，始也；朝，犹朝会之朝；以，用也。因上文经脉之尺度，而推言经络之行度也。直行者谓之经，旁出者谓之络，十二经有十二络，兼阳络、阴络、脾之大络，为十五络也。谢氏曰：始从中焦者，盖谓饮食入口藏于胃，其精微之化，注手太阴、阳明，以次相传，至足厥阴，厥阴复还注手太阴也。络脉十五，皆随十二经脉之所始，转相灌溉，如环之无端，朝寸口、人迎，以之处百病而决死生也。寸口、人迎，古法以夹喉两旁动脉为人迎，至晋王叔和直以左手关前一分为人迎，右手关前一分为气口，后世宗之。愚谓昔人所以取人迎、气口者，盖人迎为足阳明胃经，受谷气而养五脏者也；气口为手太阴肺经，朝百脉而平权衡者也。

《此事难知》云：寅，手太阴肺，始于中焦，终于大指内廉，出其端。卯，手阳明大肠，始于手大指次指之端，终于上夹鼻孔。辰，足阳明胃，始于鼻，交頞中，终于入大指①间，出其端。巳，足太阴脾，始于足大指之端，终于注心中。午，手少阴心，始于心中，终于小指之内，出其端。未，手太阳小肠，始于小指之端，终于抵鼻至目内眦，斜络于颧。申，足太阳膀胱，始于目内眦，终于小指内侧，出其端。酉，足少阴肾，始于小指之下，终于注胸中。戌，手厥阴心包，始于胸中，终于循小指次指，出其端。亥，手少阳三焦，始于小指次指之端，终于目锐眦。子，足少阳胆，始于目锐眦，终于小指次指内，出其端，其支者，上入大指歧骨内，出其端，贯爪甲，出三毛。丑，足厥阴肝，始于大指聚毛之上，终于注肺中。

十三、奇经八脉

二十七难曰：脉有奇经八脉者，不拘于十二经，何

---

① 指：通"趾"。

也？然有阳维、有阴维、有阳跷、有阴跷、有冲、有督、有任、有带之脉。凡此八脉者，皆不拘于经，故曰奇经八脉也。

滑氏曰：脉有奇常，十二经者，常脉也；奇经八脉，则不拘于十二经，故曰奇经。奇对正而言，犹兵家之云奇正也。虞氏曰：奇者，奇零之奇，不偶之义。谓此八脉不系于正经，阴阳无表里配合，别道奇行，故曰奇经也。此八脉者，督脉督于后，任脉任于前，冲脉为诸阳之海，阴阳维则维络于身，带脉束之如带，阳跷得之太阳之别，阴跷本诸少阴之别云。

经有十二，络有十五，凡二十七，气相随上下，何独不拘于经也？然圣人图设沟渠，通利水道，以备不然。天雨降下，沟渠溢满，当此之时，霶霈妄作，圣人不能复图也，此络脉满溢，诸经不能拘也。

滑氏曰：经络之行，有常度矣。奇经八脉，则不能相从也，故以圣人图设沟渠为譬，以见络脉满溢，诸经不能复拘，而为此奇经也。然则奇经，盖络脉之满溢而为之者欤？或曰"此络脉"三字，越人正指奇经而言也，既不拘于经，直谓之络脉亦可也。此篇两节举八脉之名，及所以为奇经之义。

二十八难曰：其奇经八脉者，既不拘于十二经，皆何起何继也？然督脉者，起于下极之俞，并于脊里，上至风府，入属于脑。任脉者，起于中极之下，以上毛际，循腹里，上关元，至喉咽。冲脉起于气冲，并足阳明之经，夹脐上行，至胸中而散也。带脉者，起于季胁，回身一周。阳跷脉者，起于跟中，循外踝上行，入风池。阴跷脉者，亦起于跟中，循内踝上行，至咽喉，交贯冲脉。阳维阴维者，维络于身，溢蓄不能环流灌溉诸经也。故阳维起于诸阳会也，阴维起于诸阴交也。比于圣人图设沟渠，沟渠满溢，流于深湖，故圣人不能拘通也。而人脉隆盛，入于八脉，而不环周，故十二经亦不能拘之。其受邪气，蓄则肿热，砭射之也。

滑氏曰："继"，《脉经》作"系"。

督之为言都也，为阳脉

之海，所以都纲乎阳脉也。其脉起下极之俞，由会阴历长强，循脊中行，至大椎穴，与手足三阳之脉交会，上至哑门，与阳维会，至百会与太阳交会，下至鼻柱人中，与阳明交会。任脉起于中极之下曲骨穴，任者妊也，为人生养之本。冲脉起于气冲穴，至胸中而散，为阴脉之海，《内经》作并足少阴之经。按冲脉行于幽门、通谷而上，皆少阴也，当从《内经》。此督、任、冲三脉，皆起于会阴，盖一源而分三歧也。带脉起于季胁下一寸八分，回身一周，犹束带然。阳跷脉起于足跟中申脉穴，循外踝而行。阴跷脉亦起于跟中照海穴，循内踝而行。跷，捷也，以二脉皆起于足，故取跷捷超越之义。阳维、阴维，维络于身，为阴阳之纲维也。阳维所发，别于金门，以阳交为郄，与手足太阳及跷脉会于臑俞，与手足少阳会于天髎[1]，及会肩井，与足少阳会于阳白，上本神、临泣、正营、脑空，下至风池，与督会于风府、哑门，此阳维之起于诸阳会也。阴维之郄曰筑宾，与足太阴

---

① 天髎（liáo 辽）：即天髎。髎，通"窌""窌""髎"，俞穴之别称。

会于腹哀、大横，又与足太阴、厥阴会于府舍、期门，又与任脉会于天突、廉泉，此阴维起于诸阴之交也。"溢蓄不能环流灌溉诸经者也"十二字，当在"十二经亦不能拘之"之下，则于此无所间，而于彼得相从矣。"其受邪气蓄"云云十二字，谢氏则以为于本文上下当有缺文，然《脉经》无此，疑衍文也。或云当在三十七难"关格不得尽其命而死矣"之下，因邪在六腑而言也。

十四、十五络脉

二十六难曰：经有十二，络有十五，余三络者，是何等络也？然有阳络，有阴络，有脾之大络。阳络者，阳跷之络也；阴络者，阴跷之络也，故络有十五焉。

滑氏曰：直行者谓之经，傍行①者谓之络。经犹江汉之正流，络则沱潜②之支派。每经皆有络，十二经有十二络。如手太阴属肺络大肠，手阳明属大肠络肺之类。今云络有十五者，以其有阳跷之络，阴跷之络，及脾之大络也。阳跷、阴跷，见二十八难；谓之络者，盖奇经既不拘于十二经，直

---

①行：《难经本义》作"出"。
②沱潜：古水名，即沱水、潜江，为长江支流。文中以之喻络脉。

谓之络亦可也。脾之大络，名曰大包，出渊液三寸，布胸胁，其动应衣，脉[1]宗气也。四明陈氏曰：阳跷之络，统诸阳络；阴跷之络，能统诸阴络；脾之大络，又总统阴阳诸络，由脾之能溉养五脏也。

十五、奇经病

二十九难曰：奇经之为病，何如？然阳维维于阳，阴维维于阴，阴阳不能自相维，则怅然失志，溶溶不能自收持。阳维为病，苦寒热；阴维为病，苦心痛。阴跷为病，阳缓而阴急；阳跷为病，阴缓而阳急。冲之为病，逆气而里急。督之为病，脊强而厥。任之为病，其内苦结，男子为七疝，女子为瘕聚。带之为病，腹满，腰溶溶若坐水中。此奇经八脉之为病也。

滑氏曰：此言奇经之病也，阴不能维于阴，则怅然失志；阳不能维于阳，则溶溶不能自收持。阳维行诸阳而主卫，卫为气，气居表，故苦寒热。阴维行诸阴而主营，营为血，血属心，故苦心痛。两跷脉，病在阳则阳结急，在阴则阴结急；受病者急，不病者自和缓也。冲脉从关元，至咽喉，故逆

---

① 脉：《难经本义》无此字。

气里急。督脉行背，故脊强而厥。任脉起胞门，行腹，故病苦内结，男为七疝，女为瘕聚也。带脉回身一周，故病状如是。溶溶，无力貌。此各以其经脉所过而言之，自二十七难至此，义实相因，最宜通玩。

十六、十二经以原为俞，三焦以俞为原

六十六难曰：经言肺之原，出于太渊；心之原，出于大陵；肝之原，出于太冲；脾之原，出于太白；肾之原，出于太溪；少阴之原，出于兑骨神门穴也；胆之原，出于丘墟；胃之原，出于冲阳；三焦之原，出于阳池；膀胱之原，出于京骨；大肠之原，出于合谷；小肠之原，出于腕骨。

滑氏曰：肺之原太渊，至肾之原太溪，见《灵枢》第一篇。其第二篇曰：肺之俞太渊；心之俞大陵；肝之俞太冲；脾之俞太白；肾之俞太溪；膀胱之俞束骨，过于京骨为原；胆之俞临泣，过于丘墟为原；胃之俞陷谷，过于冲阳为原；三焦之俞中渚，过于阳池为原；小肠之俞后溪，过于腕骨为原；

大肠之俞三间，过于合谷为原。盖五脏阴经，止以俞为原；六腑阳经，既有俞，仍别有原。或曰：《灵枢》以大陵为心之原，《难经》亦然。而又别以兑骨为少阴之原，诸家针灸书，并以大陵为手厥阴心主之俞，以神门在掌后兑骨之端者，为心经所注之俞，似此不同者，何也？按《灵枢》七十一篇曰：少阴无输，心不病乎？岐伯曰：其外经病而脏不病，故独取其经于掌后兑骨之端也，其余脉出入屈折，其行之疾徐，皆如手少阴心主之脉行也。又第二篇曰：心出于中冲，溜于劳宫，注于大陵，行于间使，入于曲泽，手少阴也。按：中冲以下，并手心主经俞，《灵枢》直指为手少阴，而手少阴经俞，不别载也。又《素问·缪刺篇》曰：刺手心主少阴兑骨之端各一痏，立已；又《气穴篇》曰：脏俞五十穴。王氏注：五脏俞，惟有心包经井俞之穴，而亦无心经井俞穴。又七十九难曰：假令心病，泻手心主俞，补手心主井。详此前后各经文义，则知手少阴与心主同治也。

十二经皆以俞为原者，何也？然五脏俞者，三焦之所行，气之所留止也。三焦所行之俞为原者，何也？然脐下肾间动气者，人之生命也，十二经之根本也，故名曰原。三焦者，原气之别使，主通行三气，经历于五脏六腑。原者，三焦之尊号也，故所止辄为原。五脏六腑之有病者，皆取其原也。

滑氏曰：十二经皆以俞为原者，以十二经之俞，皆系于三焦所行，气所留止之处也。三焦所行之俞为原者，以脐下肾间动气，乃人之生命，十二经之根本。三焦则为原气之别使，主通行上中下之三气，经历于五脏六腑也。通行三气，即纪氏所谓下焦禀真元之气，即原气也。上达至于中焦，中焦受水谷精悍之气，化为营卫，营卫之气与真元之气通行，达于上焦也。所以原为三焦之尊号，而所止辄为原，犹警跸[1]所至，称行在所[2]也。五脏六腑之有病者，皆于是而取之，宜哉。《拔萃》云：本经原穴无经络逆从、子母补泻。凡刺原穴，诊见动作来应而内针，吸则得气，无令出针，停而久留，气尽乃出。此拔原之法。王海藏

---

①警跸：古代帝王出入时称清道戒严为"警跸"。
②行在所：指天子所在的地方，或者天子巡行所到之地。也作"行在"。

曰：假令针肝经病了，于本经原穴亦针一针；如补肝经，来亦于本经原穴补一针；如泻肝经，来亦于本经原穴泻一针。如余经有补泻，毕仿此例，亦补泻各经原穴。凡此十二原，非泻子补母之法，虚实通用。故五脏六腑有病，皆取其原。

六十七难曰：五脏募皆在阴，而俞在阳，何谓也？然阴病行阳，阳病行阴，故令募在阴，俞在阳。

滑氏曰：募与俞，五脏空穴之总名也。在腹为阴，则谓之募；在背为阳，则为之俞。募，犹募结之募，言经气之聚于此也。俞，《史记·扁鹊传》作"输"，犹委输之输，言经气由此而输于彼也。五脏募在腹，肺之募中府二穴在胸部，云门下一寸，乳上三肋间，动脉陷中；心之募巨阙一穴，在鸠尾下一寸；脾之募章门二穴，在季肋下直脐；肝之募期门二穴，在不容两旁各一寸五分；肾之募京门二穴，在腰中季胁本。五脏俞在背行足太阳之经，肺俞在第三椎下，心俞在五椎下，肝俞在九椎下，脾俞在十一椎下，肾俞在十四椎下，皆夹脊两旁各一寸五分。阴病行阳，阳病行阴者，阴阳经络，气相交贯，脏腑腹背，气相通应，所以阴病有时而行阳，阳病有时而行阴也。针法曰：从阳引阴，从阴引阳。按：经言行阳行阴，是必然者，而滑注则言有时，似或然也，似非经旨也。

十七、八会刺穴

四十五难曰：经言八会者，何谓也？然腑会太仓，脏会季胁，筋会阳陵泉，髓会绝骨，血会膈俞，骨会大杼，脉会太渊，气会三焦，外一筋直两乳内也。热病在内者，取其会之气穴也。

滑氏曰：太仓，一名中脘，在脐上四寸，六腑取禀于胃，故为腑会。季胁，章门穴也，在大横外，直脐季肋端，为脾之募，五脏取禀于脾，故为脏会。足少阳之筋，结于膝外廉，阳陵泉也，在膝下一寸外廉陷中，又胆与肝为配，肝者筋之合，故为筋会。绝骨，一名阳辅，在足外踝上四寸，辅骨前，绝骨端，如前三分，诸髓皆属于骨，故为髓会。膈俞在背第七椎下，去脊两旁各一寸半，足太阳脉气所发也，太阳多血，又血乃水之象，故为血会。大杼在项后第一椎下，去脊两旁各一寸半①。太渊在掌后陷中动脉，即所谓寸口者，脉之大会也。气会三焦，外一筋直两乳内，即膻中，为气海者也，在玉堂下一寸六分。热病在内者，各视其所属而取之会也。谢氏曰：三焦当作上焦。四明陈氏曰：髓会绝骨，髓属于肾，肾主骨，于足少阳无所关。脑为髓海，脑有枕骨穴，则当会枕骨，绝骨误也。血会膈俞，血者心所统，肝所藏，膈俞在七椎下两旁，上则心俞，下则肝俞，故为血会。骨会大杼，骨者，髓所养，髓自脑下注于大杼，大杼渗入脊心，下贯尾骶，渗诸骨节，故骨节之气，皆会于此，亦通。古益袁氏②曰：人能健步，以髓会绝骨也；肩能任重，以骨会大杼也。

十八、上工下工治病

七十七难曰：经言上工治未病，中工治已病，何谓也？然所谓治未病者，见肝之病，则知肝当传之于脾，故先实其脾气，无令得受肝之邪，故曰治未病

---

①一寸半：原作"一寸"，据《难经本义》改。
②袁氏：即元代医家袁坤厚，字淳甫。曾任成都医学正，著有《难经本旨》。

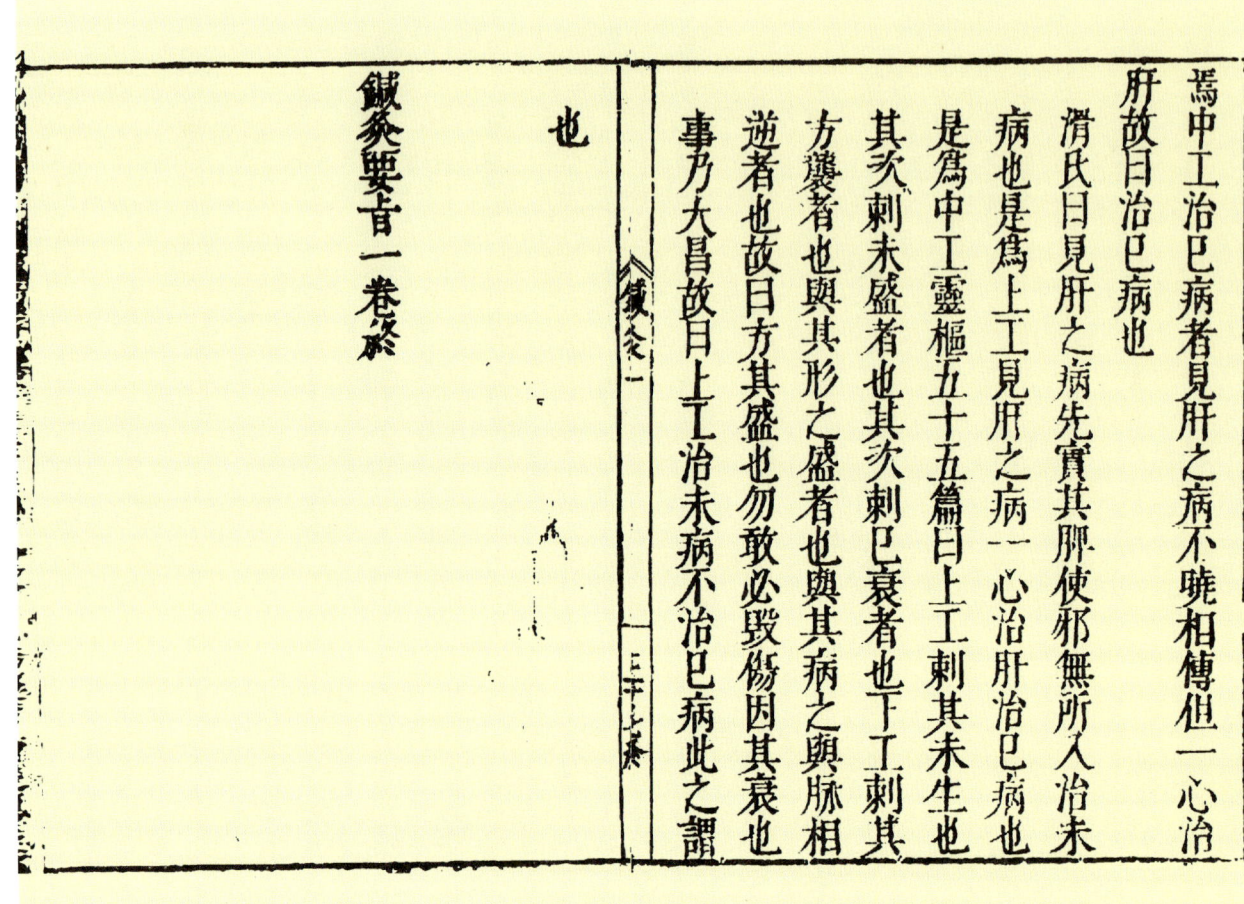

焉。中工治已病者，见肝之病，不晓相传，但一心治肝，故曰治已病也。

滑氏曰：见肝之病，先实其脾，使邪无所入，治未病也，是为上工；见肝之病，一心治肝，治已病也，是为中工。《灵枢》五十五篇曰：上工刺其未生也，其次刺未盛者也，其次刺已衰者也；下工刺其方袭者也，与其形之盛者也，与其病之与脉相逆者也。故曰方其盛也，勿敢必毁伤；因其衰也，事乃大昌[1]。故曰上工治未病，不治已病，此之谓也。

针灸要旨卷一终

---

[1] 因其衰也，事乃大昌：《难经本义》作"刺其已衰，事必大昌"。

《针灸要旨》卷二之上

四明高武撰述　法桥冈本一抱子重订

《灵》《素》

一、用针方宜

帝曰：医之治病也，一病而治各不同[1]，何也？岐伯曰：地气[2]使然也。故东方之域，天地之所始生也，鱼盐之地，海滨傍水，其民食鱼而嗜咸，皆安其处、美其食。鱼者使人热中，盐者胜血，故其民黑色理疏，其病皆为痈疡音羊，其治宜砭石。故砭石者，亦从东方来。

南方者，天地所长养[3]之盛处也，其地下，水土弱，雾露之所聚也，其民嗜酸而食胕，其民皆致理而赤色，其病挛痹。其治宜微针，故九针亦从南方来。

形乐志苦，病生于内[4]，治之以针石。

二、九针式

帝曰：针之长短有数乎？岐伯对曰：一曰镵针，取法巾针，头大末锐，去末寸半，卒锐之，长一寸六分。二曰员针，取法于絮针，筒音同其身，而卵其锋，针如卵形，圆其末，长一寸六分。三曰鍉音低针，取法于黍粟

---

[1] 不同：此下《素问·异法方宜论》有"皆愈"二字。
[2] 气：《素问·异法方宜论》作"势"。
[3] 养：此下《素问·异法方宜论》有"阳"字。
[4] 形乐志苦，病生于内：《素问·血气形志》作"形乐志乐，病生于肉"。

之锐，长三寸半。四曰锋针，取法于絮针，筒其身，锋其末，刃三隅，长一寸六分。五曰铍_{音彼}针，取法于剑锋，末如剑，广二分①半，长四寸。六曰员利针，取法于氂②，针大如氂，且圆且锐，微大其末，反小其身，又曰中身微大，长一寸六分。七曰毫针，取法于毫毛，尖如蚊虻喙，长一寸六分。八曰长针，取法于綦针，锋利身薄，长七寸。九曰大针，取法于锋针，尖如挺，其锋微圆。针形毕矣，此九针之长短也。

三、九针应天地人时以起用

岐伯曰：夫圣人之起，天③之数也，一而九之，故以主④九野，九而九之，九九八十一，以起黄钟数焉，以针应数也。帝曰：以针应九数，奈何？岐伯曰：一者，天也，天者，阳也，五脏之应天者肺，肺者，五脏六腑之盖也，皮者，肺之合也，人之阳也，故为之治针，必大其头而锐其末，令无得深入而阳气出。二者，地也，人之所以应土者，肉也，故为之治针，必筒其身而圆其末，令毋得伤肉分，伤则气得竭。三者，人也，人之所以成生者，血脉也，故为之治针，必大其身而圆

---

① 分：原作"寸"，据《灵枢·九针》改。
② 氂（máo 毛）：细锐强韧的毛。
③ 天：此下《灵枢·九针》有"地"字。
④ 主：《灵枢·九针》作"立"。

其末，令可以按脉①勿陷，以致其气，令邪气独出。四者，时也，时者，四时八风之客于经络之中，为瘤病也，故为之治针，必筩其身而锐其末，令可以泻热出血，而瘤病竭。五者，音也，音者，冬夏之分，分于子午，阴与阳别，寒与热争，两气相搏，合为痈脓者也，故为之治针，必令其末如剑锋，可以取大脓。六者，律也，律者，调阴阳四时而合十二经脉，虚邪客于经络而为暴痹者也，故为之治针，必令尖如氂，且圆且锐，中身微大，以取暴气。七者，星也，星者，人之七窍，邪之所客经络而为痛痹，舍于经络者也，故为之治针，令尖如蚊虻喙，静以徐往，微以久留，正气因之，真邪俱往，出针而养者也。八者，风也，风者，人之股肱八节也，八正之虚风，八风伤人，内舍于骨解、腰脊节、腠理之间，为深痹也，故为之治针，必长其身，锋其末，可以深取远痹②。九者，野也，野者，人之节解皮肤之间也，淫邪流溢于身，如风水之状，而溜不能通③于机关大节者也，故为之治针，尖④如挺，其锋微圆，以取大气之不能过于关节者也。

①脉：原作"末"，据《灵枢·九针》改。
②深取远痹：《灵枢·九针》作"取深远痹"。
③通：《灵枢·九针》作"过"。
④尖：原作"大"，据《灵枢·九针》改。

一天，二地，三人，四时，五音，六律，七星，八风，九野，身形亦应之，针有所宜，故曰九针。人皮应天，人肉应地，人脉应人，人筋应时，人声应音，人阴阳合气应律，人齿面目应星，人出入气应风，人九窍三百六十五络应野。故一针皮，二针肉，三针脉，四针筋，五针骨，六针调阴阳，七针益①精，八针除风，九针通九窍，除三百六十五节气，此之谓有所主也。

四、九针所宜

九针之宜，各有所为，长短大小，各有所施。刺热者用镵针，刺寒者用毫针，刺大者用锋针，刺小者用员利针，刺痛者用铍针。

镵针，出泻阳气；员针者，揩摩分肉间，不得伤肌肉，以泻分气；鍉针者，主按脉勿陷，以致其气，令邪气勿陷；锋针者，以发痼疾；铍针者，以取大脓；员利针者，以取暴气；毫针者，静以徐往，微以久留，而养②以取痛痹；长针者，可以取远痹；大针者，以泻机关之水。

病在皮肤，取以镵针于病所，肤白勿取。病在分肉间，取以员针③于病所④。病在脉，气少当补之者，取之鍉针于井荥分

---

① 益：原作"应"，据《素问·针解》改。
② 养：原作"痒"，据《灵枢·九针十二原》改。
③ 员针：原作"员利针"，据《灵枢·九针十二原》改。
④ 所：此下《灵枢·九针十二原》有"并在经络痼痹者，取以锋针"一句，疑脱。

输。病为大脓者，取以铍针。病痹气暴发者，取以员利针。病痹气痛而不去者，取以毫针。病在中者，取以长针。水肿不能过关节者，取以大针。

以小治小者，其功小；以大治大者，多害。故其已①成脓血者，其唯砭石铍针②之所取也。

五、五刺应五脏

凡刺有五，以应五脏。一曰半刺，半刺者，浅内而疾发针，无针伤肉，如拔毛状，以取皮气，此肺之应也。二曰豹文刺，豹文刺者，左右前后针之，中脉为故，以取经络之血者，此心之应也。三曰关刺，关刺者，直刺左右，尽筋上，以取筋痹，慎无出血，此肝之应也，或曰渊刺，一曰岂刺。四曰合谷刺，合谷刺者，左右鸡足，针于分肉之间，以取肌痹，此脾之应也。五曰输刺，输刺者，直入直出，深内之至骨，以取骨痹，此肾之应也。

六、九刺应九变

凡刺有九，以应九变。一曰输刺，输刺者，刺诸经荥俞、脏俞也。二曰远道刺，远道刺者，病在上，取之下，

---

① 已：原作"以"，据《灵枢·玉版》改。
② 针：《灵枢·玉版》作"锋"。

刺腑输[1]也。三曰经刺，经刺者，刺大经之结络经分也。四曰络刺，络刺者，刺小络之血脉也。五曰分刺，分刺者，刺分肉之间也。六曰大泻刺，大泻刺者，刺大脓以铍针也。七曰毛刺，毛刺者，刺浮痹皮肤[2]也。八曰巨刺，巨刺者，左取右，右取左。九曰焠刺，焠刺者，燔针以取痹也。

七、十二刺应十二经

凡刺有十二节，以应十二经。一曰偶刺，偶刺者，以手直心若背，直痛所，一刺前，一刺后，以治心痹，刺此者傍针之也。二曰报刺，报刺者，刺痛无常处也，上下行者，直内无拔针，以左手随病所按之，乃出针，复刺之也。三曰恢刺，恢刺者，直刺傍之举之，前后恢筋急，以治筋痹。四曰齐刺，齐刺者，直入一，旁入二，以治寒气小深者。或曰三刺，三刺者，以治痹气小深者也。五曰扬刺，扬刺者，正内一，傍内四，而浮之，以治寒气之博大者也。六曰直针刺，直针刺者，引皮乃刺之，以治寒气之浅者也。七曰输刺，输刺者，直入直出，稀发针而深之，以治气盛而热者

---

[1] 腑输：指六腑下合穴。
[2] 浮痹皮肤：原作"浮皮毛"，据《灵枢·官针》补、改。

也。八曰短刺，短刺者，刺骨痹，稍摇而深之，置针骨所，以上下摩骨也。九曰浮刺，浮刺者，傍入而浮之，以治肌急而寒者也。十曰阴刺，阴刺者，左右率刺之，以治寒厥、中寒厥，足踝后少阴也。十一曰傍针刺，傍针刺者，直刺傍刺各一，以治留痹久居者也。十二曰赞刺，赞刺者，直入直出，数发针而浅之出血，是谓治痈肿也。

八、黑白肥瘦刺

帝曰：愿闻人之黑白肥瘦小长，各有数乎？岐伯曰：年质壮大，血气充盈，肤革坚固，因加以邪，刺此者深而留之，此肥人也。广肩，腋项肉薄，厚皮而黑色，唇临临然，其血黑以浊，其气涩以迟，其为人也，贪于取与，刺此者深而留之，多益其数也。瘦人皮薄色少，肉廉廉然，薄唇轻言，其血气清①，易脱于气，易损于血，刺此者浅而疾之。

刺肥人者，以秋冬之齐②；刺瘦人者，以春夏之齐。

九、刺常人

曰：刺常人奈何？视其白黑，各为调之。其端正敦厚

---

①血气清：《灵枢·逆顺肥瘦》作"血清气滑"。
②齐：通"剂"。剂量。指针刺的深度。

者，其血气和调，刺此者无失常数也。

十、刺王公大人布衣

帝曰：夫王公大人，血气之君，身体柔脆，肌肉软弱，血气慓悍滑利，其刺之浅深疾徐多少，何如？岐伯曰：膏粱、藿菽之味，何可同也？气滑即疾出，其气涩则出迟，气悍则针小而入浅，气涩则针大而入深，深则欲留，浅则欲疾。以此观之，刺布衣者，深而留之；刺大人者，微以徐之，此皆因其[1]慓悍滑利也。

寒痹内热，刺布衣以火焠之，刺大人以药熨之。

十一、刺壮士

帝曰：刺壮士真骨者奈何？岐伯曰：刺壮士，真骨坚肉缓节，监监然，此人重则气涩血浊，刺此者，深而留之，多益其数；劲[2]则气滑血清，刺此者浅而疾之。

十二、刺婴儿

曰：刺婴儿奈何？曰：婴儿者，其肉脆，血少气弱，刺此者以毫针，浅刺而疾发针，日再可也。

十三、刺脉虚实浅深

脉实者，深刺之，以泄其气；脉虚，浅刺之，使精气无

---

[1] 其：《灵枢·根结》作"气"。
[2] 劲：疑为"轻"。

得出，以养其脉，独出其邪气。

刺阴者，深而留之；刺阳者，浅而疾之。

脉浅者，勿刺，按①其脉，乃刺之，无令精出，独出其邪气耳。脉之所居，深不见者，勿按其脉而刺之，微内针而久留之，以致其孔脉气也。

十四、十二经气血刺

夫人之常数，太阳常多血少气，少阳②常少血多气，阳明常多气多血，少阴常少血多气，厥阴常多血少气，太阴常多气少血，此天之常数。阳明多血多气，刺阳明，出血气；太阳多血少气，刺太阳，出血恶气；少阳多气少血，刺少阳，出气恶血；太阴多血少气，刺太阴，出血恶气；厥阴多血少气，刺厥阴，出血恶气；少阴多气少血，刺少阴，出气恶血也。

十五、手足阴阳经脉刺

足阳明，五脏六腑之海也。其脉大，血多气盛，壮热，刺此者，不深弗散，不留不泻也。足阳明刺深六分，留十呼。足太阳深五分，留七呼。足少阳深四分，留五呼。足太③阴深三分，留四呼。足少阴深二分，留三

---

① 按：此下《灵枢·官针》有"绝"字。
② 阳：原作"阴"，据《素问·血气形志》改。
③ 太：原作"少"，据《灵枢·经水》改。

呼。足厥阴深一分，留二呼。手之阴阳，其受气之道近，其气之来疾，其刺深者皆无过二分，其留皆无过一呼。刺而过此者，则脱气。

十六、补泻

帝曰：余闻刺法，有余泻之，不足补之。岐伯曰：百病之生，皆有虚实，而补泻行焉。

泻虚补实，神去其室，致邪失正，真不可定，粗之所败，谓之夭命。补虚泻实，神归其室，久塞其空，谓之良工。

凡用针者，随而泻之，迎而道之，虚则实之，满则泻之，菀陈则除之，邪胜则虚之。徐而疾则实，疾而徐①则虚。言实与虚，若有若无；察后与先，若存若亡；为虚与实，若得若失。虚实之要，九针最妙，补泻之时，以针为之。泻曰必持内之，放而出之，排阳得针，邪气得泄；按而引针，是谓内温②，血不得散，气不得出也。补曰随之，随之意，若妄之，若行若按，如蚊虻止，如留如还，去如弦绝。令左属右，其气故止。外门已闭，中气乃实，必无留血，急③取诛之。刺之而气不至，无问其数；刺之而气至，乃去之，勿复针。

针有悬布天下

---

①徐：原作"实"，据《灵枢·九针十二原》改。
②温：通"蕴"。
③急：原作"必"，据《灵枢·九针十二原》改。

者五，黔首共余食，莫之知也。一曰治神，二曰知养身，三曰知毒药，四曰制砭石大小，五曰知五脏[①]血气之诊。五法俱立，各有所先。今末世之刺也，虚者实之，满者泻之，此皆众工所共知也。若夫法天则地，随应而动，和之者若响，随之者若影，道无鬼神，独来独往。帝曰：愿闻其道。岐伯曰：凡刺之真，必先治神，五脏已定，九候已备，后乃存针。众脉不见，众凶弗闻，外内相得，无以形先，可玩往来，乃施于人。人有虚实，五虚勿近，五实勿远，至其当发，间不容瞚。手动若务[②]，针耀而匀，静意视义，观适之变，是谓冥冥。莫知其形，见其乌乌，见其稷稷，从见其飞，不知其谁。伏如横弩，起如发机。

刺虚者，须其实；刺实者，须其虚。经气已至，慎守勿失，深浅在志，远近若一，如临深渊，手如握虎，神无营于众物。

义无邪下，必正其神。

小针之要，易陈而难入。粗守形，上守神，神乎神，客在门，未睹其疾，恶知其原。刺之微，在速迟。粗守关，上守机，机之动，不离其空，空中之机，清净而微。其来不可逢，其往不可追。知机之

[①] 五脏：《素问·宝命全形论》作"腑脏"。
[②] 若务：《节要》无"若务"至下文"刺虚则实之"段"徐出针"共六百余字。

道者，不可挂以发；不知机道，叩之不发。知其往来，要与之期。粗之闇乎，妙哉，工独有之！往者为逆，来者为顺，明知逆顺，正行无问①。迎②而夺之，恶得无虚；追而济之，恶得无实。迎之随之，以意和之，针道毕矣。

凡用针者，虚则实之，满则泄之，菀陈则除之，邪胜则虚之。《大要》曰：徐而疾则实，疾而徐则虚。言实与虚，若有若无；察后与先，若存若亡；为虚与实，若得若失。虚实之要，九针最妙，补泻之时，以针为之。泻曰必持内之，放而出之，排阳得针，邪气得泄。按而引针，是为内温，血不得散，气不得出也。补曰随之，随之意，若妄之，若行若按，如蚊虻止，如留如还，去如弦绝，令左属右，其气故止。外门已闭，中气乃实，必无留血，急取诛之。持针之道，坚者为宝，正指直刺，无针左右，神在秋毫，属意病者，审视血脉者，刺之无殆。方刺之时，必在悬阳，及与两衡③，神属勿去，知病存亡。血脉者，在俞横居，视之独澄，切之独坚。

刺虚则实之，针下热也，气实乃热也；满而泄之者，针下寒也，气虚乃寒也④；菀陈则除之者，出恶血也；邪

---

① 问：原作"间"，据《灵枢·九针十二原》改。
② 迎：《灵枢·九针十二原》作"逆"。
③ 衡：原作"卫"，据《灵枢》改。衡，指眉。
④ 气虚乃寒也：原脱，据《素问·针解》补。

盛则虚之者，出针勿按。徐而疾则实者，徐出针而疾按之；疾而徐则虚者，疾出针而徐按之。言实与虚者，寒温气多少也。若无若有者，疾不可知也。察后与先者，知病先后也。为虚与实者，工勿失其法。若得若失者，离其法也。虚实之要，九针最妙者，为其各有所宜也。补泻之时者，与气开阖相合也。九针之名，各不同形者，针穷其所当补泻也。刺实须其[1]虚者，留针，阴气隆至，乃去针也；刺虚须其实者，阳气隆至，针下热，乃去针也。经气已至，慎守勿失者，勿变更也。浅深在志者，知病之内外也。近远如一者，深浅其候等也。如临深渊者，不敢堕也。手如握虎者，欲其壮也。神无营于众物者，静志观病人，无左右视也。义无邪下者，欲端以正也。必正其神者，欲瞻病人目，制其神，令气易行也。

所谓易陈者，易言也。难入者，难着于人也。粗守形者，守刺法也。上守神者，守人之血气有余不足，可补泻也。神客者，正邪共会也。神者，正气也；客者，邪气也。在门者，邪循正气之所出入也。未睹其疾者，先知邪正

---

①其：原作"与"，据《素问·针解》改。

何经之疾也。恶知其原者，先知何经之病、所取之处也。刺之微在数迟者，徐疾之意也。粗守关者，守四肢而不知血气正邪之往来也。上守机者，知守气也。机之动不离其空者，知气之虚实、用针之徐疾也。空中之机，清净以微者，针以得气，密意守气勿失也。其来不可逢者，气盛不可补也。其往不可追者，气虚不可泻也。不可挂以发者，言气易失也。扣之不发者，言不知补泻之意也，血气已尽而气不下也。知其往来者，知气之逆顺盛虚也。要与之期者，知气之可取之时也。粗之阁者，冥冥不知气之微密也。妙哉！工独有之者，尽知针意也。往者为逆者，言气之虚而小，小者逆也。来者为顺者，言气之平，平者顺也。明知逆顺正行无问者，言知所取之处也。迎而夺之者，泻也。追而济之者，补也。所谓虚则实之者，气口虚而当补之也。满则泄之者，气口盛而当泻之也。菀陈则除之者，去血脉也。邪胜则虚之者，言诸经有盛者，皆泻其邪也。徐而疾则实者，言徐内而疾出也，疾而徐则虚者，言疾内而徐出也。言实与虚、若有若无者，言实者有气、虚者无气也。察后与先、若无若存者，言气之虚实、补泻之先后也，察其气之已下与常存也。为虚与实、若得若失者，言补者佖然若有得也，泻则悦然若有失也。

是故工之用针也，知气之所在而守其门户，明于调气，补泻所在；徐疾之意，所取之处。泻必用圆，切而转之，其气乃行，疾而徐出，邪气乃出，伸而逆①之，摇大其穴，气出乃疾。补必用方，外引其皮，令当其门，左引其枢，右推其肤，微旋而徐推之，必端以正，安以静，坚心无解，欲微以留，气下而疾出之，推其皮，盖其外门，神气乃存。用针之要，无忘其神。

泻必用方者，以气方盛也，以月方满也，以日方温也，以身方定也，以息方吸而纳针，及②复候其方吸而转针，乃复候其方呼而徐引针，故曰泻。补必用圆者，圆者行也，行者移也。刺必中其荣，复以吸排针也。故圆与方，非针也。

泻实者，气盛乃内针，针与气俱内，以开其门，如利其户；针与气俱出，精气不伤，邪气乃下，外门不闭，以出其疾③；摇大其

---

① 逆：《灵枢·官能》作"迎"。
② 及：《素问·八正神明论》作"乃"。
③ 疾：原作"实"，据《素问·调经论》改。

道，如利其路，是谓大泻。必切而出，大气乃屈。持针勿①置，以定其意②，候呼内针，气出针入，针空四塞，精无从出，方实而疾出针，气入针出，热不得还，闭塞其门，邪气布散，精气乃得存，动气候时，近气不失，远气乃来，是谓追之。

吸则内针，无令气忤，静以久留，无令邪布；吸则转针，以得气为故；候呼引针，呼尽乃出；大气皆出，故命曰泻。扪而循之，切而散之，推而按之，弹而怒之，爪而下之，通而取之，外引其门，以闭其神。呼尽内针，静以久留，以气至为故，如待所贵，不知日暮，其气以至，适而自护，候吸引针，气不得出，各在所处，推阖其门，令神气存，大气留止，故命曰补。

补泻弗失，与天地一。经气已至，慎守勿失，浅深在志，远近如一，如临深渊，手如握虎，神无营于众物。持针之道，欲端以正，安以静，先知虚实，而行疾徐。左手执骨，右手循之，无与肉果，泻欲端以正，补必闭肤，辅针导气，邪得淫泆，真气得居。帝曰：捍③皮开腠理奈何？岐伯曰：因其分肉，左别其肤，微内而徐端之，适神不散，邪气得去。

知

---

① 勿：原作"叩"，据《素问·调经论》改。
② 意：原作"宜"，据《素问·调经论》改。
③ 捍：《灵枢·邪客》作"扦"，义通。

其气所在，先得其道，稀而疏之，稍深以留，故能徐入之。大热在上，推而下之；上者，引而去之；视先痛者，常先取之。大寒在外，留而补之；入于中者，从合泻之；上气不足，推而扬之；下气不足，积而从之；寒入于中，推而行之。

夫实者，气入也；虚者，气出也。气实者，热也；气虚者，寒也。入实者，左手开针孔也；入虚者，左[1]手闭针孔也。

形气不足，病气有余，是邪胜也，急泻之。形气有余，病气不足，急补之。形气不足，病气不足，此阴阳俱不足也，不可刺，刺之则重不足，重不足则阴阳俱竭，血气皆尽，五脏空虚，筋骨髓枯，老者绝灭，壮者不复矣。形气有余，病气有余，此谓阴阳俱有余也，急泻其邪，调其虚实。故曰：有余者泻之，不足者补之。此之谓也。故曰：刺不知逆顺，真邪相搏，满而补之，则阴阳四溢，肠胃充廓，肝肺内䐜，阴阳相错；虚而泻之，则经脉空虚，血气竭枯，肠胃㑦辟，皮肤薄著，毛腠夭焦，予之死期。

凡用针之类，在于调气。气积于胃，以通营卫，各行其道。宗气留于海，其下者，经于气冲；其上[2]者，走

---

① 左：原作"右"，据《素问·刺志论》改。
② 上：原作"直"，据《灵枢·刺节真邪》改。

于息道。故厥在于足，宗气不下，脉中之血，流而不止①，弗之火调，弗能取之。

散气可收，聚气可布。深居静处，占神往来，闭户塞牖，魂魄不散，专意一神，精气之分，毋闻人声，以收其精，必一其神，令志在针，浅而留之，微而浮之，以移其神，气至乃休。男内女外，坚拒勿出，谨守勿内，是谓得气。

刺之而气不至，无问其数；刺之而气至，乃去之，勿复针。针各有所宜，各不同形，各任其所，为刺之要，气至而有效，效之信，若风之吹云，明乎若见苍天，刺之道毕矣。

用针者，必先察其经络之虚实，切而循之，按而弹之，视其应动者，乃后取之而下之。六经调者，谓之不病；虽病，谓之自已。一经上实下虚而不通者，此必有横络盛，加于大经，令之不通，视而泻之，此所谓解结也。上寒下热，先刺其项太阳，久留之，已刺则熨项与肩胛，令热下合乃止，此所谓推而上之者也。上热下寒，视其脉虚②而陷下于经者取之，气下乃止，此所谓引而下之者也。大热遍③身，狂而妄见、妄闻、妄语，视足阳明及大络取之，虚者补

---

① 流而不止：《灵枢·刺节真邪》作"凝而留止"。
② 脉虚：《灵枢·刺节真邪》作"虚脉"。
③ 遍：原作"偏"，据《灵枢·刺节真邪》改。

之，血而实者泻之，因其偃卧，居其头前，以两手四指夹按头①动脉，久持之，卷而切推，下至缺盆中，而复止如前，热去乃止，此所谓推而散之者也。

帝曰：余闻刺法言，有余者泻之，不足者补之，何谓有余？何谓不足？岐伯曰：有余有五，不足亦有五，帝欲何问？帝曰：愿尽闻之。岐伯曰：神有有余有不足，气有余有不足，血有余有不足，形有余有不足，志有余有不足。凡此十者，其气不等也。帝曰：人有精气、津液、四肢、九窍、五脏、十六部、三百六十五节，乃生百病，百病之生，皆有虚实。今夫子乃言有余有五，不足亦有五，何以生之乎？岐伯曰：皆生于五脏也。夫心藏神，肺藏气，肝藏血，脾藏肉，肾藏志，而此成形。志意通，内连骨髓，而成身形五脏。五脏之道，皆出于经隧，以行血气，血气不和，百病乃变化而生，是故守经隧焉。帝曰：神有余不足，何如？岐伯曰：神有余则笑不休；神不足则悲。血气未并，五脏安定，邪客于形，洒淅起于毫毛，未入于经络也，故命曰神之微。帝曰：补泻奈何？岐伯曰：神有余，则泻其小

---

① 头：《灵枢·刺节真邪》作"颈"。

络之血，出血勿之深斥，无中其大经，神气乃平；神不足，视其虚络，按而致之，刺而利之，无出其血，无泄其气，以通其经，神气乃平。帝曰：刺微奈何？岐伯曰：按摩勿释，著针勿斥，移气于不足，神气乃得复。帝曰：善。气有余不足奈何？气有余则喘咳上气；不足则息利少气。血气不①并，五脏安定，皮肤微病，命曰白气微泄。帝曰：补泻奈何？岐伯曰：气有余，则泻其经隧，无伤其经，无出其血，无泄其气；不足，则补其经隧，无出其气。帝曰：刺微奈何？岐伯曰：按摩勿释，出针视之，曰我将深之，适人必革，精气自伏，邪气散乱，无所休息，气泄腠理，真气乃相得。帝曰：善。血有余不足奈何？岐伯曰：血有余则怒；不足则恐。血气未并，五脏安定，孙络水溢，则经有流②血。帝曰：补泻奈何？岐伯曰：血有余则泻其盛经，出其血；不足则视其虚经，针其脉中，久留而视，脉大，疾出其针，无令血泄。帝曰：刺留血奈何？岐伯曰：视其血络，刺出其血，无令恶血得入于经，以成其疾。帝曰：善。形有余不足奈何？岐伯曰：形有余则腹胀、泾溲不

---

① 不：《素问·调经论》作"未"。
② 流：《素问·调经论》作"留"。

利；不足则四肢不用。血气未并，五脏安定，肌肉蠕动，命曰微风。帝曰：补泻奈何？岐伯曰：形有余，则泻其阳经；不足，则补其阳络。帝曰：刺微①奈何？岐伯曰：取分肉间，无中其经，无伤其络，卫气得复，邪气乃索。帝曰：善。志有余不足奈何？岐伯曰：志有余则腹胀飧泄；不足则厥。血气未并，五脏安定，骨节有动。帝曰：补泻奈何？岐伯曰：志有余则泻然筋②血者；不足则补其复溜。帝曰：刺未并奈何？岐伯曰：即取之，无中其经，邪所乃能立虚。

血清气浊，疾泻之，则气竭；血浊气涩，疾泻之，则经可通。

十七、刺胸腹

刺胸腹者，必以布憿③着之，乃从单布上刺。刺之不愈，复刺。

十八、标本

先病而后逆者，治其本；先逆而后病者，治其本；先寒而后生病者，治其本；先病而后生寒者，治其本；先热而后生病者，治其本；先泄而后生他病者，治其本，必且调之，乃治其他病；先病而后中满者，治

---

①刺微：原作"微刺"，据《素问·调经论》乙正。
②然筋：《素问·调经论》同。王冰注为"然谷"。"然筋"与"泻"之间，《节要》有分节标识。
③布憿（jiǎo 缴）：《集韵》"胫布也。"即绑腿布。此指布巾。

其标；先病而后泄者，治其本；先中满而后烦心者，治其本。人有客气，有同气。大小便不利，治其标；大小便利，治其本。病发而有余，本而标之，先治其本，后治其标；病发而不足，标而本之，先治其标，后治其本。谨详察间甚，以意调之，间者并行，甚为独行。先大小便不利而后生他病者，治其本也。

十九、针灸手

明目者，可使视色；聪耳者，可使听音；捷辞疾语者可使传论；语徐而安静，手巧而心审谛者，可使行针艾，理血气而调诸逆顺，察阴阳而兼诸方；缓节柔筋而心和调者，可使导引行气；疾毒言语轻人者，可使唾痈咒病；爪苦手毒，为事善伤者，可使按积抑痹。各得其能，方乃可行，其名乃彰。不得其人，其功不成，其师无名。故曰：得其人乃言，非其人弗传，此之谓也。手毒者，可使按龟，置龟于器下，而按其上，五十日而死矣。手甘者，复生如故也。

二十、刺宜从时

凡刺之法，必候日月星辰四时八正之气，气定乃刺之。是故天温日明，则人血淖泽而卫气浮，故血易泻，气易行；天寒日阴，则人血凝泣而卫气沉。月始生，则血气始精，卫气始行；月廓满，则血气实，肌肉坚；月廓空，则肌肉减，经络虚，卫气去，形独居。是以因天时而调血气也，是以天寒无刺，天温无疑①。月生无泻，月满无补，月廓空无治，是谓得时而调之也。因天之序②，盛虚之时，移光定位，正立③而待之，故曰：月空而泻，是谓脏虚；月满而补，血气扬溢④，络有留血，命曰重实；月廓空而治，是谓乱经。阴阳相错，真邪不别，沉以留止，外虚内乱，淫邪乃起。

帝曰：星辰八正何候？岐伯曰：星辰者，所以候⑤日月之行也；八正者，所以候八风虚邪以时至者也；四时者，所以分春夏秋冬之气所在，以时⑥调之也。八正之虚邪，避之勿犯也。

是故春气在经脉，夏气在孙络，长夏气在肌肉，秋气在皮肤，冬气在骨髓中。春者，天气始开，地气始泄，冻解冰释，水行⑦经通，故人气在脉。夏者，经满气溢，孙络受血，皮肤充实。长夏者经络皆盛，内溢肌中。秋者，天气始收，腠理闭塞，

---

① 疑：原作"凝"，据《素问·八正神明论》改。
② 序：原作"时"，据《素问·八正神明论》改。
③ 立：原作"时"，据《素问·八正神明论》改。
④ 溢：原作"波"，据《素问·八正神明论》改。
⑤ 候：《素问·八正神明论》作"制"。
⑥ 时：原脱，据《素问·八正神明论》补。
⑦ 行：原作"道"，据《素问·四时刺逆从论》改。

皮肤引急。冬者，盖藏，血气在中，内着骨髓，通于五脏。是故邪气者，常随四时之气血而入客也。

故用针之服者，必有法则，上视天光，下司八正，以避奇邪，而观百姓，审于虚实，毋犯其邪，是得天之露，遇岁之虚，救而不胜，反受其殃。故曰：必知天忌，乃言针意。

春刺散俞，及与分理，血出而止，甚者传气，间者环也。夏刺络俞，见血而止，尽气闭环，痛病必下。秋刺皮肤，循理，上下同法，神变而止。冬刺俞窍于分理，甚者直下，间者散下。春夏秋冬，各有所刺，法其所在。春者，木始治，肝气始生，其风病急[1]，经脉常深，其气少[2]，不能深入，故取络脉分肉间。夏者，火始治，心气始强，脉瘦气弱，阳气溜溢，热熏分腠，内至于经，故取盛经分腠，绝肤而病去者，邪气浅也。所谓盛经，阳脉也。秋者，金始治，肺将收杀，金得胜火，阳气在合，故阴气初胜，湿气及体，阴气未盛，未能深入，故取俞以泻阴邪，取合以虚阳邪，阳气始衰，故取于合。冬者，水始治，肾方闭，阳气衰少，阴气坚盛，巨阳伏沉，阳脉乃去，故取井以下，阴逆，取荣

---

[1] 其风病急：《素问·诊要经终论》作"肝气急，其风急"。
[2] 少：原脱，据《素问·诊要经终论》补。

以实阳气，故曰：冬取井荥，春不鼽衄。

正月、二月、三月，人气在左，无刺左足之阳；四月、五月、六月，人气在右，无刺右足之阳；七月、八月、九月，人气在右，无刺右足之阴；十月、十一月、十二月，人气在左，无刺左足之阴。

甲乙日自乘，无刺头，无发蒙于耳内；丙丁日自乘，无振埃①于肩喉廉泉；戊己日自②乘四季，无刺足③去爪泻水；庚辛④日自乘，无刺关节⑤于股膝；壬癸日自乘，无刺足胫。

随日之长短，各以为纪而刺之。谨候其时，病可与期；失时反候者，百病不治。故曰：刺实者，刺其来也；刺虚者，刺其去也。此言气存亡之时，以候虚实而刺之。候气之所在而刺之，是谓逢时。病在于三阳，必候其气在于阳而刺之；病在三阴，必候其气在于阴而刺之。

二十一、五夺不可泻

形肉已脱，一夺也；大脱血之后，是二夺也；大汗出之后，是三夺也；大泄之后，是四夺也；新产、大血之后，是五夺也。此皆不可泻。

二十二、刺逆四时

---

① 埃：原作"挨"，据《灵枢·五禁》改。
② 自：原脱，据《灵枢·五禁》补。
③ 足：《灵枢·五禁》作"腹"。
④ 辛：原作"申"，据《灵枢·五禁》改。
⑤ 节：原作"骨"，据《灵枢·五禁》改。

春刺夏分，脉乱气微，入淫骨髓，病不能愈①，又且少气。春刺秋分，筋挛逆气，环为咳嗽，病不愈，令人时惊，又且哭。春刺冬分，邪气着脏，令人胀，病不愈，又且欲言语。夏刺春分，病不愈，令人懈惰。夏刺秋分，病不愈，令人欲无言，惕惕如人将捕之。夏刺冬分，病不愈，令人少气，时欲怒。秋刺春分，病不已，令人惕然欲有所为，起而忘之。秋刺夏分，病不已，令人益嗜卧，又且善梦。秋刺冬分，病不已，令人淅淅时寒。冬刺春分，病不已，令人欲卧不能眠，眠而有见。冬刺夏分，病不愈，令人上气②，发为诸痹。冬刺秋分，病不已，令人善渴。

春刺络脉，血气外溢，令人少气。春刺肌肉，血气环逆，令人上气。春刺筋骨，血气内着，令人腹胀。夏刺经脉，血气乃竭，令人解㑊。夏刺肌肉，血气内却，令人善悲③。夏刺筋骨，血气上逆，令人善怒。秋刺经脉，血气上逆，令人善忘。秋刺络脉，气不外行，令人卧不欲动。秋刺筋骨，血气内散，令人寒栗。冬刺经脉，血气皆脱，令人目不明。冬刺络脉，内气外泄，留为大痹。冬刺肌肉，阳气竭绝，令

---

①愈：此下《素问·诊要经终论》有"令人不嗜食"一句。
②上气：《素问·诊要经终论》作"气上"。
③悲：《素问·四时刺逆从论》作"恐"。

人善忘。凡此四时刺者，大逆之病，不可不从也；反之则生乱，气相淫，病焉。

二十三、刺避

凡刺胸腹者，必避五脏。中心者，还死，其动为噫；中肝者，五日死，其动为语；中脾者，十日死，其动为吞；中肾者，六日死，其动为嚏；中肺者，三日死，其动为咳；中胆者，一日半死，其动为呕；中膈者，皆为伤中，其病虽愈，不过一岁必死。刺避五脏者，知逆从也。所谓从者，膈与脾肾之处，不知者反之。

刺跗上，中大脉，血出不止，死；刺面上，中溜脉，不幸为盲；刺头，中脑户，入脑立死；刺舌下，中大脉太过，血出不止为瘖；刺足下布络，中脉，血不出为肿；刺郄委中穴中大脉，令人仆、脱色；刺气冲[1]，中脉，血不出为肿、鼠仆；刺脊间，中髓为伛；刺乳上，中乳房，为肿、根蚀；刺缺盆中，内陷气泄，令人喘咳逆；刺手鱼腹，内[2]陷为肿。

无刺大醉，令人气乱；无刺大怒，令人气逆；无刺大劳人，无刺新饱人，无刺大渴人。

病有胁下，道二，二岁不已，名曰息积。此不妨于食，不可灸刺。

---

①气冲：《素问·刺禁论》作"气街"。
②内：原作"中"，据《素问·刺禁论》改。

毋损不足者，身羸瘦，毋用镵石也。

刺阴股，中大脉，血出不止，死；刺客主人，内陷中脉，为内漏、为聋；刺膝膑出液，为跛；刺臂太阴脉，出血多，立死；刺足少阴脉，重虚出血，为舌难以言；刺膺中陷、中肺，为喘逆仰息；刺跗中，内陷气归之，不得屈伸；刺阴股下三寸，内陷令人遗溺；刺腋下胁间，内陷令人咳；刺小腹，中膀胱溺出，令人小腹满；刺腨肠，内陷为肿；刺匡上陷骨，中脉，为漏、为盲；刺关节中液出，不得屈伸。

无刺熇熇之热，无刺浑浑之脉，无刺漉漉之汗，无刺病与脉相逆者。

窥门而刺之者，死于家中；入门而刺之者，死于堂上。

新内勿刺，已刺勿内；已醉勿刺，已刺勿醉；新怒勿刺，已刺勿怒；新劳勿刺，已刺勿劳；已饱勿刺，已刺勿饱；已饥勿刺，已刺勿饥；已渴勿刺，已刺勿渴。

乘车来者，卧而休之，如食顷，乃刺之；出行来者，坐而休之，如行十里顷，乃刺之。大惊大恐，必定其气，乃刺之。

二十四、禁太过不及

病浅针深，内伤良肉，皮肤为痈。病深针浅，病气不泻，反为大脓。病小针大，气泄太甚，疾反为害。病大针小，气不泄泻，亦复为败。失针之宜，大者泻，小者不移。

病有浮沉，刺有浅深，各至其理，无过其道。过之则肉①伤，不及则生外壅，壅则邪从之。浅深不得，反为大贼，内动五脏，后生大病。故曰：病有在毫毛腠理者，有在肌肉者，有在脉者，有在筋者，有在骨者，有在髓者。是故刺毫毛腠理无伤皮，皮伤则内动肺，肺动则秋病瘟疟，泝泝②音素然寒栗。刺皮无伤肉，肉伤则内动脾，脾动则七十二日四季之月病腹胀、烦、不嗜食。刺肉无伤脉，脉伤则内动心，心动则夏病心痛。刺脉无伤筋，筋伤则内动肝，肝动则春病热而筋弛。刺筋无伤骨，骨伤则内动肾，肾动则冬病胀、腰痛。刺骨无伤髓，髓伤则销铄、胻酸、解㑊然不去矣。

刺骨无伤筋者，针至筋而去，不及骨也。刺筋无伤肉者，至肉而去，不及筋也。刺脉无伤肉者，至脉而去，不及肉也。刺脉无伤皮者，至皮而去，不及脉也。所谓刺皮无伤肉者，病在皮中，针入皮中，无伤肉也。刺肉无伤筋者，过肉中筋也。

①肉：《素问·刺要论》作"内"。
②泝泝：原作"沂沂"，据《素问·刺要论》及原注音改。泝泝，恶寒貌。

刺筋无伤骨者，过筋中骨也。此谓之久也。"久"疑作"失"。

夫气之在脉也，邪气在上，浊气在中，清气在下。故针陷脉则邪气出，针中脉则浊气出，针太深则邪气反沉，病益。故曰：皮肉筋脉①，各有所宜，各不同形，各以任其所宜。无实实，无虚虚，损不足而益有余，是谓病甚。病益甚②取五脉者死，取三脉者恇，夺阴者死，夺阳者狂，针害毕矣。

二十五、五节刺

振埃者，刺外经，去阳病。阳③气大逆，上满于胸中，愤瞋息肩，大气逆上，喘喝坐伏，病恶埃烟，鸣不得息④，取之天容；其咳上气，穷诎胸痛者，取之廉泉。取天容者，无过一里；取廉泉者，血变而止。

发矇者，耳无所闻，目无所见，刺腑输，去腑病。刺此，必于日中，刺其听宫，中其眸子，声闻于耳，此其输也。刺邪以手坚按其两鼻而疾偃，其声必应于针。

去爪者，乃刺关节肢络。腰脊者，身之大关节也；肢胫⑤者，人之管以趋翔也；茎垂者，身中之机，阴精之候，津液之道也。饮食不节，喜怒不时，津液内溢，乃下留于

---

① 皮肉筋脉：此下《灵枢·九针十二原》有"各有所处病"五字。
② 甚：原作"其"，据《灵枢·九针十二原》《节要》改。
③ 阳：原作"阴"，据《灵枢·刺节真邪》《节要》改。
④ 鸣不得息：咽部堵塞，呼吸不畅。鸣（yē噎），古噎字。
⑤ 胫：原作"经"，据《灵枢·刺节真邪》《节要》改。

睾，血道不通，日大不休，俯仰不便，趋翔不能，此病荣然有水，不上不下，铍石所取，形不可匿，常不得蔽。

彻衣者，言尽刺诸阳之奇输，未有常处也。是阳气有余，而阴气不足。阴气不足则内热，阳气有余则外热。内热相搏，热于怀炭，畏绵帛近，不可近身，又不可近席。腠理闭塞则汗不出，舌焦唇槁，腊干嗌燥，饮食不让美恶。于天府、大杼三痏，又刺中膂以去其热，补足手太阴以去其汗，热去汗稀，疾于彻衣。

解惑者，尽知调阴阳，补泻有余不足，相倾移也。大风在身，血脉偏虚，虚者不足，实者有余，轻重不得，倾侧宛伏，不知东西，不知南北，乍上乍下，乍反乍覆，颠倒无常，甚于迷惑。泻其有余，补其不足，阴阳平复，用针若此，疾于解惑。

二十六、五脏病刺

肝病者，两胁下满[1]引小腹，令人善怒；虚则目**䀏䀏**无所见、耳无所闻、善恐如人将捕之。取其经，厥阴与少阳。气逆则头痛、耳聋不聪[2]，取血者。

心病者，胸中痛，胁支满，胁下痛，膺背肩胛间痛，臂内痛；虚

---
① 满：《素问·脏气法时论》作"痛"。
② 不聪：此下《素问·脏气法时论》有"颊肿"二字。

则胸腹大，胁下与腰相引而痛。取其经，少阴、太阳、舌下血者。其变病，刺郄中血者。

脾病者，身重，善饥，肉痿，足不收，行善瘛，脚下痛；虚则腹满，肠鸣，飧泄，食不化。取其经，太阴①、阳明、少阴血者。

肺病者，喘咳逆气，肩背痛，汗出，尻冷②，阴股膝髀腨胻足皆痛；虚则少气，不能报息，耳聋，嗌干。取其经，太阴、足太阳之外。厥阴内血者。

肾病者，腹大，胫肿，喘咳，身重，寝汗出，憎风；虚则胸中痛，大腹小腹痛，清厥意不乐。取其经，少阴、太阳血者。

太阳脏独至，厥，喘，虚，气逆，是阴不足，阳有余也，表里俱当泻，取之下俞。

阳明脏独至，是阳气重并也，当泻阳补阴，取下俞。

少阳脏独至，是厥气也，蹻前卒大，取之下俞。少阳独至者，一阳之过也。

太阴脏搏者，用心省真，五脉气少，胃气不平，三阴也，宜治其下俞，补阳泻阴。一阳独啸，少阳厥也，阳并与上，四脉③争张，气满④于肾。宜治其经络，泻阳补阴。一阴至，厥阴之治也。真虚痟心，厥气留薄，发为白汗，调食和药，治在下俞。

五脏有疾，当取十二原。十二原者，五

①阴：原作"阳"，据《素问·脏气法时论》改。
②冷：《素问·脏气法时论》无此字。
③脉：原作"肢"，据《素问·经脉别论》改。
④满：《素问·经脉别论》作"归"。

脏之所禀三百六十五节气味也。五脏有疾也，应出十二原。十二原各有所出，明知其原，观其应，而知五脏之害。阳中之少阴，肺也，其原出于太渊，太渊二。阳中之太阳，心也，其原出于大陵，大陵二。阴中之少阳，肝也，其原出于太冲，太冲二。阴中之至阴，脾也，其原出于太白，太白二。阴中之太阴，肾也，其原出于太溪，太溪二。膏之原出于鸠尾，鸠尾一。肓之原出于脖胦，脖胦一。凡此十二原者，主治五脏六腑之有疾者也。

二十七、刺弊

脉气盛而血虚者，刺之则脱气，脱气则仆。血气俱盛而阴气多者，其血滑，刺之则射；阳气蓄积，久留而不泻者，其血黑以浊，故不能射。新饮而液渗于络，而未合和于血也，故血出而汁别焉。其不新饮者，身中有水，久则为肿。阴气积于阳，其气因于络，故刺之血未出而气先行，故肿。阴阳之气，其新相得而未和合，因而泻之，则阴阳俱脱，表里相离，故脱色而苍苍然。刺之血出多，色不变烦闷者，刺络而虚经，虚经之属于阴者，阴脱，故烦闷。阴阳相得而合为痹者，此为内溢于经，外注于络，如是者，阴阳俱有余，虽多出血，而弗能虚也。帝曰：相之奈何？曰：血脉者，盛坚横以赤，上下无常处，小者如针，大者如箸，则而泻之万全也。故无失数矣。失数而反，各如其度。帝曰：针入而肉著者，何也？曰：热气因于针则针热，热则①著于针，故坚焉。

妄用砭石，后遗身咎，此治之二失也。

窥门而刺之者，死于家中；入门而刺之者，死于堂上。

二十八、血气不同形

帝曰：余闻九针于夫子，而行之于百姓。百姓之血气各不同形：或神动而气先针行；或气与针相逢；或针以出，气独行；或数刺乃知；或发针而气逆；或数刺病益剧。凡此六者，各不同形，愿闻其方。岐伯曰：重阳之人，其神易动，其气易往也。重阳之人，熇熇高高，言语善疾，举足善高，心肺之脏气有余，阳气滑盛而扬，故神动而气先行。重阳之人而神不先行者，此人颇有阴者也。多阳者多喜，多阴者多

---

①则：此下《灵枢·血络论》有"肉"。

怒，数怒者易解，故曰：颇有阴。其阴阳之离合难，故其神不能先行。阴阳和调而血气淖泽滑利，故针入而气出，疾而相逢也。其阴气多而阳气少，阴气沉而阳气浮者，内藏，故针已出，气乃随其后，故独行也。人之多阴而少阳，其气沉而气往难，故数刺乃知也。针入而气逆者，其气逆与其数刺病益甚者，非阴阳之气，浮沉之势也，此皆粗工之所败，工之所失，其形气无过焉。

二十九、十二络缪刺缪，如纰缪，纪纲

帝曰：余闻缪刺，未得其意。岐伯曰：邪客于皮毛，入于孙络，留而不去，闭塞不通，不得入于经，流溢于大络，而生奇病也。夫邪客大络者，左注右，右注左，上下左右，与经相干，而布于四末。其气无常处，不入于经俞，命曰缪刺。帝曰：愿闻缪刺，以左取右，以右取左，奈何？其与巨刺，何以别之？曰：络病者，其痛与经脉缪处，故命曰缪刺。客于足少阴之络，令人卒心痛，暴胀，胸胁支满。无积者，刺然骨之前出血，如食顷而已，左取右①，右取左。病新发者，取五日已。

---

① 左取右：此上《素问·缪刺论》有"不已"二字。

邪客于手少阳之络，令人喉痹，舌卷，口干，心烦，臂外廉痛，手不及头，刺手中指次指爪甲上去端如韭叶各一痏，壮者立已，老者有顷已，左取右，右取左，此新病数日已。邪客于足厥阴之络，令人卒疝暴痛，刺足大指爪甲上与肉交者，各一痏，男子立已，女子有顷已，左取右，右取左。邪客于足太阳之络，令人头项肩痛，刺足小指爪甲上与肉交者各一痏，立已。不已，刺外踝下三痏，左取右，右取左，如食顷已。邪客于手阳明之络，令人气满胸中，喘息而支胠，胸中热，刺手大指次指爪甲上去端如韭叶各一痏，左取右，右取左，如食顷已。邪客于臂掌之间，不可得屈，刺其踝后，先以指按之，痛乃刺之，以月死生为数，月生一日一痏，二日二痏，十五日十五痏，十六日十四痏。邪客于足阳跷之脉，令人目痛从内眦始，刺外踝之下半寸所各二痏，左刺右，右刺左，如行十里顷而已。人有所堕坠，恶血留内，腹中满胀，不得前后，先饮利药，此上伤厥阴之脉，下伤少阴之络。刺足内踝之下，然骨之前血脉，出血；刺足跗上动脉。不已，刺三毛上各一痏，见血立已，左刺右，右刺左。邪客于手阳明之络，令人耳聋，时不闻音，刺手大指次指爪甲上去端如韭叶各一痏，立闻。不已，刺中指爪甲上与肉交者，立闻。其不时闻者，不可刺也。耳中生风者，亦刺之如此数，左刺右，右刺左。凡痹往来，无①常处者，在分肉间痛而刺之，以月死生为数。用针者，随气盛衰，以为痏数，针过其日数则脱气，不及日数则气不泻，左刺右，右刺左，病已止。不已，复刺之如法。月生一日一痏，二日二痏，渐多至十五日十五痏，十六日十四痏，渐少之。邪客于足阳明之经，令人鼽衄，上齿寒，刺足中指次指爪甲上与肉交者各一痏，左刺右，右刺左。邪客于足少阳之络，令人胁痛不得息，咳而汗出，刺足小指次指爪甲上与肉交者各一痏，不得息立已，汗出立止，咳者温衣饮食，一日已，左刺右，右刺左，病立已。不已，复刺如法。邪客于足少阴之络，令人嗌痛，不可内食，无故善怒，气上走贲上，刺足下中央之脉，各三痏，凡六刺，立已，左刺

---

① 无：此上《素问·缪刺论》有"行"。

右，右刺左。邪客于足太阴之络，令人腰痛引小腹控䏚，不可以仰息，刺腰尻之两胂之上，是腰俞，以月死生为数，发针立已，左刺右，右刺左。邪客于足太阳之络，令人拘挛背急，引胁而痛。刺之，从项始，数脊椎、夹脊，疾按之，应手如痛，傍刺之三痏，立已。邪客于足少阳之络，令人留于枢中痛，髀不可以举，刺枢中以毫针，寒则久留针，以月死生为痏数，立已。治诸经，刺之所过者，不病则缪刺之。耳聋，刺手阳明，不已，刺其通脉出耳前者。齿龋，刺手阳明，不已，刺其脉入齿中者，立已。邪客于五脏之间，其病也，脉引而痛，时来时止，视其病，缪刺之，于手足爪甲上视其脉，出其血，间一日一刺，一刺不已，五刺已。缪传引上齿，齿唇寒痛，视其手背脉血者出之，足阳明中指爪甲上一痏，手大指次指爪甲上一痏，立已，左取右，右取左。邪客于手足少阴、太阴、足阳明之络，此五络皆会于耳中，上络左角。五络俱竭，令人身脉皆动，而形无知也，其状若尸，或曰尸厥。刺其足大指内侧爪甲上去端如韭叶，后刺

---

① 之：此下《素问·缪刺论》有"解"字。

足心，后刺足中指爪甲上各一痏，后刺手大指内侧，去端如韭叶，后刺手心主、少阴锐骨之端，各一痏，立已。不已，以竹管吹其两耳，剃其左角之发方一寸，燔治，饮以美酒一杯，不能饮者，灌之，立已。有痛而经不病①者，缪刺之，视其皮部，有血络者，尽取之。此缪刺之数也。

身形有病，九候莫病，则缪刺之。

三十、经刺

岐伯曰：夫邪之客于形也，必先舍于皮毛；留而不去，入于孙络；留而不去，入于络脉；留而不去，入于经脉，内连五脏，散于肠胃，阴阳俱感②，五脏乃伤。此邪之从皮毛而入，极于五脏之次也，如此则治其经焉。

凡刺之数，先视其经脉，切而从之，审其虚实而调之，不调者，经刺之。

不盛不虚，以经取之。

三十一、巨刺 缪刺，刺络脉；巨刺，刺经脉

痛在于左而右脉病者，则巨刺之。

邪客于经，左盛则右病，右盛则左病，亦有移易者。左痛未已，而右脉先病，如此者必巨刺之。必中其经，非络脉也。

---

① 病：原作"痛"，据《素问·缪刺论》改。
② 感：原作"盛"，据《素问·缪刺论》改。

三十二、脉刺

人迎一盛，病在足少阳；一盛而躁，病在手少阳。人迎二盛，病在足太阳；二盛而躁，病在手太阳。人迎三盛，病在足阳明；三盛而躁，病在手阳明。人迎四盛，且大且数，名曰溢阳，溢阳为外格。脉口一盛，病在足厥阴；一盛而躁，在手心主。脉口二盛，病在足少阴；二盛而躁，在手少阴。脉口三盛，病在足太阴；三盛而躁，在手太阴。脉口四盛，且大且数者，名曰溢阴，溢阴①为内关，内关不通，死不治。人迎与太阴脉口俱盛四倍以上，命曰关格，关格者与之短期。人迎一盛，泻足少阳而补足厥阴，二泻一补，日一取之，必切而验之，疏取之，上气和乃止。人迎二盛，泻足太阳，补足少阴，二泻一补，二日一取之，必切而验之，疏取之，上气和乃止。人迎三盛，泻足阳明而补足太阴，二泻一补，日二取之，必切而验之，疏取之，上气和乃止。脉口一盛，泻足厥阴而补足少阳，二补一泻，日一取之，必切而验之，疏而取，上气和乃止。脉口二盛，泻足少阴而补足太阳，二补一

---

① 阴：原作"阳"，据《灵枢·终始》《节要》改。

泻，二日一取之，必切而验之，疏取之，上气和乃止。脉口三盛，泻足太阴而补足阳明，二补一泻，日二取之，必切而验之，疏而取之，上气和乃止，所以日二取之者。太阳[1]主胃，大富于谷气，故可日二取之也。人迎与脉口俱盛三倍以上，命曰阴阳俱溢。如是者，不开则血脉闭塞，气无所行，流淫于中，五脏内伤。如是者，因而灸之，则变易而为他病矣。

三十三、浅深[2]上下所宜

补须一方实，深取之，稀按其痏，以极出其邪气；一方虚，浅刺之，以养其脉，疾按其痏，无使邪气得入。邪气来也紧而疾，谷气来也徐而和。脉实者，深刺之，以泄其气；脉虚者，浅刺之，使精气无得出，以养其脉，独出其邪气。刺诸痛者，其脉皆实。故曰：从腰以上者，手太阴、阳明皆主之；从腰以下者，足太阴、阳明皆主之。病在上者，下取之；病在下者，高取之；病在头者，取之足；病在腰[3]者，取之腘。病生于头者，头重；生于手者，臂重；生于足者，足重；治病者，先刺其病所从生者也。春气在毛，夏气在皮肤，秋气在

---

①太阳：《灵枢·终始》同。据其文意和医理，当作"太阴"。
②浅深：原作"深浅"，据目录乙转。
③腰：《灵枢·终始》作"足"。

分肉，冬气在筋骨。刺此病，各以其时为齐。故刺肥人者，秋冬之齐；刺瘦人者，春夏之齐。病痛，阴也；痛而以手按之不得者，阴也，深刺之。病在上者，阳也；病在下者，阴也；痒者，阳也，浅刺之。病先起于阴者，先治其阴而后治其阳；病先起于阳者，先治其阳而后治其阴。刺热厥者，留针反为寒；刺寒厥者，留针反为热。刺热厥者，二阴一阳；刺寒厥者，二阳一阴。所谓二阴者，二刺①阴也；一阳者，一刺阳也。久病者，邪气入深，刺此者，深内而久留之，间日而复②刺之。必先调其左右，去其血脉。刺道毕矣。凡刺之法，必察其形气，形肉未脱，少气而脉又躁，躁厥者，必为缪刺之。

脉之所居深不见者，刺之微内针而久留之，以致其空脉气也。脉浅者勿刺，按绝其脉乃刺之，无令精出，独出其邪气耳。所谓三刺则谷气出者，先浅刺绝皮，以出阳邪；再刺则阴邪出者，少益深，绝皮致肌肉，未入分肉间也；已入分肉之间，则谷气出。故《刺法》曰：始浅刺之，以逐邪气，而来血气；后刺深之，以致阴气之邪；最后刺极深之，以

---

① 二刺：原作"刺二"，据《灵枢·终始》乙转。
② 复：原作"后"，据《灵枢·终始》改。

下谷气。此之谓也。

三十四、人身左右上下虚实不同刺

天不足西北，故西北方阴也，而人右耳目不如左明也。地不满东南，故东南方阳也，而人左手足不如右强也。东方阳也，阳者，其精并于上，并于上则上明而下虚，故使耳目聪明而手足不便也。西方阴也，阴者，其精并于下，并于下则下盛而上虚，故其耳目不聪明而手足便也。故俱感于邪，其在上则右甚，在下则左甚。此天地阴阳所不能全也，故邪居之。故天有精，地有形，天有八纪，地有五里，故能为万物之父母。清阳上天，浊阴归地，是故天地之动静，神明之纲纪，故能以生长收藏，终而复始。惟贤人上配天以养头，下象地以养足，中傍人事以养五脏。天气通于肺，地气通于嗌，风气通于肝，雷气通于心，谷气通于脾，雨气通于肾。六经为川，肠胃为海，九窍为水注之气。以天地为之阴阳，阳之汗，以天地之雨名①之；阳之气，以天地之疾风名之。暴风②象雷，逆气象阳。故治不法天之纪，不用地

---

① 名：原作"明"，据《素问·阴阳应象大论》改。
② 风：《素问·阴阳应象大论》作"气"。

之理，则灾害至矣。故邪风之至，疾如风雨。故善治者治皮毛，其次治肌肤，其次治筋脉，其次治六腑，其次治五脏。治五脏者，半死半生也。故天之邪气，感则害人五脏；水谷之寒热，感则害于六腑；地之湿气，感则害皮肉筋脉。故善用针者，从阴引阳，从阳引阴，以右治左，以左治右，以我知彼，以表知里，以观过与不及之理，见微得[1]过，用之不殆。

三十五、气清[2]浊浅深刺

受谷气者浊，受气者清；清者注阴，浊者注阳。浊而清者，上出于咽；清而浊者，则下行。清浊相干，命曰乱气。帝曰：夫阴清而阳浊，浊者有清，清者有浊，清浊别之奈何？岐伯曰：气之大别，清者上注于肺，浊者下走于胃。胃之清气，上出于口；肺之浊气，下注于经，内积于海。帝曰：诸阳皆浊，何阳浊甚乎？岐伯曰：手太阳独受阳之浊，手太阴独受阴之清。其清者，上走空窍，其浊者，下行诸经。诸阴皆清，足太阴独受其浊。清者其气滑，浊者其气涩，此气之常也。故刺阴者，深而留之；刺阳者，浅而疾之；清浊相干

---

①得：原作"则"，据《素问·阴阳应象大论》改。
②清：此上原有"血"字，据目录删。

者，以数调之。

三十六、死期不可刺

病发于心：一日而之肺，三日而之肝，五日而之脾，三日不已，死。冬夜半，夏日中。病先发于肺，三日而之肝，一日而之脾，五日而之胃，十日不已，死。冬日入，夏日出。病先发于肝，三日而之脾，五日而之胃，三日而之肾，三日不已，死。冬日入，夏早食。病发于脾，一日而之胃，二日而之肾，三日而之膂膀胱，十日不已，死。冬人定，夏晏食。病先发于胃，五日而之肾，三日而之膂膀胱，五日而上之心，二日不已，死。冬夜半，夏日昳①。病先发于肾，三日而之膂膀胱，三日而上之心，三日而之小肠，三日不已，死。冬大晨，夏早晡②。病先发于膀胱，五日而之肾，一日而之小肠，一日而之心，二日不已，死。冬鸡鸣，夏下晡。诸病以次相传，如是者，皆有死期，不可刺也，间一脏及三③四脏者，乃可刺也。

针灸要旨卷二之上终

---

①昳：原作"昧"，据《灵枢·病传》改。
②早晡：晡时，古时段名之一，当下午3时至5时。早晡，将近晡时。
③三：此上《灵枢·病传》有"二"字。

《针灸要旨》卷二之下

四明高武撰述　法桥冈本一抱子重订

一、五乱刺

清气在阴,浊气在阳,营气顺脉,卫气逆行,清浊相干,乱于胸中,是谓大闷。故气乱于心,则烦心密嘿,俯首静伏;乱于肺,则俯仰喘喝,按手以呼;乱于肠胃,则为霍乱;乱于臂胫,则为四厥;乱于头,则为厥逆,头重,眩仆。曰:五乱刺者,刺之有道乎?曰:有道以来,有道以去,审知其道,是谓身宝。曰:愿闻其道。曰:气在于心者,取之手少阴、心主之俞;气在于肺者,取之于手太阴荥、足少阴俞;气在于肠胃者,取之足太阴、阳明,不下者,取之三里;气在于头者,取之天柱、大杼,不知,取足太阳荥俞;气在臂足,取之先去血脉,后取其阳明、少阳之荥俞。曰:补泻奈何?曰:徐入徐出,谓之道气①;补泻无形,谓之同精。是非有余不足也,乱气之相逆也。

二、气血盛衰

足阳明之上,血气盛则髯②美长;血少气多③则髯短;

---

①道气:《灵枢·五乱》作"导气",义同。道,通"导"。
②髯:《针灸甲乙经》卷一第十六作"须",下同。
③血少气多:《针灸甲乙经》卷一第十六作"血多气少"。

故气少血多①则髯少；血气皆少则无髯，两吻多画②。足阳明之下，血气盛则下毛美，长至胸；血多气少则下毛美，短至脐；行则善高举足，足指③少肉，足善寒；血少气多则肉而善瘃④；血气皆少则无毛，有则稀枯悴，善痿厥，足痹。足少阳之上，气血盛则通髯⑤美长；血多气少则通髯美短；血少气多则少髯；血气皆少则无须；感于寒湿则善痹，骨痛爪枯也。足少阳之下，血气盛则胫毛美长，外踝肥；血多气少则胫毛美短，外踝皮坚而厚；血少气多则胻毛少，外踝皮薄而软；血气皆少则无毛，外踝瘦而无肉。足太阳之上，血气盛则眉美，眉有毫毛；血多气少则恶眉，面多少理；血少气多则面多肉；血气和则美色。足太阴⑥之下，血气盛则跟肉满、踵坚；气少血多则瘦、跟空；血气皆少则善转筋，踵下痛。手阳明之上，血气盛则髭美；血少气多则髭恶；血气皆少则无髭。手阳明之下，血气盛则腋下毛美，手鱼肉以温；气血皆少则手瘦以寒。手少阳之上，血气盛则眉美以长，耳色美；血气皆少则耳焦恶色。手少

①故气少血多：《针灸甲乙经》卷一第十六作"气多血少"。
②两吻多画：口角多皱纹。
③指：《针灸甲乙经》卷一第十六作"大指"。
④肉而善瘃：《针灸甲乙经》卷一第十六无"而"字。瘃（zhú，竹），冻疮。
⑤通髯：《灵枢发微》注云："所谓通髯者，乃连鬓而生者也。"即俗称络腮胡者。
⑥足太阴：《节要》《灵枢·阴阳二十五人》同。据文意和医理当作"足太阳"。

阳之下，血气盛则手卷①多肉以温；血气皆少则寒以瘦；气少血多则瘦以多脉②。手太阳之上，血气盛则有多须，面多肉以平；血气皆少则面瘦恶色。手太阳之下，血气盛则掌肉充满；血气皆少则掌瘦以寒。曰：刺之有约乎？曰：眉美者，足太阳之脉气血多；恶眉者，气血少；其肥而泽者，血气有余；肥而不泽者，气有余，而血不足；瘦而无泽者，气血俱不足。审察其形气有余不足而调之，可以知逆顺矣。曰：妇人无须者，无血气乎？曰：冲脉、任脉，皆起于胞中，上循背里，为经络之海。其浮而外者，循腹右，上行会于咽喉，别而络唇口。血气盛则充肤热肉，血独盛则澹渗皮肤，生毫毛。今妇人之生，有余于气，不足于血，以其数脱血也，冲任之脉，不荣口唇，故须不生焉。曰：士人有伤于阴，阴气绝而不起，阴不用，然其须不去，其故何也？宦者独去何也？曰：宦者去其宗筋，伤其冲脉，血泻不复，皮肤内结，唇口不荣，故须不生。曰：其有天宦者，未尝被伤，不脱于血，然其须不生，其故何也？曰：此天之所不足也，其任

---
① 卷：《针灸甲乙经》卷一第十六作"拳"。
② 多脉：即青筋暴露。

冲不盛，宗筋不成，有气无血，唇口不荣，故须不生。

三、耐痛

人之骨强，筋弱，肉缓，皮肤厚者耐痛，其于针石之痛，火焫亦然。黑色而美骨者，耐火焫；坚肉薄皮者，不耐针石之痛，于火焫亦然。

四、五逆

帝曰：余闻刺有五逆。曰：病与脉相逆。热病脉静，汗已出，脉盛躁，是一逆也。病泄，脉洪大，二逆也。着痹[①]不移，䐃[②]肉破，身热，脉偏绝，三逆也。淫而夺形，身热，色夭然白，及后下血衃，血衃笃重，四逆也。寒热夺形，脉坚搏，五逆也。

五、三刺谷气

一刺则阳邪出，再刺则阴邪出，三刺则谷气至，谷气至而止。所谓谷气至者，已补而实，已泻而虚，故已知谷气至也。

六、热

肝热病者，小便先黄，腹痛，多卧，身热；热争则狂言及惊，胁满痛，手足躁，不得安卧。庚辛甚，甲乙大汗，

---

① 痹：原作"脾"，据《灵枢·五禁》改。
② 䐃：原作"胭"，据《灵枢·五禁》改。

气逆则庚辛死。刺足厥阴、少阳。其逆则头痛员员①，脉引冲头也。心热病者，先不乐，数日乃热；热争则卒心痛，烦闷，善呕，头痛，面赤，无汗。壬癸甚，丙丁大汗，气逆则壬癸死。刺手少阴、太阳。脾热病者，先头重，颊痛，烦心，颜青，欲呕，身热；热争则腰疼不可用俯仰，腹满泄，两颔痛。甲乙甚，戊己大汗，气逆则甲乙死。刺足太阴、阳明。肺热病者，先淅然，厥，起毫毛，恶风寒，舌上黄，身热；热争则喘咳，痛走胸膺背，不得大息，头痛不堪，汗出而寒。丙丁甚，庚辛大汗，气逆则丙丁死。刺手太阴、阳明出血如大豆，立已。肾热病者，先腰痛胻酸，苦渴数饮，身热；热争则项痛而强，胻寒且酸，足下热，不欲言，其逆则项痛员员澹澹然。戊己甚，壬癸大汗，气逆则戊己死。刺足少阴、太阳。诸汗者，至其所胜日，汗出也。肝热病者，左颊先赤；心热病者，颜先赤；脾热病，鼻先赤；肺热病，右颊先赤；肾热病者，颐先赤。病虽未发，见赤色者刺之，名曰治未病。热病从部所起者，至期而已；其刺之反者，三周而已；重逆则死。诸当汗者，至其

---

① 员员：眩晕貌。

所胜日，汗大出也。诸治热病，以饮之寒水，乃刺之；必寒衣之，居止寒处，身寒而止也。热病先胸胁痛，手足躁，刺足少阳，补足太阴，病甚者为五十九刺。热病始手臂痛者，刺手阳明、太阴而汗出止；热病始于头首者，刺项太阳而汗出止；热病始于足胫者，刺足阳明而汗出止；热病先身重骨痛，耳聋好瞑，刺足少阴，病甚为五十九刺；热病先眩冒而热，胸胁满，刺足少阴、少阳。太阳之脉，色荣颧骨，热病也；荣未交，曰：今且得汗，待时而已；与厥阴脉争见者，死期不过三日。其热病内连肾，少阳之脉色也。少阳之脉，色荣颊前，热病也；荣未交，曰今且得汗，待时而已；与少阴脉争见者，死期不过三日。热病气穴，三椎下间主胸中热；四椎下间主膈中热；五椎下间主肝热；六椎下间主脾热；七椎下间主肾热。荣在骶也，项上三椎陷者中也。颊下逆颧为大瘕，下牙车为腹满，颧后为胁痛，颊上，膈上也。

　　头上五行、行五者，以泄诸阳之热逆也。大杼、膺俞、缺盆、背俞，此八者，以泻胸中之热也。气冲、三里、巨虚上下廉，此八者，以泻胃中之热也。云门、髃骨、委中、髓空，此八者，以泻四肢之热也。五脏俞傍五者，此十者，以泻五脏之热也。

热病不可刺者九：一曰汗不出，大颧发赤，哕者，死；二曰泄而腹满甚者，死；三曰目不明，热不已者，死；四曰[1]婴儿热而腹满，死；五曰汗不出，呕，下血者，死；六曰舌本烂，热不已者，死；七曰咳而衄，汗不出，出不至足者，死；八曰髓热者，死；九曰热而痉者，死，腰折瘈疭，齿噤齘[2]也。凡此九者，不可刺也。

七、疟

足太阳之疟，令人腰痛头重，寒从背起，先寒后热，熇熇暍暍[3]然，热止汗出，难已，刺郄中出血。足少阳之疟，令人身体解㑊，寒不甚，热不甚，恶见人，见人心惕惕然，热多汗出甚，刺足少阳。足阳明之疟，令人先寒，洒淅寒甚，久乃热，热去汗出，喜见日月光火气，乃快然，刺足阳明跗上。足太阴之疟，令人不乐，好太息，不嗜食，多寒热汗出，病至则善呕，呕已乃衰，则取之。足少阴之疟，令人呕吐，甚多寒热，热

---

[1] 四曰：此下《灵枢·热病》有"老人"。
[2] 齘：同"齘"。《灵枢·热病》作"齘"。齘（xiè，谢），《说文》"齿相切也"。
[3] 暍（yē，椰）暍：热貌。

多寒少，欲闭户牖而处，其病难已。足厥阴之疟，令人腰痛，小腹满，小便不利如癃状，非癃也，数便，意恐惧，气不足，腹中悒悒，刺足厥阴。肺疟者，令人心寒，寒甚热，热间善惊，如有所见者，刺手太阴、阳明。心疟者，令人烦心，甚欲得清水，反寒多，不甚热，刺手少阴。肝疟者，令人色苍苍然，太息，其状若死者，刺足厥阴见血。脾疟者，令人寒，腹中痛，热则肠中鸣，鸣已汗出，刺足太阴。肾疟者，令人淅淅然，腰脊痛宛转，大便难，目眴眴然，手足寒，刺足太阳、少阴。胃疟者，令人且病也，善饥而不能食，食而支满腹大，刺足阳明、太阴横脉出血。疟发身方热，刺跗上动脉，开其空，出其血，立寒。疟方欲寒，刺手阳明、太阴、足阳明、太阴。疟脉满大急，刺背俞，用中针傍五胠①俞各一，适肥瘦出其血也。疟脉小实急，灸胫少阴，刺指井。疟脉满大急，刺背俞，用五胠俞、背俞各一，适行于血也。疟脉缓大虚，便用药，不宜用针。凡治疟，先发如食顷乃可以治，过之则失时也。诸疟而脉不见，刺十指间出血，血去必已。先视身之赤

①胠：腋下。按文理和医理当作"脏"，即五脏。

如小豆者，尽取之。十二疟者，其发各不同时，察其病形，以知其何脉之病也。先其发时如食顷而刺之，一刺则衰，二刺则知，三刺则已；不已，刺舌下两脉出血；不已，刺郄中盛经出血；又刺项已下夹脊者必已。舌下两脉者，廉泉也。刺疟者，必先问其病之所，先发者先刺之。先头痛及重者，先刺头上、两额、两眉间出血；先项背痛者，先刺之；先腰背[1]痛者，先刺郄中出血；先手臂痛者，先刺手少阴、阳明、十指间；先足胫酸痛者，先刺足阳明、十指间出血。风疟，疟发则汗出恶风，刺三阳经、背俞之血者。胻酸痛甚，按之不可，名曰跗[2]髓痛病，以镵针针绝骨出血，立已。身体小痛，刺至阴、诸阴之井，无出血，间一日一刺。疟不渴，间日而作，刺足太阳；渴而间日作，刺足少阳。温疟汗不出，为五十九刺。

八、腰痛

足太阳脉令人腰痛，引项脊尻背如重状，刺其郄中太阳正经出血，春无见血。少阳令人腰痛，如以针刺其皮中，循循然不可以俯仰，不可以顾，刺少

---

① 背：《素问·刺疟》作"脊"。
② 跗：《素问·刺疟》作"胕"。

阳成骨之端出血。成骨在膝外廉之骨独起者，夏无见血。阳明令人腰痛，不可以顾，顾如有见者善悲，刺阳明于胻前三痏，上下和之出血，秋无见血。足少阴令人腰痛，痛引脊内廉，刺少阴于内踝上二痏，春无见血，出血太多，不可复也。厥阴之脉令人腰痛，腰中如张弓弩弦，刺厥阴之脉，在腨踵鱼腹之外，循之累累然，乃刺之，其病令人善言，嘿嘿然不慧，刺之三痏。解脉令人腰痛，痛而引肩，目䀮䀮然，时遗溲，刺解脉，在膝筋肉分间、郄外廉之横脉出血，血变而止。解脉令人腰痛如引带，常如折腰状，善恐，刺解脉，在郄中结络如黍米，刺之血射以黑，见赤血而已。同阴之脉令人腰痛，痛如小锤居其中，怫然肿，刺同阴之脉，在外踝上绝骨之端，为三痏。阳维之脉令人腰痛，痛上怫然肿，刺阳维之脉，脉与太阳合腨下间，去地一尺所。衡络之脉令人腰痛，不可以俯仰，仰则恐仆，得之举重伤腰，衡络绝，恶血归之，刺之在郄阳筋之间，上郄数寸，衡居为二痏出血。会阴之脉令人腰痛，痛上漯漯然汗出，汗干令人欲饮，饮已欲走，刺直阳之脉上三痏，在跷上郄下五寸横居，视其盛者出血。飞阳之脉令人腰痛，痛上怫怫然，甚则悲以恐，刺飞阳之脉，在内踝上五寸，少阴之前，与阴维之会。昌阳之脉令人腰痛，痛引膺，目䀮䀮然，甚则反折，舌卷不能言，刺二①筋为二痏，在内踝上，大筋前，太阴后，上踝二寸所。散脉令人腰痛而热，热甚生烦，腰下如有横木居其中，甚则遗溲，刺散脉，在膝前骨肉分间，络外廉束脉为三痏。肉里之脉令人腰痛，不可以咳，咳则筋缩急，刺肉里之脉为二痏，在太阳之外，少阳绝骨之后。腰痛夹脊而痛至头，几几然，目䀮䀮然欲僵仆，刺足太阳郄中出血；腰痛上寒，刺足太阳、阳明；上热，刺足厥阴；不可以俯仰，刺足少阳；中热而喘，刺足少阴，刺郄中出血；腰痛上寒，不可顾，刺足阳明；上热，刺足太阴；中热而喘，刺足少阴；大便难，刺足少阴②；如折，不可以俯仰，不可举，刺足太阳；引脊内廉，刺足少阴。腰痛引小腹控䏚，不可以仰，刺腰尻交者，两髁胂上，以月死生为痏

---

①二：《素问·刺腰痛》作"内"。
②少阴：此下《素问·刺腰痛》有"少腹满，刺足厥阴"。

数。发针立已，左取右，右取左。

腰痛不可俯仰①，急引阴卵，刺八髎与痛上。八髎在腰尻分间。

九、周痹

帝曰：周痹之在身也，上下移徙随脉，其②上下左右相应，间不容空，愿闻此痛，在血脉之中耶？将在分肉之间乎？何以致是？其痛之移也，间不及下针，其憯痛之时，不及定治，而痛已止矣！何道使然？愿闻其故。岐伯曰：此众痹也，非周痹也。曰：愿闻众痹。曰：此各在其处，更发更止，更居更起，以右应左，以左应右，非能周也，更发更休也。曰：刺之奈何？曰：刺此者，痛虽已止，必刺其处，勿令复起。曰：善。愿闻周痹何如？曰：周痹者，在于血脉之中，随脉以上，随脉以下，不能左右，各当其所。曰：刺之奈何？曰：痛从上下者，先刺其下以遏之，后刺其上以脱之。痛从下上者，先刺其上以遏之，后刺其下以脱之。帝曰：善。此痛安生？何因而有名？曰：风寒湿气，客于分肉之间，迫切而为沫，沫得寒则聚，聚则排分肉而分裂也，分裂则痛，痛则神归之，神归之则热，热则痛解，痛

---

① 仰：《素问·骨空论》作"转摇"。
② 其：原作"在"，据《灵枢·周痹》改。

解则厥，厥则他痹发，发则如是。帝曰：善。余已得其意矣，此内不在脏，而外未发于皮，独居分肉之间，真气不能周，故命曰周痹。故刺痹者，必先切循其下之六经，视其虚实，及大络之血结而不通，及虚而脉陷空中者而调之，熨而通之，其瘈坚转，引而行之。帝曰：善：余已得其意矣，亦得其事也！九者经巽之理，十二经脉阴阳之病也。

十、癫狂

癫疾者始生，先不乐，头重头痛，视举目赤，甚作极已而烦心，候之于颜，取手太阳、阳明、太阴，血变而止。癫疾始作，而引口啼呼喘悸者，候之手阳明、太阳，左强者攻其右，右强者攻其左，血变而止。癫疾始作，先反僵，因而脊痛，候之足太阳、阳明[1]、手太阳，血变而止。治癫疾，常与之居，察其所当取之处。病至视之，有过者泻之，置其血于瓠壶之中。至其发时，血独动矣；不动，灸穷骨二十壮。穷骨者，骶骨也。骨癫疾者，顑齿诸俞分肉皆满，而骨居，汗出烦闷，呕多沃沫，气下泄，不治[2]。脉癫疾者，暴仆，四肢之脉

---

①阳明：此下《灵枢·癫狂》有"太阴"二字。
②不治：此下《灵枢·癫狂》有"筋癫疾者，身倦挛急，大刺项大经之大杼脉；呕多涎沫，气下泄，不治"数句。

皆胀而纵。脉满，尽刺之出血；不满，灸之夹项太阳，灸带脉于腰相去三寸，诸分肉本输；呕多沃沫，气下泄，不治。癫疾者，疾发如狂者，死不治。狂始生，先自悲也，喜忘，苦怒，善恐者，得之忧饥，治之取手太阴、阳明，血变而止，及取足太阴、阳明。狂始发，少卧不饥，自高贤也，自辩智也，自尊贵也，善骂詈，日夜不休，治之取手阳明、太阳、太阴、舌下少阴，视之盛者皆取之；不盛，释之也。狂言、惊、善笑、好歌、妄行不休者，得之大恐，治之取手阳明、太阳、太阴。狂，目妄见，耳妄闻，善呼者，少气之所生也，治之取手太阳、太阴、阳明、足太阴、头、两颔。狂者多食，善见鬼神，善笑，而不发于外者，得之有所大喜，治之取足太阴、太阳、阳明，后取手太阴、太阳、阳明。狂而新发，未应如此者，先取曲泉左右动脉，及盛者见血，有顷已，不已，以法取之，灸骨骶二十壮。

大热偏身，狂而妄见，妄闻，妄言，视足阳明及大络取之，虚者补之，血而实者泻之。因其偃卧，居其头前，以两手四指夹按颈动脉，久持之，卷而切推，下至缺盆中，而复止如前，热去乃止，此所谓推而散之也。

病在诸阳脉，且寒且热，诸分且寒且热，名曰狂。刺之虚脉，视分尽热，病已止。病初发，岁一发；不治，月一发；不治，月四、五发，名曰癫。刺诸分诸脉，其无寒者，以针调之。

十一、头

厥头痛，面若肿起而烦心，取之足阳明、太阴。厥头痛，头脉痛，心悲善泣，视头动脉反盛者，刺尽去血，后调足厥阴。厥头痛，头贞贞，头重而痛②，泻头上五行、行五，先取手少阴，后取足少阴。厥头痛，意善忘，按之不得，取头面左右动脉，后取足太阴。厥头痛，项先痛，腰脊为应，先取天柱，后取足太阳。厥头痛，头痛甚，耳前后脉涌有热一云有动脉，泻出其血，后取足少阳。真头痛，头痛甚，脑尽痛，手足寒至节，死不治。头痛不可取于俞者，有所击堕，恶血在于内；若肉伤，痛未已，可则刺，不可远取也。头痛不可刺者，大痹为恶，日作者，可令少愈①，不可已。头半寒痛，先取手少阳、阳明，后取足少阳、阳明。

---

①而痛：《节要》作"血重"。
②愈：原作"俞"，据《节要》《灵枢·厥病》改。

十二、痿

帝曰：五脏使人痿，何也？岐伯曰：肺主身之皮毛，心主身之血脉，肝主身之筋膜，脾主身之肌肉，肾主身之骨髓。故肺热叶焦，则皮毛虚弱急薄，着则生痿躄也；心气热，则下脉厥而上，上则下脉虚，虚则生脉痿，枢折挈，胫纵而不任地也；肝气热，则胆泄口苦。筋膜干，筋膜干则筋急而挛，发为筋痿；脾气热，则胃干而渴，肌肉不仁，发为肉痿；肾气热，则腰脊不举，骨枯而髓减，发为骨痿。帝曰：何以得之？曰：肺者，脏之长也，为心之盖也，有所失亡，所求不得，则发肺鸣，鸣则肺热叶焦。故曰：五脏因肺热叶焦发为痿躄，此之谓也。悲哀太甚，则胞络绝，胞络绝则阳气内动，发则心下崩，数溲血。故《本病》曰：大经空虚，发为肌痹，传为脉痿。思想无穷，所愿不得，意淫于外，入房太甚，宗筋弛纵，发为筋痿，及为白淫。故《下经》曰：筋痿者生于肝，使内也。有渐于湿，以水为事，若有所留，居处相湿，肌肉濡渍①，痹而不仁，发为肉痿。故《下经》曰：肉痿者，得之湿地也。有所远行

---

①渍：《素问·痿论》作"渍"。

劳倦，逢大热而渴，渴则阳气内伐，内伐则热舍于肾。肾，水脏也。今水不胜火，则骨枯而髓虚，故足不任身，发为骨痿。故《下经》曰：骨痿者，生于大热也。帝曰：何以别之？曰：肺热者，色白而毛败；心热者，色赤而络脉溢；肝热者，色苍而爪枯；脾热者，色黄而肉蠕动；肾热者，色黑而齿槁。帝曰：如夫子言可矣，论言治痿者独取阳明，何也？岐伯曰：阳明者，五脏六腑之海，主润宗筋，宗筋主束骨而利机关也。冲脉者，经脉之海也，主渗灌溪谷，与阳明合于宗筋。阴阳总宗筋之会，会于气冲，而阳明为之长，皆属于带脉而络于督脉。故阳明虚则宗筋纵，带脉不引，故足痿不用也。治之各补其荥而通其俞，调其虚实，和其逆顺，筋、脉、骨、肉各以其时受月，则病已矣。帝曰：善。

十三、心痛

厥心痛，与背相控，善瘈，如从后触其心。伛偻者，肾心痛也，先取京骨、昆仑，发针不已，取然谷。厥心痛，腹胀胸满，心尤痛甚，胃心痛也，取之大都、太白。厥心痛，痛如以针刺其心，心痛甚者，脾心痛也，取之然谷、太溪。厥心痛，色苍苍如死状，终日不得太息，肝心痛也，取之行间、太冲。厥心痛，卧若徒居，心痛间，动作痛益甚，色不变，肺心痛也，取之鱼际、太渊。真心痛，手足清至节，心痛甚，旦发夕死，夕发旦死。心痛不可刺者，中有盛聚，不可取于俞。

心痛引腰脊，欲呕，取足少阴；心痛，腹胀，啬啬然大便不利，取足太阴；心痛引背，不得息，刺足少阴，不已，取手少阳；心痛引小腹①，上下无常处，便溲难，刺足厥阴；心痛，但短气不足以息，刺手太阴；心痛，当九节刺之，按已，刺按之，立已；不已②，上下求之，得之立已。

背与心相控而痛，所治天突、十椎及上纪、下纪③。上纪者胃脘也，下纪者关元也，背胸邪系阴阳左右如此。

十四、胀

帝曰：脉之应于寸口，如何而胀？岐伯曰：其脉大坚以涩者，胀也。曰：何以知脏腑之胀也？曰：阴为脏，阳为腑。曰：夫气之令人胀也，在于血脉之中耶？脏腑之内乎？曰：三者皆存焉，然非胀之舍也。曰：愿闻胀

---

① 腹：此下《灵枢·杂病》有"满"一字。
② 不已：原脱，据《灵枢·杂病》补。
③ 下纪：原脱，据《素问·气穴论》及下文补。

之舍。曰：夫胀者，皆在脏腑之外，排脏腑而廓胸胁，胀皮肤，故命曰胀。曰：脏腑之在胸胁腹里之内也，若匣匮之藏禁器也，各有次舍，异①名而同处一域之中，其气各异，愿闻其故。曰：未解其意。再问。曰：夫胸腹，脏腑之廓也；膻中者，心主之宫城也；胃者，太仓也；咽喉、小肠者，传送也；胃之五窍，闾里门户也；廉泉、玉英者，津液之道也。故五脏六腑，各有畔界，其病各有形状。营气循脉，卫气逆为脉胀，卫气并脉，循分为肤胀。三里而泻，近者一下，远者三下，无问虚实，工在疾泻。曰：愿闻胀形。曰：夫心胀者，烦心短气，卧不安；肺胀者，虚满而喘咳；肝胀者，胁下满而痛引小腹；脾胀者，善哕，四肢烦闷，体重不能胜衣，卧不安；肾胀，腹满引背，央央然腰髀痛。六腑胀：胃胀者，腹满，胃脘痛，鼻闻焦臭，妨于食，大便难；大肠胀者，肠鸣而痛濯濯，冬日重感于寒，则飧泄不化；小肠胀者，小腹䐜胀，引腰而痛；膀胱胀者，小腹满而气癃；三焦胀者，气满于皮肤中，轻轻然而不坚；胆胀者，胁下痛胀，口中苦，善太息。凡此诸胀者，

---

①异：原作"虚"，据《灵枢·胀论》改。

其道在一，明知逆顺，针数不失。泻虚补实，神去其室，致邪失正，真不可定，粗之所败，谓之天命。补虚泻实，神归其室，久塞其空，谓之良工。曰：胀者焉生？何因而有？曰：卫气之在身也，常然并脉循分肉，行有逆顺，阴阳相随，乃得天和，五脏更始，四时循序，五谷乃化。然后厥气在下，营气①留止，寒气逆上，真邪相攻，两气相搏，乃合为胀也。曰：善。何以解惑？曰：合之于真，三合而得。曰：善。曰：《胀论》言无问虚实，工在疾泻。近者一下，远者三下。今有其三而不下者，其过焉在？曰：此言陷于肉肓而中气穴者也；不中气穴，则气内闭；针不陷肓，则气不行，上越中肉，则卫气相乱，阴阳相逐。其于胀也，当泻不泻，气故不下，三而不下，必更其道，气下乃止。不下复始，可以万全，乌有殆者乎！其于胀也，必审其胗，当泻则泻，当补则补，如鼓应桴，恶有不下者乎？

帝曰：肤胀、鼓胀可刺邪？曰：先泻其胀之血络，后调其经，刺去血络也。

腹暴满，按之不下，取手②太阳经络者，胃之募也，少阴俞者，去脊椎三寸傍五，用员利针。卫气

---

① 营气：《灵枢·胀论》作"营卫"。
② 手：原脱，据《素问·通评虚实论》补。

逆而脉胀，卫气并脉[1]为肤胀，三里而泻。近者一下，远者三下，无问虚实，三里疾泻。

十五、胸胁痛

胸胁痛而不得息，不得卧，上气，短气，偏痛，脉满起，斜出尻脉，络胸胁，支心贯膈，上肩加天突，斜下肩，交十椎下。

十六、大风

风从外入，令人振寒，汗出头痛，身重恶寒，治在风府，调其阴阳，不足则补，有余则泻。

大风头项痛，刺风府，风府在上椎。大风汗出，灸噫嘻，在背下夹脊傍三寸所，压之，令病人呼噫嘻。

从风憎风，刺眉头。失枕，在肩上横骨间。

病风且寒且热，炅汗出，一日数过，先刺诸分理络脉；汗出且寒且热，三日一刺，百日而已。

十七、疠风

疠风者，素刺其肿上，已刺，以锐针针其处，按出其恶气，肿尽乃止。

骨节重，须眉堕，名大风，刺肌肉为故，汗出百日。

刺骨髓，汗出百日。凡二百日，须

---

[1] 脉：此下《灵枢·胀论》有"循分"二字。

眉生而止针。

十八、偏枯

偏枯，身偏不用而痛，言不变，志不乱，病在分腠之间，巨针取之，益其不足，损其有余，乃可复也。痱之为病，身无痛者，四肢不收，智乱不甚，言微知，可治，甚则不能言，不可治也。病先起于阳，而后入于阴，先取其阳，后取其阴，浮而取之。

十九、痿厥

痿厥为四末束闷，乃疾解之，日二；不仁者，十日而知，无休，病已止。哕[①]，以草刺鼻，嚏，嚏而已。无息而疾迎引之，立已；大惊之，亦可。

二十、痈

痈疽之生，脓血之成也，不从天下，不从地出，积微之所生也。故圣人自治于未有形也，愚者遭其已成也。脓已成，十死一生。故圣人弗使已成，而明为良方，著之竹帛，使能者踵而传之后世，无有终时者，为其不予遭也。帝曰：其已有脓血而后遭乎？不导之以小针治乎？曰：以小治小者，其功小；以大治

---

① 哕：原作"岁"，据《灵枢·杂病》改。

大者，多害，故其已成脓血者，其惟砭石、铍锋之所取也。

微按其痈，视气所行，先浅刺其傍，稍内益深，还而刺之，无过三行，察其浮沉，以为浅深，已刺必熨，令热入中，日使热内，邪气益衰，大痈乃溃。

治腐肿者，刺腐上，视痈大小深浅刺之。刺大者多血，小者深之，必端内针为故止①。

痈疽不得顷时回。痛不知所，按之；不应手，乍来乍已，刺手太阴傍三痏与缨脉各二。掖痈大热，刺足少阴②五；刺而热不止，刺手心主三，刺手太阴经络者，大骨之会各三。

暴痈筋緛③，随分而痛，魄汗不尽，胞气不足，治在经俞。

痈气之息者，宜以针开除去之。夫气盛血聚者，宜石而泻之。

刺肿摇针。

左足应立春，其日戊寅己丑。左胁应春分，其日乙卯。左手应立夏，其日戊辰己巳。膺喉首头应夏至，其日丙午。右手应立秋，其日戊申己未。右胁应秋分，其日辛酉。右足应立冬，其日戊戌己亥。腰尻下窍应冬至，其日壬子。六腑膈下三脏应中州，其大禁。大禁，太一所在之日，及诸戊己。凡此九者，善候八正所在之

①止：《节要》作"正"。
②阴：《节要》《素问·通评虚实论》作"阳"。
③緛（ruǎn，软）：收缩。

处，所主左右上下。身体有痛肿者，欲治之，无以其所值之日溃治之。是谓天忌日也。

二十一、鼠瘘

鼠瘘之本，皆在于脏。其末上出于颈腋之间，其浮于脉中，而未内着于肌肉，而外为脓血者，易去也。请从其本，引其末，乃可衰去，而绝其寒热。审按其道以予之，徐往徐来以去之。其小如麦者，一刺知，三刺而已。

鼠瘘，寒热，刺寒府。寒府在附膝外解营。

二十二、耳鸣、耳痛、耳聋

耳者，宗筋[1]之所聚也。胃中空则宗筋虚，虚则下溜，脉有所竭，故耳鸣。补客主人、手大指爪甲上与肉交者也。

耳聋而不痛者，取足少阳；聋而痛者，取手阳明。

耳聋无闻，取耳中、听宫[2]；耳鸣，取耳前动脉。

耳痛不可刺者，耳中有脓。若有干耵聍，耳无闻也。耳聋取手小指次指爪甲上与肉交者，先取手，后取足。耳鸣取手中指爪甲上，左取右，右取左，先取手，后取足。

耳聋，取手阳明；不已，刺其通脉

---

①筋：《灵枢·口问》作"脉"。
②听宫：《灵枢·厥病》无此二字。

出耳前者。

二十三、膝痛、胫酸

蹇，膝伸不屈，治其楗；坐而膝痛，治其机；立而暑解，治其骸关；膝痛、痛及拇指，治其腘；坐而膝痛，如物隐者，治其关；膝痛不可屈伸，治其背内；连胻若折，治阳明中俞髎。若别，治巨阳、少阴荥。淫泺胫酸，不能久立，治少阳之维，在外踝上五寸。辅骨上、横骨下为楗，夹髋为机，膝解为骸关，夹膝之骨为连骸，骸下为辅，辅上为腘，腘上为关，头横骨为枕。

膝中痛，取犊鼻，以员利针，发而间之，针大如氂[①]，刺膝无疑。

二十四、啮舌、啮颊、啮唇、重舌

少阴气至则啮舌，少阳气至则啮颊，阳明气至则啮唇，视主病者则补之。

重舌，刺舌柱以铍针也。

二十五、欠

阴气积于下，阳气未尽，阳引而上，阴引而下，阴阳相引，故数欠。阳气尽，阴气盛，则目瞑；阴气尽，阳气盛，则寤矣。泻足少阴，补足太阳。

肾主欠，取足少阴。

①氂：原作"氂"，据《灵枢·杂病》改。

二十六、哕

谷入于胃，胃气上注于肺。今有故寒气与新谷气，俱还于胃，新故相乱，真邪相攻，气并相逆[1]，复出于胃，故哕。补手太阴，泻足少阳[2]。

二十七、唏、噫

阴气盛而阳气虚，阴气疾而阳气徐，阴气盛而阳气绝，故为唏。补足太阳，泻足少阴。

寒气客于胃，厥逆从下上散，复出于胃，故为噫。补足太阴、阳明。

二十八、振寒

寒气客于皮肤，阴气盛，阳气虚，故为振寒、寒栗。补诸阳。

二十九、軃 丁可反

胃不实则诸脉虚，诸脉虚则筋脉懈惰，筋脉懈惰则行阴用事[3]，气不能复，故为軃。因其所在，补肉分[4]间。

三十、嚏

阳气和利，满于心，出于鼻，故为嚏。补足太阳荣、眉本。

---

① 逆：原作"连"，据《灵枢·口问》改。
② 阳：《灵枢·口问》作"阴"。
③ 事：《灵枢·口问》作"力"。
④ 肉分：《灵枢·口问》作"分肉"。

三十一、泣竭成盲

泣不止则液竭，液竭则精不灌，精不灌则目无见，故命曰夺精。补天柱经侠颈项①。

三十二、太息

忧思则心系急，急则气约，气约则不利②，故太息以伸出之。补手少阴、心主、足少阳，留之也。

三十三、涎下

饮食入胃，胃中有热则虫动，虫动则胃缓，胃缓则廉泉开，廉泉开故涎下。补足少阴。

涎出者，是蛟蛔也。以手聚按坚而持之，无令得移。以大针刺之，久持之，虫不动，乃出针也。

三十四、口目㖞僻

足之阳明，手之太阳，筋急则口目㖞僻，眦急不能卒视，治皆如上方也。

三十五、肠鸣

中气不足，溲便为之变，肠为之苦鸣；下气不足，则为痿厥，心闷。补足外踝下，留之。

---

① 侠颈项：《节要》作"颊项"；《灵枢·口问》作"侠颈"。
② 急则气约，气约则不利：《灵枢·口问》作"急则气道约，约则不利"，义长。

三十六、目眩头倾

上气不足，脑为之不满，耳为之苦鸣，头为之苦倾，目为之眩[1]。补足外踝下，留之。

三十七、喉痹

喉痹，不能言，取足阳明；能言，取手阳明。

厥气走喉而不能言，手足清，大便不利，取足少阴。

嗌干，口中热如胶，取足少阴。

喉痹舌卷，口中干，烦心，心痛，臂内廉痛，不可及头，取手小指次指爪甲下去端如韭叶。

三十八、齿痛

齿痛，不恶清饮，取足阳明；恶清饮，取手阳明。

齿龋，刺手阳明；不已，刺其脉入齿中者，立已。

三十九、衄

衄而不止，衃血流，取足太阳；衃血，取手太阳；不已，刺腕骨下；不已，刺腘中出血。

四十、喘

中热而喘，取足少阴腘中血络。气满胸中、喘息，取足太阴大指之端廉去爪甲如韭叶，寒则留之，热

---

[1] 目为之眩：原脱，据《灵枢·口问》补。

则疾之，气下乃止。

四十一、怒

喜怒而不欲食，言益小，刺足太阴；怒而多言，刺足少阳。

四十二、䪼①若感切

刺手阳明②。

䪼痛，刺足阳明、曲周动脉见血，立已；不已，按人迎于经，立已。

四十三、项痛

项痛不可俯仰，刺足太阳；不可以顾，刺手太阳。

四十四、足

足髀不可举，侧而取之，在枢合中，以员利针，大针不可刺。

阳明虚，则宗筋纵，带脉不引，故足痿不用也，补其荥而通其俞。

四十五、下血

病注下血，取曲泉。

四十六、疝

痛在小腹，小腹痛不得大③小便，名曰疝，得之寒。刺小腹两股间，刺腰髁骨间，刺而多之，尽炅病已。心

---

① 䪼：同"颔"。面颊部。
② 刺手阳明：此下当有脱文。《灵枢·杂病》作"䪼痛，刺手阳明与䪼之盛脉出血"。
③ 大：原作"太"，据《节要》《素问·长刺节论》改。

疝暴痛，取足太阴、厥阴，尽刺去其血络。

四十七、转筋

转筋于阳，治其阳；转筋于阴，治其阴。皆卒刺之。

转筋者，立而取之，可令遂已。

四十八、厥

厥，挟①脊而痛者，至顶，头沉沉然，目䀮䀮然，腰脊强，取足太阳腘中血络。厥，胸满面肿，唇漯漯然，暴难言，甚则不能言，取足阳明。厥气走喉而不能言，手足清，大便不利，取足少阴。厥而腹响响然，多寒气，腹中谷谷，便溲难，取足太阴。

巨阳之厥，则肿首头重，足不能行，发为眴仆。阳明之厥，则巅疾欲走呼，腹满不得卧，面赤而热，妄见而妄言。少阳之厥，则暴聋，颊肿而热，胁痛，胻不可以运。太阴之厥，则腹满䐜胀，后不利，不欲食，食则呕，不得卧。少阴之厥，则口干溺赤，腹满心痛。厥阴之厥，则小腹肿痛，腹胀，泾溲不利，好卧屈膝，阴缩肿，胻内热。盛则泻之，虚则补之，不盛不虚，以经取之。

四十九、痏

---

①挟：通"夹"，下同。

刺痫惊脉五：针手太阴各五，刺经太阳五，刺手少阴经络傍者一，足阳明一，上踝五寸刺三针。

五十、霍乱

霍乱，刺俞傍五，足阳明及上傍三。

五十一、目痛

目中赤痛，从内眦始，取之阴跷。

五十二、卒然无音

帝曰：人之卒然忧恚而无音者，何道之塞？何气出行，使音不彰？愿闻其方。少师曰：咽喉者，水谷之道路也；喉咙，气之所以上下者也；会厌，声音之户也；口唇者，声音之扇也；舌者，音声之机也；悬雍垂者，音声之关也；颃颡者，分气之所泄也；横骨者，神气所使，主发舌者也。故人之鼻洞涕出不收者，颃颡不开，分气失也。是故厌小而疾薄则发气疾，其开阖利，其出气易；其厌大而厚，其开阖难，其气出迟，故重言。人卒然无音者，寒气客于厌，则厌不能发，发不能下至，其开阖不致，故无音。曰：刺之奈何？曰：足之少阴，上系于舌，络于横骨，终于会厌，两泻其血脉，浊气乃辟；会厌之脉，上络任脉，取之天突，其厌乃发也。

五十三、目不瞑不卧

夫邪气之客于人也，或令人目不瞑不卧者，何气使然？伯高曰：五谷入于胃也，其糟粕、津液、宗气，分为三隧。故宗气积于胸中，出于喉咙，以贯心脉，而行呼吸焉。营气者，泌其津液，注之于脉，化以为血，以荣四末，内注五脏六腑，以应刻数焉。卫气者，出其悍气之慓疾，而先行于四末、分肉、皮肤之间，而不休者也。昼日行于阳，夜日行于阴，常从足少阴之分间，行于五脏六腑。今厥气客于五脏六腑，则卫气独卫其外，行于阳，不得入于阴，行于阳则阳气盛，阳气盛则阳跷陷，不得入于阴，阴虚，故目不瞑。曰：治之奈何？曰：补其不足，泻其有余，调其虚实，以通其道，而去其邪。

五十四、补遗篇①：气交暴郁刺

帝曰：升降不前，气交有变，即成暴郁，余已知之。如何预救生灵，可得却乎？岐伯曰：昭乎哉问！臣闻夫

---

①补遗篇：即《素问·补遗篇》，包括《素问·刺法论》《素问·本病论》二篇，非《素问》旧文。

子言，既明天真，须穷《刺法》[1]，可以折郁扶运，补弱全真，泻盛蠲余，令除斯苦。帝曰：愿卒闻之。曰：升之不前，即有甚凶也。木欲升而天柱窒抑之，木欲发郁亦须待时，当刺足厥阴之井。火欲升而天蓬窒抑之，火欲发郁亦须待时，君火相火同刺包络之荥。土欲升而天冲窒抑之，土欲发郁亦须待时，当刺足太阴之俞。金欲升而天英窒抑之，金欲发郁亦须待时，当刺手太阴之经。水欲升而天芮窒抑之，水欲发郁亦须待时，当刺足少阴之合。帝曰：升之不前，可以预备，愿闻其降，可以先防。曰：既明其升，必达其降也。升降之道，皆可先治也。木欲降而地晶窒抑之，降而不入，抑之郁发，散而可得位，降而郁发，暴如天间之待时也，降而不下，郁可速矣，降可折其所胜也，当刺手太阴之所出，刺手阳明之所入。火欲降而地玄窒抑之，降而不入，抑之郁发，散而可入[2]，当折其所胜，可散其郁，当刺足少阴之所出，刺足太阳之所入。土欲降而地苍窒抑之，降而不下，抑之郁发，散而可入，当折其胜，可散其郁，

---

①刺法：原作"法刺"，文义不通，据《素问·刺法论》篇名改。
②入：原作"矣"，据上下文例改。

当刺足厥阴之所出，刺足少阳之所入。金欲降而地彤窒抑之，降而不下，抑之郁发，散而可入，当折其胜，可散其郁，当刺心包络所出，刺手少阳所入也。水欲降而地阜窒抑之，降而不下，抑之郁发，散而可入，当折其胜①，可散其郁，当刺足太阴之所出，刺足阳明之所入。帝曰：五运之至有前后，与升降往来，有所承抑之，可得闻乎刺法？岐伯曰：当取其化源也。是故太过取之，不及资之。太过取之，次抑其郁，取其运之化源，令折郁气；不及资之②，以扶运气，以避虚邪也。资取之法令出《密语》③。

五十五、司天不迁正刺法

帝曰：升降之刺，以知其要，愿闻司天未得迁正，使司化之失其常政，即万化之或其皆妄。然与民为病，可得先除，欲济群生，愿闻其说。岐伯曰：悉乎哉问！言其至理，圣念慈悯，欲济群生，臣乃尽陈期道，可申洞微。太阳复布，即厥阴不迁正，不迁正，气塞于上，当泻足厥阴之所流。厥阴复布，少阴不迁正，不迁正，即气塞于上，当刺心包络脉之所流。少阴复

---

① 胜：原作"土"，据上下文例改。
② 资之：原作"扶资"，据上下文例改。
③ 密语：即王冰所作《玄珠密语》。《内经评文》认为"资取之法令出《密语》"属衍文。

布，太阴不迁正，不迁正即气留于上，当刺足太阴之所流。太阴复布，少阳不迁正，不迁正，则气塞未通，当刺手少阳之所流。少阳复布，则阳明不迁正，不迁正，则气未通上，当刺手太阴之所流。阳明复布，太阳不迁正，不迁正则复塞其气，当刺足少阴之所流。

五十六、司气有余不退位刺法

帝曰：迁正不前，以通其要，愿闻不退，欲折其余，无令过失，可得明乎？岐伯曰：气过有余，复作布政，是名不过位也。使地气不得后化，新司天未可迁正，故复布化令如故也。巳亥之岁，天数有余，故厥阴不退位也，风行于上，木化布天，当刺足厥阴之所入。子午之岁，天数有余，故少阴不退位也，热行于上，火余化布天，当刺手厥阴之所入。丑未之岁，天数有余，故太阴不退位也，湿行于上，雨化布天，当刺足太阴之所入。寅申之岁，天数有余，故少阳不退位也，热行于上，火化布天，当刺手少阳之所入。卯酉之岁，天数有余，故阳明不退位也，金行于上，燥化布天，当刺手太阴之所入。辰戌之岁，天数有余，故太阳不退位也，寒行于上，凛水化布天，当刺足少阴之所入。故天地气逆，化成民病，以法刺之，预可平疴。刘温舒曰：或者谓岁运大角，木王土衰，迎取之，当使泻肝经而益其脾胃，人人如此，何病之有，此非通论也。何哉？岂有人人脏腑皆同者？假如肝元素虚，脾土素盛，遇此大角之运，肝木稍实，脾气得平，方获安和。若便泻肝补脾，此所谓实实虚虚，损不足，益有余。余气同法。针之治病，病对穴，可谓工也。

五十七、司气失守刺

帝曰：刚柔二干，失守其位，使天运之气皆虚乎？与民为病，可得平乎？岐伯曰：深乎哉问！明其奥旨，天地迭移，三年化疫，是谓根之可见，必有逃门。假令甲子，刚柔失守，刚未正，柔孤而有亏，时序不令，即音律非从，如此三年，变大疫也。详其微甚，察其浅深，欲至而可刺，刺之当先补肾俞，次三日，可刺足太阴之所注。又有下位己卯不至，而甲子孤立者，次三年，作土疠，其法补泻，一如甲子同法也。假令丙寅，刚柔失守，上刚干失守，下柔不可独主之，中水运非太过，不可执法而定之。布天有余，而失守上正，天地不合，即律吕音异，如此即天运失序，后三年变疫。详其微甚，差有大小，徐至即后三年，至甚即首三年，当先补心俞，次五日可刺肾之所入。又有下位地甲子，辛巳柔不附刚，亦名失守，即地运皆虚，后三年变水疠，即刺法皆如此矣。其刺如毕，慎其大喜欲情于中，如不忌，即其气复散也。令静七日，心欲实，令少思。假令庚辰，刚柔失守，上位失守，下位无合，乙庚金运，故非相招，布天未退，中运胜来，上下相错，谓之失守，姑洗林钟，商音不应也，如此即天运化易，三年变大疫。详其天数，差有微甚，微即微，三年至，甚即甚，三年至，当先补肝俞，次三日可刺肺之所行。刺毕，可静神七日，慎勿大怒，怒必真气却散之。又或在下地甲子乙未失守者，即乙柔干，即上庚独治之，亦名失守者，即天运孤主之，三年变疠，名曰金疠。其至待时也，详其地数之差等，亦推其微甚，可知迟速尔。诸位乙庚失守，刺法同。肝欲平，即勿怒。假令壬午，刚柔失守，上壬未迁正，下丁独然，即虽阳年亏及不同，上下失守，相招其有期，差之微甚，各有其数也，律吕二角，失而不和，同音有日，微甚如见，三年大疫，当刺脾之俞，次三日可刺肝之所出也。刺毕，静神七日，勿大醉歌乐，其气复散，又勿饱食，勿食生物，欲令脾实，气无滞饱，无久坐，食无太酸，无食一切生物，宜甘宜淡。又或地下甲子丁酉失守其位，未得中司，即气不当位，下不与壬奉合者，亦名失守，非名合德，故柔不附刚，即地运不合，三年变疠，其刺法一如木疫之法。假令戊申，刚柔失守，戊癸虽火运，阳年不太过也，上失其刚，柔地独主，其气不正，故有邪干，迭移其位，差有浅深，欲至将合，音律先同，如此天运失时，三年之中，火疫至矣，当刺肺之俞。刺毕，静神七日，勿大悲伤也，悲伤即肺动，而真气复散也。人欲实肺者，要在息气也。又或地下甲子癸亥失守者，即柔失守位也，即上失其刚也，即亦名戊癸不相合德者也，即运与地虚，后三年变疠，即名火疠。是故立地五年以明失守，以穷法刺，于是疫之与疠，即是上下刚柔之名也，穷归一体也，即刺疫法，只有五法，即总其诸位失守，故只归五行而统之也。

五十八、全真刺

帝曰：人虚即神游失守位，使鬼神外干，是致夭亡，何以全真？愿闻刺法。岐伯曰：昭乎哉问！谓神移失守，虽在其体，然不致死，或有邪干，故令夭寿。只如厥阴失守，天以虚，人气肝虚，感天重虚，即魂游于上，邪干厥阴，大气身温，犹可刺之，刺其足少阳之所过，次刺肝之俞。人病心虚，又遇君相二火司天失守，感而三虚，遇火不及，黑尸鬼犯之，令人暴亡，可刺手少阳之所过，复刺心俞。人脾病，又遇太阴司天失守，感而三虚，又遇土不及，青尸鬼邪犯之于人，令人暴亡，可刺足阳明之所过，复刺脾之俞。人肺病，遇阳明司天失守，感而三虚，又遇金不及，有赤尸鬼干人，令人暴亡，可刺手阳明之所过，复刺肺俞。人肾病，又遇太阳司天失守，感而三虚，又遇水运不及之年，有黄尸鬼干犯人正气，吸人神魂，致暴亡，可刺足太阳之所过，刺足少阴之俞[1]。

---

[1]刺足少阴之俞：据上文例，当作"复刺肾俞"。

五十九、十二脏邪干刺

帝曰：十二脏之相使，神失位，使神彩之不圆，恐邪干犯，治之可刺，愿闻其要。岐伯曰：悉乎哉问！至理道真宗，此非圣帝，焉究斯源。是谓气神合道，契符上天。心者，君主之官，神明出焉，可刺手少阴之源[1]。肺者，相傅之官，治节出焉，可刺手太阴之源。肝者，将军之官，谋虑出焉，可刺足厥阴之源。胆者，中正之官，决断出焉，可刺足少阳之源。膻中者，臣使之官，喜乐出焉，可刺心包络所流。脾为谏议之官，知周出焉，可刺脾之源。胃为仓廪之官，五味出焉，可刺胃之源。大肠者，传送之官，变化出焉，可刺大肠之源。小肠者，受盛之官，化物出焉，可刺小肠之源。肾者，作强之官，伎巧出焉，可刺肾之源。三焦者，决渎之官，水道出焉，刺三焦之源。膀胱者，州都之官，精液[2]藏焉，气化则能出矣，刺膀胱之源。凡此十二官者，不得相失也。是故刺法有全神养真之理，亦法有修真之道，非治疾也，故要修养和神也。

灸法

---

①源：同"原"，即原穴。马莳注："凡刺各经之原者，皆所以补之也。"
②精液：《素问·骨空论》作"津液"。

六十、艾灸方宜

北方者，天地所闭藏之域也，其地高陵居，风寒冰冽，其民乐野处而乳食，脏寒生满病，其治宜灸焫。故灸焫者，亦从北方来。

六十一、艾灸补泻

气盛则泻之，虚则补之。

以火补者，毋吹其火，须自灭也。以火泻者，疾吹其火，传其艾，须其火灭也。

络满经虚，灸阴刺阳；经满络虚，刺阴灸阳。

陷下则灸之。

针所不为，灸之所宜。阴阳皆虚，火自当之。

经陷下者，火则当之。

经络坚紧，火所治之。

六十二、灸寒热

灸寒热之法，先灸大椎，以年为壮数；次灸橛骨，以年为壮数。视背俞陷者灸之，举臂肩上陷者灸之，两季胁之间灸之，外踝上绝骨之端灸之，足小指次指间灸之，腨下陷脉灸之，外踝后灸之，缺盆骨上切之坚动①如筋者灸之，膺中陷骨间灸之②，脐下关元三寸灸之，毛际动脉灸之，膝下三寸分间灸

① 动：《素问·骨空论》作"痛"。
② 之：此下《素问·骨空论》有"掌束骨下灸之"。

之，足阳明跗上动脉灸之，巅上一灸之。

六十三、女子败疵

发于胁，名曰败疵。败疵者，女子之病也。灸之。

六十四、灸㾓

五脏㾓发四五日，逞灸之。

六十五、犬咬

犬啮，犬所啮处，灸之三壮，即以犬伤病法灸之，当灸二十九处。

六十六、伤食、苦乐

伤食灸之。

形乐志苦，病生于脉，治之以灸刺。

六十七、宜灸不宜刺

背中大俞，在杼骨之端；肺俞，在三焦之间；心俞，在五焦之间；膈俞，在七焦之间；肝俞，在九焦之间；脾俞，在十一焦之间；肾俞，在十四焦之间；皆夹脊相去三寸所。则欲得而验之，按其处，应其中而痛解，乃其俞也。灸之则可，刺之则不可。武按：《血气形志论》及遗篇《刺法论》，并载五脏俞刺，而此云可灸不可刺。故沧州翁谓《素问》非出于一时之言，非成于一人之手。"焦"当作"椎"。

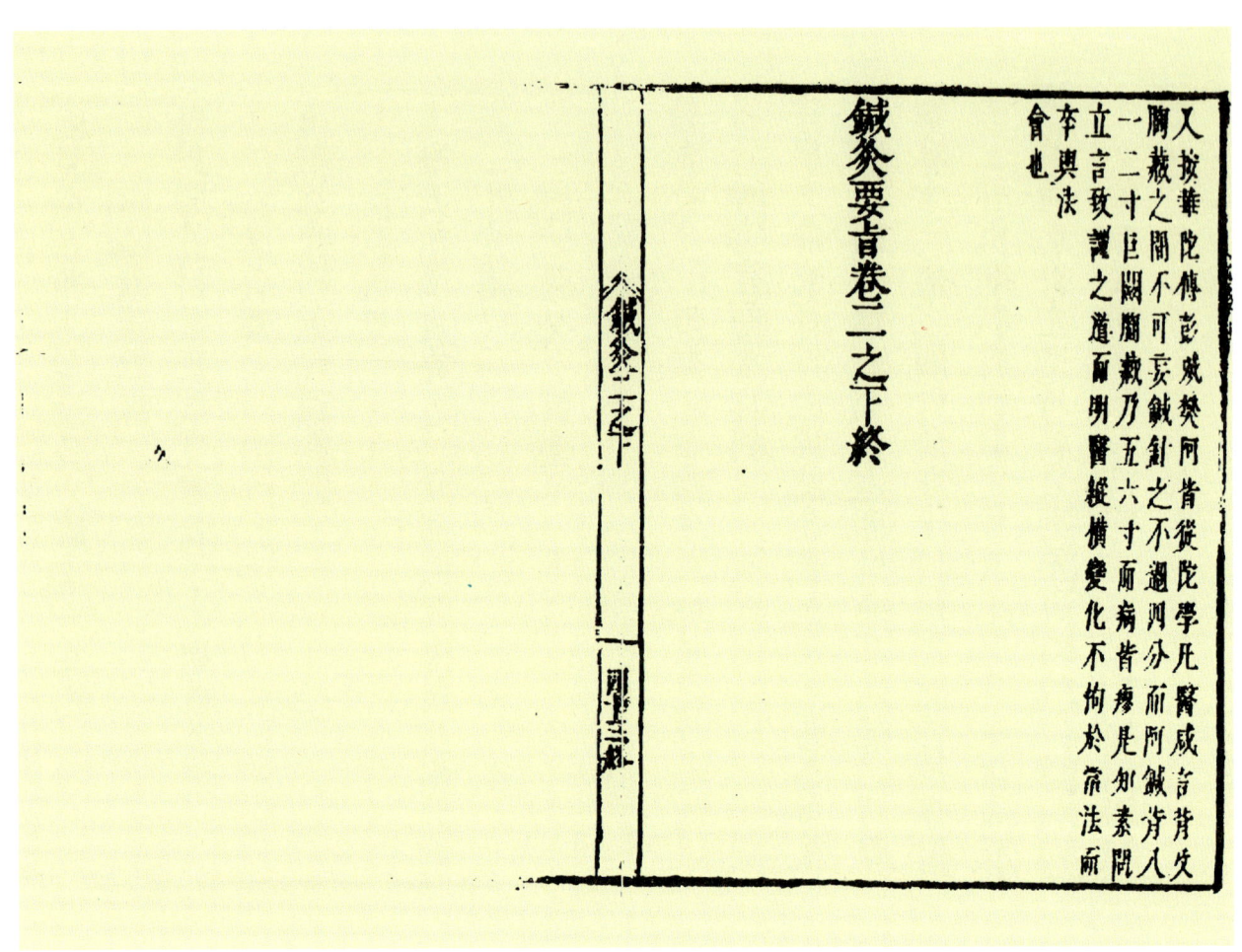

又按：《华佗传》，彭城樊阿，皆从佗学。凡医咸言背及胸脏之间不可妄针，针之不过四分，而阿针背入一二寸，巨阙胸脏乃五六寸，而病皆瘳。是知《素问》立言致谨之道，而明医纵横变化，不拘于常法，而卒与法会也。

针灸要旨卷二之下终

《针灸要旨》卷之三

四明高武撰述　　法桥冈本一抱子重订

一、十二经病刺

手太阴　是动则病，肺胀满，膨膨而喘咳，缺盆中痛，甚则交两手而瞀，此为臂厥，是主肺。

所生病者，咳，上气喘渴，烦心胸满，臑、臂内前廉痛厥，掌中热。

气盛有余，则肩背痛，风寒汗出中风，小便数而欠。

气虚则肩背痛寒，少气不足以息，溺色变。盛者，寸口大三倍于人迎；虚者，寸口反小于人迎也。

手阳明　是动则病，齿痛颈肿。是主津液。

所生病者，目黄口干，鼽衄，喉痹，肩前、臑痛，大指次指痛不用。

气有余，则当脉所过者，热肿。

虚则寒栗不复。

盛者，人迎大三倍于寸口；虚者，人迎反小于寸口也。

足阳明　是动则病，洒洒振寒，善呻数欠，颜黑。病至则恶人与火，闻木声则惕然而惊，心欲动，独闭户塞牖而处，甚则欲上高而歌，弃衣而走，贲响腹胀，是为骭厥。是主血。

所生病者，狂，疟，温淫，汗出，鼽衄，口㖞唇胗，颈肿喉痹，大腹水肿，膝膑肿痛，循膺、乳、气街、股、伏兔、骭外廉、足跗上皆痛，中指不用。

气盛，则身以前皆热，其有余于胃，则消谷善饥，溺色黄。气不足，则身已前皆寒栗，胃中寒则胀满。

盛者，人迎大三倍于寸口；虚者，人迎反小于寸口也。

足太阴　是动则病，舌本强，食则呕，胃脘痛，腹胀，善噫，得后与气，则快然如衰，身体皆重。是主脾。

所生病者，舌本痛，体不能动摇，食不下，烦心，心下急痛，溏瘕泄，水闭，黄疸，不能卧，强立，股膝内肿厥，足大指不用。盛者，寸口大三倍于人迎；虚者，寸口反小于人迎也。

手少阴　是动则病，嗌干心痛，渴而欲饮，是为臂厥。是主心。

所生病者，目黄，胁痛，臑、臂内后廉痛厥，掌中热痛。

盛者，寸口大再倍于人迎；虚者，寸口反小于人迎也。

手太阳　是动则病，嗌痛颔肿，不可以顾，肩似拔，臑似折。是主液。

所生病者，耳聋，目黄，颊肿，颈、颔、肩、臑、肘、臂外后廉痛。

盛者，人迎大再倍于寸口；虚者，人迎反小于寸口也。

足太阳　是动则病，冲头痛，目似脱，项如拔，脊痛，腰似折[1]，腘如结，踹如裂，是为踝厥。是主筋。

所生病者，痔，疟，狂，癫疾，头囟项痛，目黄，泪[2]出，鼽衄，项、腰、尻、腘、踹、脚皆痛，小指不用。

盛者，人迎大再倍于寸口；虚者，人迎反小于寸口也。

足少阴　是动则病，饥不欲食，面如炭色，咳唾则有血，喝喝而喘，坐而欲起，目䀮䀮如无所见，心如悬，若饥状；气不足，则善恐，心惕惕如人将捕之，是为骨厥。是主肾。

所生病者，口热舌干，咽肿，上气，嗌干及痛，烦心，心痛，黄疸，肠澼，脊股内后廉痛，痿厥，嗜卧，足下热而痛。

盛者，寸口大再倍于人迎；虚者，寸口反小于人迎也。

手厥阴　是动则病，手心热，臂肘挛急，腋肿，甚则胸胁支满，心中澹澹大动，面赤，目黄，喜笑不休。是主脉。

所生病者，烦心，心痛，掌中热。盛者，

---

[1] 折：此下《灵枢·经脉》有"髀不可以曲"一句。
[2] 泪：原作"溺"，据《灵枢·经脉》改。

寸口大一倍于人迎；虚者，寸口反小于人迎也。

手少阳　是动则病，耳聋，浑浑焞焞，嗌肿喉痹。是主气。

所生病者，汗出，目锐眦痛[1]，耳后、肩、臑、肘、臂外皆痛，小指次指不用。

盛者，人迎大一倍于寸口；虚者，人迎反小于寸口也。

足少阳　是动则病，口苦，善太息，心胁痛，不能转侧，甚则面微有尘，体无膏泽，足外反热，是为阳厥。是主骨。

所生病者，头角[2]颔痛，目锐眦痛，缺盆中肿痛，腋下肿，马刀侠瘿，汗出振寒，疟，胸、胁、肋、髀、膝外至胫、绝骨、外踝前及诸节皆痛，小指次指不用。

盛者，人迎大一倍于寸口；虚者，人迎反小于寸口也。

足厥阴　是动则病，腰痛不可以俯仰，丈夫㿉[3]疝，妇人小腹肿，甚则嗌干，面尘，脱色。是主肝。

所生病者，胸满，呕逆，飧泄，狐疝，遗溺，闭癃。

盛者，寸口大一倍于人迎；虚者，寸口反小于人迎也。

此十二经病，盛则泻之，虚则补之，热则疾之，寒则留之，陷下则灸之，不盛不虚，以经取之。

①痛：此下《灵枢·经脉》有"颊痛"二字。
②角：《灵枢·经脉》作"痛"。
③㿉：同"癀"，阴囊肿坠病。

二、奇经八脉病

督脉：此生病，从小腹上冲心而痛，不得前后，为冲疝。其女子不孕，癃，痔，遗溺，嗌干，脊强反折，督脉生病，治督脉。

任脉：为病，男子内结七疝，女子带下瘕聚。

阳跷脉：为病，阴缓而阳急，气并相还则为濡目，气不荣则目不合。

阴跷脉：为病，令人阳缓而阴急。

冲脉：为病，令人逆气里急。

阳维脉：若不能维于阳，则溶溶不能自收持。

阴维脉：若不能维于阴，则怅然失志。

带脉：为病，腰腹纵容，如囊水之状。

三、十二经脉

帝曰：经脉者，所以决死生，处百病①，不可不通。

肺手太阴之脉，起于中焦，下络大肠，还循胃口，上膈属肺，从肺系横出腋下，下循臑内，行少阴、心主之前，下肘中，循臂内上骨下廉，入寸口，上鱼，循鱼际，出大指之端；其支者，从腕后直出次指内廉，出其

---

① 处百病：此下《灵枢·经脉》有"调虚实"三字。

端。

大肠手阳明之脉，起于大指次指之端，循指上廉，出合谷两骨之间，上入两筋之中，循臂上廉，入肘外廉，上循臑外前廉，上肩，出髃骨之前廉，出于柱骨之会上，下入缺盆，络肺下膈，属大肠；其支者，从缺盆上颈贯颊，入下齿中，还出夹口，交人中，左之右、右之左，上夹鼻孔。

胃足阳明之脉，起于鼻之交頞中，旁纳一本作约太阳之脉，下循鼻外，入上齿中，还出夹口环唇，下承浆，却循颐后下廉，出大迎，循颊车，上耳前，过客主人，循发际，至额颅；其支者，从大迎前下人迎，循喉咙，入缺盆，下膈，属胃络脾；其直行者，从缺盆下乳内廉，下挟脐，入气街中；其支者，起于胃口，下循腹里，下至气街中而合。以下髀关，抵伏兔，下膝膑中，下循胻外廉，下足跗，入中指内①间；其支者，下廉三寸而别，下入中指外间；其支者，别跗上，入大指间，出其端。

脾足太阴之脉，起于大指之端，循指内侧白肉际，过核骨后，上内踝前廉，上腨内，循胻骨后，交出厥阴之前，上膝股内前廉，入腹，属脾络胃，上膈，挟咽，连舌本，散舌

---

① 内：原作"外"，据《灵枢·经脉》改。

下；其支者，复从胃，别上膈，注心中。

心手少阴之脉，起于心中，出属心系，下膈，络小肠；其支者，从心系上挟咽，系目系；其直者，复从心系却上肺，下出腋下，下循臑内后廉，行太阴、心主之后，下肘内，循臂内后廉，抵掌后兑骨之端，入掌内后廉，循小指之内，出其端。

小肠手太阳之脉，起于小指之端，循手外侧上腕，出踝中，直上循臂骨下廉，出肘内侧两筋之间，上循臑外后廉，出肩解，绕肩胛，交肩上，入缺盆，络心，循咽，下膈，抵胃，属小肠；其支者，从缺盆循颈上颊，至目锐眦，却入耳中；其支者，别颊上䪼[1]抵鼻，至目内眦，斜络于颧。

膀胱足太阳之脉，起于目内眦，上额交巅；其支者，从巅至耳上角；其直者，从巅入络脑，还出别下项，循肩膊内，挟脊抵腰中，入循膂，络肾属膀胱；其支者，从腰中下挟脊，贯臀入腘中；其支者，从膊内左右别下贯胛，挟脊内，过髀枢，循髀外，从后廉下合腘中。以下贯腨内，出外踝之后，循京骨，至小指外侧。

肾足少阴之脉，起于小指之下，斜走足心，出于然谷之下，循

---

[1] 䪼（zhuō，拙）：颧骨，《医宗金鉴》注："目下之眶骨。"

内踝之后，别入跟中，以上腨内，出腘内廉，上股内后廉，贯脊属肾络膀胱；其直者，从肾上贯肝膈，入肺中，循喉咙，挟舌本；其支者，从肺出络心，注胸中。

心主手厥阴心包络之脉，起于胸中，出属心包络，下膈，历络三焦；其支者，循胸中出胁，下腋三寸，上抵腋下，循臑内，行太阴、少阴之间，入肘中，下臂，行两筋之间，入掌中，循中指出其端；其支者，别掌中，循小指次指出其端。

三焦手少阳之脉，起于小指次指之端，上出两指之间，循手表腕，出臂外两骨之间，上贯肘，循臑外，上肩，而交出足少阳之后，入缺盆，布膻中，散络心包，下膈，循属三焦；其支者，从膻中上出缺盆，上项，系耳后，直上出耳上角，以屈下颊至䪼；其支者，从耳后入耳中，出走耳前，过客主人，前交颊，至目锐眦。

胆足少阳之脉，起于目锐眦，上抵头角，下耳后，循颈，行手少阳之前，至肩上，交出手少阳之后，入缺盆；其支者，从耳后入耳中，出走耳前，至目锐眦后；其支者，别锐眦，下大迎，合于手少阳，抵于䪼，下加颊车，下颈，合缺盆。

以下胸中，贯膈络肝属胆，循胁里，出气街，绕毛际，横入髀厌中；其直者，从缺盆下腋，循胸过季胁，下合髀厌中。以下循髀阳，出膝外廉，下外辅骨之前，直下抵绝骨之端，下出外踝之前，循足跗上，入小指次指之间；其支者，别跗上，入大指之间，循大指歧骨内出其端，还贯爪甲，出三毛。

肝足厥阴之脉，起于大指聚毛之际，上循足跗上廉，去内踝一寸，上踝八寸，交出太阴之后，上腘内廉，循股阴，入毛中，过阴器，抵小腹，夹胃，属肝络胆，上贯膈，布胁肋，循喉咙之后，上入颃颡，连目系，上出额，与督脉会于巅；其支者，从目系，下颊里，环唇内；其支者，复从肝别贯膈，上注肺。

四、奇经八脉

督脉者，起于小腹，以下骨中央，女子入系廷孔，其孔，溺孔之端也。其络循阴器合篡间，绕篡后，别绕臀，至少阴与巨阳中络者合少阴，上股内后廉，贯脊属肾；与太阳起于目内眦，上额交巅上，入络脑，还出别下项，循肩膊内，夹脊抵腰中，入循膂，络肾。

其男子循茎下至篡，与女子等。其小腹直上者，贯脐中央，上贯心，入喉，上颐，环唇，上系两目之下中央。

督脉起于下极之俞，并于脊里，上至风府，入脑，上巅，循额至鼻柱，属阳脉之海也。

任脉与冲脉，皆起于胞中，循脊里，为经络之海。其浮而外者，循腹右，上行会于咽喉，别而络唇口。血气盛则肌肉热，血独盛则渗灌皮肤，生毫毛。妇人有余于气，不足于血，以其月事数下，任冲并伤故也。任冲之交脉不荣于唇口，故髭须不生。任脉者，起于中极之下，以上毛际，循腹里，上关元，至喉咙，属阴脉之海也。

冲脉与任脉，皆起胞中，上循脊里，为经络之海。其浮于外者，循腹上行，会于咽喉，别而络唇口。又冲脉起于气冲，并足少阴之经，夹脐上行，会于咽喉，至胸而散。

阳跷脉起于跟中，循外踝上行，入风池。两足跷脉本太阳之别，合于太阳，男子数其阳，女子数其阴，当数者为经，不当数者为络也。

阴跷脉起于跟中，循内踝上行至喉咙，交贯冲脉。

跷脉，少阴之别，起于然骨之后，上内踝①之上，直上循阴股，入阴，上循胸里，入缺盆，上出人迎之前，入頄②属目内眦，合于太阳。男子以之为经，女子以之为络，阴跷之郄在交信。

阳维脉，维于阳，起于诸阳之会，与阴维皆维络于身。其脉气所发，别于金门，以阳交为郄，与手足太阳及跷脉会于臑俞，与手足少阳会于天髎，又会于肩井；其在头也，又与足少阳会于阳白，上于本神及临泣，上至正营，循于脑空，下至风池；其与督脉会，则在风府及哑门。

阴维脉，维于阴，其脉起于诸阴之交。阴维之郄，名曰筑宾；与足太阴会于腹哀、大横；又与足太阴、厥阴会于府舍、期门；又与任脉会于天突、廉泉。

带脉者，起于季胁，围身一周。其脉气所发，在季胁下一寸八分，正名带脉，以其围身一周如带也；又与足少阳会于维道。

五、十五络脉

手太阴之别，名曰列缺，起于腕上分间，并太阴之

---

①踝：原作"跟"，据《灵枢·脉度》改。
②頄（qiú，求）：颧骨，泛指面颊。

经，直入掌中，散入于鱼际。其病，实则手锐掌热，虚则欠㰦①，小便遗数，取之去腕半寸，别走阳明也。

手少阴之别，名曰通里，去腕一寸半，别而上行，循经入于心中，系舌本，属目系。实则支膈，虚则不能言，取之掌后一寸，别走太阳也。

手心主之别，名曰内关，去腕二寸，出于两筋之间，循经以上系于心包，络心系。实则心痛，虚则头强，取之两筋间也。

手太阳之别，名曰支正，上腕五寸，内注少阴；其别者，上走肘，络肩髃。实则节弛肘废，虚则生肬，小者如指痂疥，取之所别也。

手阳明之别②，名曰偏历，去腕三寸，别入太阴；其别者，上循臂，乘肩髃，上曲颊偏齿；其别者入耳，合于宗脉。实则龋、聋，虚则齿寒、痹隔，取之所别也。

手少阳之别，名曰外关，去腕二寸，外绕臂，注胸中，合心主。病实则肘挛，虚则不收，取之所别也。

足太阳之别，名曰飞扬，去踝七寸，别走少阴。实则鼽窒、头背痛，虚则鼽衄，取之所别也。

足少阳之别，名曰光明，去踝五寸，别走厥阴，下络足跗。实则厥，虚则痿躄，坐不能起，取

---

① 㰦（qù，呿）：同"呿"，张口貌。
② 别：原作"络"，据《灵枢·经脉》改。

之所别也。

足阳明之别，名曰丰隆，去踝八寸，别走太阴；其别者，循胫骨外廉，上络头项，合诸经之气，下络喉咽。其病气逆，则喉痹瘁瘖，实则狂癫，虚则足不收、胫枯，取之所别也。

足太阴之别，名曰公孙，去本节之后一寸，别走阳明；其别者，入络肠胃。厥气上逆则霍乱，实则肠中切痛，虚则鼓胀，取之所别也。

足少阴之别，名曰大钟，当踝后绕跟，别走太阳；其别者，并经上走于心包，下外贯腰脊。其病，气逆则烦闷，实则闭癃，虚则腰痛，取之所别也。

足厥阴之别，名曰蠡沟，去内踝五寸，别走少阳；其别者，径胫上睾，结于茎。其病，气逆则睾肿、卒疝，实则挺长，虚则暴痒，取之所别也。

任脉之别，名曰尾翳，下鸠尾，散于腹。实则腹皮痛，虚则痒搔，取之所别也。

督脉之别，名曰长强，夹膂上项，散头上，下当肩胛左右，别走太阳，入贯膂。实则脊强，虚则头重、高摇之，夹脊之有过者，取之所别也。

脾之大络，名曰大包，出渊液下三寸，布胸胁。实则身尽痛，虚则百节尽皆纵，此脉若罗络之血者，皆取之脾大络也。

凡此十五络者，实则必见，虚则必下，视之不见，求之上下，人经不同，络脉异所别也。

六、十二经筋

足太阳之筋，起于足小指，上结于踝，斜上结于膝；其下循足外踝，结于踵，上循跟，结于腘；其别者，结于腨外，上腘中内廉，与腘中并，上结于臀，上夹脊上项；其支者，别入结于舌本；其直者，结于枕骨，上头下颜，结于鼻；其支者，为目上纲，下结于頄；其支者，从腋后外廉结于肩髃；其支者，入腋下，上出缺盆，上结于完骨；其支者，出缺盆，斜上出于頄。其病，小指支，跟踵痛，腘挛，脊反折，项筋急，肩不举，腋支，缺盆纽痛，不可左右摇。治在燔针劫刺，以知为数，以痛为输。

足少阳之筋，起于小指次指，上结外踝，上循胫外廉，结于膝外廉；其支者，别起外辅骨，上走髀，前者结于伏兔之上，后者结于尻；其直者，上乘䏚季胁，上走腋前廉，系于膺乳，结于缺盆；直者，上出腋，贯缺盆，出太阳之前，循耳后，上额角，交巅上，下走颔，上结于頄；支者，结于目眦，为外维。其病，小指次指支转筋，引膝外转筋，膝不可屈伸，腘筋急，前引髀，后引尻，即上乘䏚，季胁痛，上引缺盆、膺乳、颈，维筋急，从左之右，右目不开，上过右角，并跷脉而行，左络于右。故伤左角，右足不用，命曰维筋相交。治在燔针劫刺，以知为数，以痛为输。

足阳明之筋，起于中三指，结于跗上，斜外上加于辅骨①，上结于膝外廉，直上结于髀枢，上循胁，属脊；其直者，上循骭，结于膝；其支者，结于外辅骨，合少阳；其直者，上循伏兔，上结于髀，聚于阴器，上腹而布，至缺盆而结，上颈，上夹口，合于頄，下结于鼻，上合于太阳，太阳为目上纲，阳明为目下纲；其支者，从颊结于耳前。其病，足中指支，胫转筋，脚跳坚，伏兔转筋，髀前肿，㿉疝，腹筋急，引缺盆及颊，卒口僻，急者目不合，热则筋纵，目不开；颊筋有寒，则急引颊移口；有热则筋弛，纵缓不胜收，故僻。治之以马膏，膏其急者；以白酒和桂以涂其缓者；以桑钩钩之，即以生桑灰，置之坎中，高下以坐等；以膏熨急颊，

---

① 辅骨：原作"转骨"，据《灵枢·经筋》改。

且饮美酒，噉美炙肉；不饮酒者，自强也，为之三拊而已。治在燔针劫刺，以知为数，以痛为输。

足太阴之筋，起于大指之端内侧，上结于内踝；其直者，络于膝内辅骨，上循阴股，结于髀，聚于阴器，上腹，结于脐，循腹里，结于肋，散于胸中；其内者，着于脊。其病，足大指支，内踝痛，转筋痛，膝内辅骨痛，阴股引髀而痛，阴器纽痛，下引脐、两胁痛，引膺中、脊内痛。治在燔针劫刺，以知为数，以痛为输。

足少阴之筋，起于小指之下，并足太阴之筋，斜走内踝之下，结于踵，与太阳之筋合而上结于内辅之下，并太阴之筋而上循阴股，结于阴器，循脊内，夹膂，上至项，结于枕骨，与足太阳之筋合。其病，足下转筋，及所过而结者皆痛及转筋。病在此者，主痫瘈及痉，在外者不能俯，在内者不能仰。故阳病者，腰反折不能俯；阴病者，不能仰。治在燔针劫刺，以知为数，以痛为输。

足厥阴之筋，起于大指之上，上结于内踝之前，上循胫，上结内辅之下，上循阴股，结于阴器，络诸筋。其病，足大指支，内踝之前痛，内辅痛，阴股痛，转筋，阴器不用，伤于内则不起，伤于寒则阴缩入，伤于热则纵挺不收。治在行水清阴气。其病，转筋者。治在燔针劫刺，以知为数，以痛为输。

手太阳之筋，起于小指之上，结于腕，上循臂内廉，结于肘内锐骨之后，弹之应小指之上，入结于腋下；其支者，后走腋后廉，上绕肩甲，循颈，出走太阳之前，结于耳后完骨；其支者，入耳中；直者，出耳上，下结于颔，上属目外眦。其病，小指支，肘内锐骨后廉痛，循臂阴入腋下，腋下痛，腋后廉痛，绕肩胛引颈痛，应耳中鸣，痛引颔，目瞑，良久乃得视，颈筋急则为筋痿[1]，颈肿，寒热。在颈上[2]者，治在燔针劫刺之，以知为数，以痛为输。其为肿者，复而锐之。本支者，上曲牙，循耳前，属目外眦，上颔，结于角。其痛，当所过者支转筋。治在燔针劫刺，以知为数，以痛为输。

手少阳之筋，起于小指次指之端，结于腕，上循臂，结于肘，上绕臑外廉，上肩走颈，合手太阳；其支者，当曲颊入系舌本；其支者，上曲牙，循耳前，属目外眦，上乘颔，结于角。其病，当所过者即支转筋，

---

① 痿：《灵枢·经筋》作"瘘"。
② 上：《灵枢·经筋》无此字。

舌卷。治在燔针劫刺，以知为数，以痛为输。

手阳明之筋，起于大指次指之端，结于腕，上循臂，上结于肘外，上臑结于髃；其支者，绕肩胛，夹脊；直者，从肩髃上颈；其支者，上颊，结于頄；直者，上出手太阳之前，上左角，络头，下右颔。其病，当所过者支痛及转筋，肩不举，颈不可左右视。治在燔针劫刺，以知为数，以痛为输。

手太阴[1]之筋，起于大指之上，循指上行，结于鱼后，行寸口外侧，上循臂，结肘中，上臑内廉，入腋下，出缺盆，结肩前髃，上结缺盆，下结胸里，散贯贲，合贲下，抵季胁。其病，当所过者支转筋痛，甚成息贲，胁急吐血。治在燔针劫刺，以知为数，以痛为输。

手心主之筋，起于中指，与太阴之筋并行，结于肘内廉，上臂阴，结腋下，下散前后，夹胁；其支者，入腋散胸中，结于臂。其病，当所过者支转筋，前及胸痛息贲。治在燔针劫刺，以知为数，以痛为输。

手少阴之筋，起于小指之内侧，结于锐骨，上结肘内廉，上入腋，交太阴，夹乳里，结于胸中，循臂，下系于脐。其病，内急，心承伏梁，下为肘纲。其

---

[1] 阴：原作"阳"，据《灵枢·经筋》改。

病，当所过者支转筋，筋痛。治在燔针劫刺，以知为数，以痛为输。其成伏梁唾脓血者，死不治。经筋之病，寒则反折、筋急，热则筋弛纵不收，阴痿不用。阳急则反折，阴急则俯不伸。焠刺者，刺寒急也；热则筋缓不收，无用燔针。

足之阳明，手之太阳，筋急则口目为僻，眦急不能卒视，治皆如上方也。

七、空穴

脏俞五十穴，腑俞七十二穴，热俞五十九穴，水俞五十七穴。头上五行，行五，五五二十五穴。中䯒两傍各五，凡十穴。大椎上两傍各一，凡二穴。目瞳子浮白二穴，两髀厌分中二穴，犊鼻二穴，耳中多所闻二穴，眉本二穴，完骨二穴，项中央一穴，枕骨二穴，上关二穴，大迎二穴，下关二穴，天柱二穴，巨虚上下廉四穴，曲牙二穴，天突一穴，天府二穴，天牖二穴，扶突二穴，天窗二穴，肩解二穴，关元一穴，委阳二穴，肩贞二穴，哑门一穴，脐一穴，胸俞十二穴，背俞二穴，膺俞十二穴，分肉二穴，踝上横二穴，阴阳跷四穴。水俞在诸分，热俞在气分①，寒俞②在两骸

---

① 气分：《素问·气穴论》作"气穴"。
② 寒俞：《素问·气穴论》作"寒热俞"。

厌中二穴，大禁二十五，在天府下五寸，凡三百六十五穴，针之所由行也。

足太阳脉气所发者七十八穴：两眉头各一，入发际至顶三寸半傍五，相去三寸，其浮气在皮中者凡五行，行五，五五二十五。项中大筋两傍各一，风府两傍各一，夹背以下至尻尾二十一节，十五间各一，五脏之俞各五，六腑之俞各六，委中以下至足小指傍各六俞。

足少阳脉气所发者凡六十二穴：两角上各二，直目上发际内各五，耳前角上各一，耳前角下各一，锐发下各一，客主人各一，耳后陷中各一，下关各一，耳下牙车之后各一，缺盆各一，腋下三寸、胁下至胠八间各一，髀枢中傍[1]各一，膝以下至小指次指各六俞。

足阳明脉气所发凡六十八穴：额颅发际傍各三，面鼽骨空各一，大迎之骨空各一，人迎各一，缺盆外骨空各一，膺中骨间各一，夹鸠尾之外、当乳下三寸夹胃脘各五，夹脐广三寸各三，下脐二寸夹之各三，气冲[2]动脉各一，伏兔上各一，三里以下至足中指各八俞，分之所在穴空。

手太阳

---

[1] 傍：原脱，据《素问·气府论》补。
[2] 气冲：《素问·气府论》作"气街"。

之脉气所发者三十六穴：目内眦各一，目外眦各一，鼽骨下各一，耳郭上各一，耳中各一，巨骨穴各一，曲腋上骨穴各一，柱骨上陷者各一，上天窗四寸各一，肩解各一，肩解下三寸各一，肘以下至手小指本各六俞。

手阳明脉气所发者二十二穴：鼻空外廉、项上各二，大迎、骨空各一，柱骨之会各一，髃骨之会各一，肘以下至手大指次指本各六俞。

手少阳脉气所发三十二穴：鼽骨下各一，眉后各一，角上各一，下完骨后各一，项中足太阳之前各一，夹扶突各一，肩贞各一，肩贞下三寸分间各一，肘以下至手小指次指本各六俞。

督脉气所发者二十八穴：项中央二，发际后中八，面中三，大椎以下至尻尾及傍十五穴，至骶下凡二十一节，脊椎法也。

任脉之气所发者二十八穴：喉中央二，膺中骨陷中各一，鸠尾下三寸、胃脘五寸、胃脘以下至横骨六寸半一，腹脉法也，下阴别一，目下各一，下唇一，龈交一。

冲脉气所发者二十二穴：夹鸠尾外各半寸、至脐寸一；夹齐下傍各五分至横骨寸一。腹脉法也。

足少阴舌下、厥阴毛中急脉各一，手少阴各一，阴阳跷各一，手足诸鱼际脉气所发者，凡三百六十五穴也。

水俞五十七穴，尻上五行，行五，伏兔上两行行[1]五，左右各一行，行五，踝上各一行，行六穴。

八、十二经井荥俞原经合

帝曰：凡刺之道，必通十二经络之所终始，络脉之所别处，五俞之所留，六腑之所与合，四时之所出入，五脏之所溜处，阔数之度，浅深之状，高下所至，愿闻其解。岐伯曰：请言其次也。

肺出于少商，少商者，手大指端内侧也，为井木；溜于鱼际，鱼际者，手鱼也，为荥；注于太渊，太渊，鱼后一寸陷者中也，为俞；行于经渠，经渠，寸口中也，动而不居，为经；入于尺泽，尺泽，肘中之动脉也，为合。手太阴经也。

心出于中冲，中冲，手中指之端也，为井木；溜于劳宫，劳宫，掌中中指本节之间也，为荥；注于大陵，大陵，掌后两骨之间方下者也，为俞；行于间使，间使之道，两筋之间，三寸中也，有过则至，无过则止，为

---

[1] 行：原脱，据《素问·气府论》补。

经；入于曲泽，曲泽，肘内廉下陷者之中也，屈而得之，为合。手少阴也。

肝出于大敦，大敦者，足大指之端，及三毛之中也，为井木；溜于行间，行间者，足大指间也，为荥；注于太冲，太冲，行间上二寸陷者之中也，为俞；行于中封，中封，内踝之前一寸半，陷者之中，使逆则宛，使和则通，摇足而得之，为经；入于曲泉，曲泉，辅骨之下，大筋之上也，屈膝而得之，为合。足厥阴也。

脾出于隐白，隐白者，足大指之端内侧也，为井木；溜于大都，大都，本节之后下陷者之中也，为荥；注于太白，太白，腕骨之端也，为俞；行于商丘，商丘，内踝之下，陷者之中也，为经；入于阴之陵泉，阴之陵泉，辅骨之下，陷者之中也，伸而得之，为合。足太阴也。

肾出于涌泉，涌泉者，足心也，为井木；溜于然谷，然谷，然骨之下者也，为荥；注于太溪，太溪，内踝之后，跟骨之上，陷中者也，为俞；行于复溜，复溜，上内踝二寸，动而不休，为经；入于阴谷，阴谷，辅骨之后，大筋之下，小筋之上也，按之应手，屈膝而得之，为合。足少阴之经也。

膀胱出

于至阴，至阴者，足小指之端也，为井金；溜于通谷，通谷，本节之前外侧也，为荥；注于束骨，束骨，本节之后陷者中也，为俞；过于京骨，京骨，足外侧大骨之下，为原；行于昆仑，昆仑，在外踝之后，跟骨之上，为经；入于委中，委中，腘中央，为合，委而取之。足太阳也。

胆出于窍阴，窍阴者，足小指次指之端也，为井金；溜于侠溪，侠溪，足小指次指之间也，为荥；注于临泣，临泣，上行一寸半陷者中也，为俞；过于丘墟，丘墟，外踝之前下陷中也，为原；行于阳辅，阳辅，外踝之上，辅骨之前，及绝骨之端也，为经；入于阳之陵泉，阳之陵泉在膝外陷者中，为合，伸而得之。足少阳也。

胃出于厉兑，厉兑者，足大指内次指之端也，为井金，溜于内庭，内庭，次指外间也，为荥；注于陷谷，陷谷者，上中指内间，上行二寸陷者中也，为俞；过于冲阳，冲阳，足跗上五寸陷者中也，为原，摇足而得之；行于解溪，解溪，上冲阳一寸半陷者中也，为经；入于下陵，下陵，膝下三寸，胻骨外三里也，为合；复下三里三寸为巨虚上廉，复下上廉三寸，为巨虚下廉也，大肠属上，小肠属下。足阳明胃脉也。大肠小肠皆属于胃，是足阳明也。

三焦者，上合手少阳，出于关冲，关冲者，手小指次指之端也，为井金；溜于液门，液门，小指次指之间也，为荥；注于中渚，中渚，本节之后陷中者也，为俞；过于阳池，阳池，在腕上陷者之中也，为原；行于支沟，支沟，上腕三寸，两骨之间陷者中也，为经；入于天井，天井，在肘外大骨之上陷者中也，为合，屈肘乃得之。

手太阳小肠者，上合于太阳，出于少泽，少泽，小指之端也，为井金；溜于前谷，前谷，在手外廉本节前陷者中也，为荥；注于后溪，后溪者，在手外侧本节之后也，为俞；过于腕骨，腕骨，在手外侧腕骨之前，为原；行于阳谷，阳谷，在锐骨之下陷者中也，为经；入于小海，小海在肘内大骨之外，去端半寸陷者中也，伸臂而得之，为合。手太阳经也。

大肠上合手阳明，出于商阳，商阳，大指次指之端也，为井金；溜于本节之前二间，为荥；注于本节之后三间，为俞；过于合谷，合谷在大指岐骨之间，为原；

行于阳溪，阳溪，在两筋间陷者中也，为经；入于曲池，在肘外辅骨陷者中，屈臂而得之，为合。手阳明也。是谓五脏六腑之俞，五五二十五俞，六六三十六俞也。

九、同身尺寸

头之大骨围二尺六寸；胸围四尺五寸；腰围四尺二寸；发所覆者，颅至项尺二寸；发以下至颐长一尺；结喉以下至缺盆中长四寸；缺盆以下至髑骬①长九寸，过则肺大，不满则肺小；髑骬以下至天枢长八寸，过则胃大，不及则胃小；天枢以下至横骨长六寸半，过则回肠广长，不满则狭短；横骨长六寸半；横骨上廉以下至内辅之上廉长一尺八寸；内辅之上廉以下至下廉长三寸半；内辅下廉下至内踝长一尺三寸；内踝以下至地长三寸；膝腘以下至跗属长一尺六寸；跗属以下至地长三寸。故骨围大则太过，小则不及。角以下至柱骨长一尺；行腋中不见者长四寸；腋以下至季胁长一尺二寸；季胁以下至髀枢长六寸；髀枢以下至膝中

---

①髑骬（hé yú 合於）：胸骨下端之蔽心骨，或称鸠尾骨，即剑突。

长一尺九寸；膝以下至外踝长一尺六寸；外踝以下至京骨长三寸；京骨以下至地长一寸；耳后当完骨者广九寸；耳前当耳门者广一尺三寸；两颧之间相去七寸；两乳之间广九寸半；两髀之间广六寸半；足长一尺二寸、广四寸半；肩至肘长一尺七寸；肘至腕长一尺三寸半；腕至中指本节长四寸；本节至其末长四寸半；项发以下至背骨长二寸半；膂骨以下至尾骶二十一节长三尺；上节长一寸四分分之一，奇分在下，故上七节至于膂骨九寸八分分之七。此众人骨之度也。

十、经脉长短

手之六阳，从手至头，长五尺，五六三丈。手之六阴，从手至胸中，三尺五寸，三六一丈八尺，五六三尺，合二丈一尺。

足之六阳，从足上至头，八尺，六八四丈八尺。足之六阴，从足至胸中，六尺五寸，六六三丈六尺，五六三尺，合三丈九尺。

跷脉从足至目，七尺五寸，二七一丈四尺，二五一尺①，合一丈五尺。

督脉、任脉四尺五寸，二四八尺，二五一尺，合

---

① 尺：原作"丈"，据《灵枢·脉度》改。

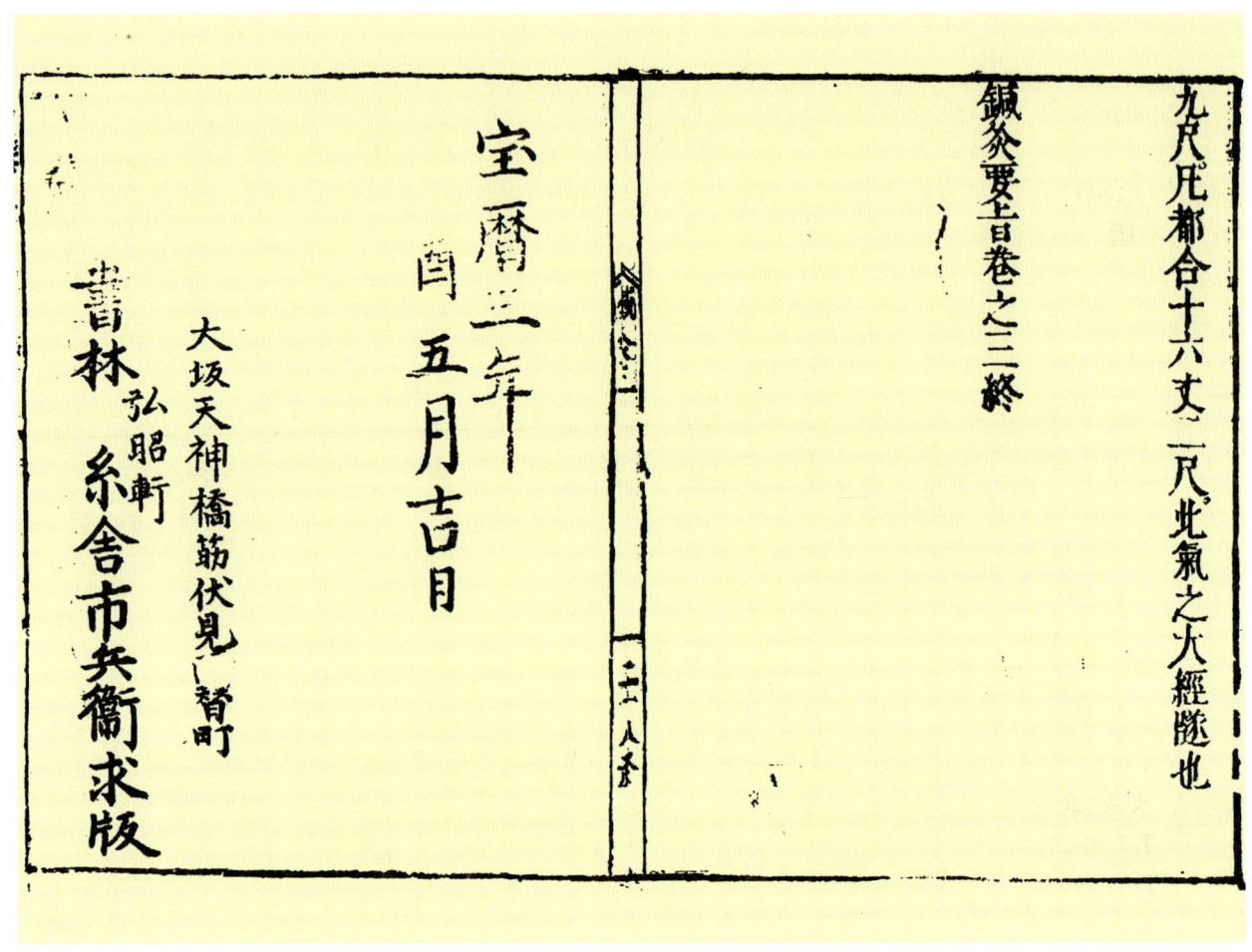

九尺。凡都合十六丈二尺，此气之大经隧也。

针灸要旨卷之三终
宝历三年
癸①酉五月吉日
大阪天神桥筋伏见□②替町
书林弘昭轩系舍市兵卫求版

①癸：版蚀脱字，据历法补。
②□：版蚀脱字，阙。

图书在版编目（CIP）数据

中国针灸大成. 通论卷. 窦太师流注指要赋；扁鹊神应针灸玉龙经；神应经；针灸择日编集；针灸集书；针灸素难要旨 / 石学敏总主编；王旭东，陈丽云，梁尚华执行主编. — 长沙：湖南科学技术出版社，2020.12
　ISBN 978-7-5710-0819-2

Ⅰ. ①中… Ⅱ. ①石… ②王… ③陈… ④梁… Ⅲ. ①《针灸大成》②针灸疗法－中国－古代 Ⅳ. ①R245

中国版本图书馆CIP数据核字(2020)第205124号

中国针灸大成 通论卷
DOUTAISHI LIUZHU ZHIYAOFU BIANQUE SHENYING ZHENJIU YULONGJING SHENYINGJING ZHENJIU ZERI BIANJI ZHENJIU JISHU ZHENJIUSUNAN YAOZHI

窦太师流注指要赋　扁鹊神应针灸玉龙经　神应经　针灸择日编集　针灸集书　针灸素难要旨

总　主　编：	石学敏
执行主编：	王旭东　陈丽云　梁尚华
责任编辑：	李　忠　王跃军　姜　岚
出版发行：	湖南科学技术出版社
社　　址：	长沙市湘雅路276号
网　　址：	http://www.hnstp.com

湖南科学技术出版社天猫旗舰店网址：
　　　　http://hnkjcbs.tmall.com

邮购联系：	本社销售部 0731-84375808
印　　刷：	长沙德三印刷有限公司

（印装质量问题请直接与本厂联系）

厂　　址：	宁乡县城郊乡东沩社区东沩北路192号
邮　　编：	410600
版　　次：	2020年12月第1版
印　　次：	2020年12月第1次印刷
开　　本：	889mm×1194mm　1/16
印　　张：	34.5
字　　数：	815 千字
书　　号：	ISBN 978-7-5710-0819-2
定　　价：	345.00元

（版权所有·翻印必究）